U0264817

铜人文丛

中国针灸思想史论

Rethinking Chinese Acupuncture:
A History of Ideas

张树剑 著

SSAP 社会科学文献出版社
SOCIAL SCIENCES ACADEMIC PRESS (CHINA)

序

针灸在今天所受到的世界范围的关注程度，实属空前。同时，为业外所不解的是，针灸业界、学界对针灸未来应用与研究的何去何从又相当迷茫，究其原因，虽不止一端，但其中一个根本因素是，对传统针灸认识不清。不能清晰认识自身，又如何准确把握发展方向？那么，怎样认清自己？“从其哲学思想而论，如中医学的自然观、人体观，几乎是中国传统哲学和文化的缩影”，“认知模式是中国传统认知模式的代表”①。由此，余英时等学者，都将中医、针灸的思想观念，称为“古代思想脉络中的医学观念”②。所以，对于针灸，仅从具体的知识、技术是难以解释清楚的，需要从历史的角度、思想观念的层面，做深度研究和阐释。树剑的这一部《中国针灸思想史论》，就是循此理路，探求理解和认识针灸，进而明了前行方向的力作，且其面世也堪谓逢时。

树剑2006年开始在我这里攻读博士研究生，而相识则是在此前10年的硕士期间，那时我教授研究生课程“古代针灸学”（后称“针灸理论研究”）。树剑好学勤思，于针灸内外广泛涉猎，对人文社科尤其兴趣浓厚，这些领域的知识、理念、方法，也正是研究针灸文献与理论所需要的。因而在我所主持的科技部项目“针灸理论文献通考”研究中，请他承担了先秦两汉文化典籍中有关资料收集、整理和针灸理论基本概念术语的文化背景研究工作，完成得十分出色。本着“正确阐释，既彰经典又益临床”的认识，他以“《内经》针灸理论与概念的观念研究”

① 林德宏、肖玲等：《科学认识思想史》，江苏教育出版社，1995，第154~160页。

② 余英时：《中国文化史通释》，生活·读书·新知三联书店，2011，第147页。

作为博士论文选题，论文的书写一改理论研究惯有之艰涩，娓娓而谈，答辩亦获得一致好评。基于这个研究方向，树剑又进行了与医学史、科技史、科学哲学等学科的交叉拓展，从历史与社会、文化与思想等角度深度开掘，笔耕不辍，十年之后，终结硕果。

实际上，大约在两年前树剑即已完成了此书初稿。2017 年浙江衢州的针灸会议上树剑带来书稿，我们在一个咖啡馆里主要就书名和结构等交换了看法。现在呈现给读者的全书面貌，正如其绪论所说，是“从概念到理论到学术史”，这既是其书内容的书写理路，也是针灸理论及其思想观念研究的方法路径。至于为什么以及如何这样研究，作者于绪论和各章都有展开，此不赘述。只想强调的一点是，思想观念的高层面研究，大跨度的学术史研究，要能言之有物，有所创见，而不是流于空泛或亦云步尘，必须基于对原始材料的扎实挖掘，需要的仍是“采铜于山”的过程、方法与精神。

这里仅略举数例。如考证任脉名之义，“任字出于壬”，而有“任负之义”，认为“基本义项为任抱，从名、义上提示了任脉的本来含义，即行于人体腹前的脉”。这个释义不仅立论有据，而且显然更具涵盖性。镵针，基于其形制与功用，考证“镵”字也用于指一种农具，提出鑱（镵石、镵针）及“镵血脉”或导源于农具、农耕。其视野扩展至农耕文化，其推测也具启发性，丰富了有关针刺疗法、针刺与脉的关系等来源、形成的认识。对针刺消毒史的挖掘、梳理和论析，将这个不甚起眼的问题放在社会变迁的历史背景中，考察和分析针刺（为代表的传统医学）在古今中西剧烈碰撞中的博弈过程及观念意识迁变等，由此折射和思考针灸的现代之路，其立论“针刺消毒，在近代医疗史上并不是一个单纯的技术话题”令人信服。个人认为，这个题目的研究，在问题意识、认识角度、挖掘深度上，都颇具示范意义。针灸现代临床学派，既反映现今针灸应用丰富或发展的一面，对其考察也“可以一窥当前针灸发展困境与可能之走向”；其中对学派的划分，作者指出针刀、干针、浮针三法的共同基础在于解剖学（原理），故可称“解剖学派”，对本质特征的抽提概括尤见功底学识，也突破了针灸流派、学派分类与研究的一般视界。

很赞同书中这句话，“医学文献、理论与学术史研究不仅关乎遥远的过去，更关乎学术发展生生不息的现在与未来”。这一认识，决定着作者书中研究内容的着力点，不仅明了“古人针灸治疗思想形成思路”，也为“建立新的学术理论体系”提供研究基础。最后，也期待树剑在未来运用包括人文领域的多学科研究方法、关注影响针灸理论更复杂因素的研究中，有更多新的思想史发现，繁盛这块学术园地。

赵京生

2019 年 9 月 3 日

于中国中医科学院针灸研究所

目　录

下编　学术史专题讨论

绪论：从概念到理论到学术史

一

以《黄帝内经》（或简称《内经》）成书为成熟标志的针灸学经典理论体系一经形成，便呈现出高度的稳定性，直到今天，我们学习针灸、应用针灸，还多是以《内经》中的经脉、腧穴、刺法与治疗理论为规范。这一方面说明针灸经典理论的相对成熟，另一方面，与我国古人的尊经传统不无关系。按照中国古人的读书传统，一种文献称之为"经"，便有了近乎神圣的意味。后人可以作注释，但基本上不可以去修改了，这也客观上形成了中国文献层层累积的特点。《内经》便是中医学中这样的经典，其理论也成为代代遵循的宗枝正脉。

我们已经近乎习惯了对《内经》的遵从，医学实践的理论依据追溯到《内经》便认为找到了基石。无疑，《内经》对中医临床与研究有着极大的指导意义，但我们不能不加分析地去引用《内经》中的表述。即便是对同一问题的表达，《内经》中不同篇章有时也会有不同的观点，甚至在一篇之中即有不同作者的手笔。在运用《内经》理论观点的时候，需要以一种平和的心态优先分析《内经》理论表述的语境与理论形成的背景，探求理论与概念的初始内涵，也就是说，我们要去寻找《内经》"作为理论依据"的依据。

理论构建的基本元素是经典概念。《内经》时代久远，文辞古奥，不像现代文献一样容易阅读，但是，浸淫日久，笔者发现理解《内经》的主要障碍不在于文字，而在于隐藏在文字背后的思想观念。对于经典理论与概念的深入理解，必须要识别隐藏在文字表达背后的观念因素，这就要求我们走进《内经》形成的时代，走进古人的内心世界，唯其如此，才能对针灸学理论与概念的形成思想准确地解读，继而才能够对经典理论有符合实际的认识而更好地继承。

举一个典型的例子，如《灵枢·官能》："泻必用员（圆），补必用方"，文字上基本没有障碍，但是意义很难把握，问题的关键在于我们没有理解"方员（圆）"的内涵。在秦汉时期的思想世界里，方与员（圆）是一对哲学范畴，应用范围非常广泛，其思想来源于"天圆地方"的早期观念，所以在理解补泻方员（圆）的时候应当结合当时的思想背景。后世注家中杨上善有精辟的阐释："员谓之规，法天而动，泻气者也；方谓之矩，法地而静，补气者也。"[①] 所以，结合社会文化背景对针灸经典理论与概念做出解读，对于准确理解经典的意义可观。[②]

与传统经学类似，《内经》有一个正典化的过程。在这一过程中，《内经》理论、概念的原始意义经过历代诠释之后，渐被赋予了新的内涵与意义，虽然概念还是原来的概念，文句还是原来的文句，但意义相去已远。如对督脉的理解，督脉在命名之初仅指脊中，是一个很朴素具体的概念，后世渐赋予其"阳脉之都纲"的地位。诠释的过程也是重新创造的过程，诠释本身便具有极大的学术价值，我们也是借助历代的诠释才得以深入理解经典的。然而，古典概念在形成今天的意义的过程中，也会因为诠释者的判断而损失内涵，同时，对古典概念本义的疏忽也必然会影响现代的理解与运用。要想对理论、概念准确把握，避免理解过程中断章取义的尴尬，只能通过追本溯源的研究工作认识古典概念的本来面目，这是学术史研究的重要课题。

唯其如此，才不会在研究中走弯路，从而避免走入"辉格式"史学的樊篱[③]。缺乏对学术史的了解，以今人之观念理解古典概念，尤其

---

① （隋）杨上善撰注《黄帝内经太素》，人民卫生出版社，1956，第341页。

② 对针刺方圆补泻提出这一创造性见解的是赵京生先生，见赵京生《针灸经典理论阐释（修订本）》，上海中医药大学出版社，2003，第114页。

③ 辉格式史学，是英国历史学家巴特菲尔德（H. Butterfield）所批评的历史研究中的一种倾向，其主要特点是直接参照今日的观点和标准来研究历史，选择史料，做出解释。这种倾向对理解历史是一种障碍。

是先验地将《内经》理论作为既定成果的研究方法往往很难得到准确的结果。经过解释的经典理论，方是有了依据的依据，才是坚实的值得信赖的依据。临床研究亦复如是。浅尝辄止地援用经典解释临床现象、指导临床治疗往往不能令人信服，经过提炼的科学命题才是临床的真正依据。这些都需要对经典学术理论与概念作源流的考辨。

"善言古者必验于今"[①]，医学文献、理论与学术史研究不仅关乎遥远的过去，更关乎学术发展生生不息的现在与未来。

二

目前，我们传承与修习的针灸理论与技术，主要来源于传世文本。不过，传世文本是不是技术传承的唯一途径呢？我们对文本中的理论与经验的记录是否有选择性传承呢？其实，从古到今，针灸临床的传承一直存在明暗两种路径。

理论色彩极浓的文本针灸路径，这是一条明线。《内经》、《黄帝八十一难经》（或简称《难经》）、《黄帝明堂经》（或简称《明堂经》《明堂》）溯其源，至《针灸甲乙经》（或简称《甲乙经》《甲乙》）成为体系，后世《铜人腧穴针灸图经》（或简称《铜人》）、《十四经发挥》、《针灸大成》、《医宗金鉴·刺灸心法要诀》等针灸名著不断整理、发挥，一直以来是学习针灸的正途。这一路径以文本为载体，其理论核心是经络、腧穴学说，并且在经络与脏腑理论融合的过程中，将脏腑辨证理论引入其中，民国时期逐渐发展出了穴性的概念，将穴位与中药相比附，从而将针灸与中医方脉理论融为一体。这一路径一直以来占据着理论的主导话语权，也是今天针灸教育与临床的主流。

此外，还有一条暗线，就是主流文本之外的以民间传承为主的针灸临床经验。这一路径多以口口相传为承袭方式，而且内容体系性不强，不重说理，不容易被经络、脏腑理论所解释。不过，医家在编辑医书时亦收录了部分经验进入文本，这令我们能够看到这一传承形式的蛛丝马

① 田代华整理《黄帝内经素问》，人民卫生出版社，2005，第144页。

迹。如明代以来影响深远的《针灸大成》，全书共10卷，除卷10述小儿推拿外，多数篇目是引述《内经》《难经》的经典论述以及腧穴主治等内容，卷9中收录了部分不适合用经穴体系解释的治疗方法，如取灸痔漏法、灸小肠疝气穴法、雷火针法、蒸脐治病法等，这些方法往往容易被忽视。近数十年来，新的针法不断出现，除了传统的刺血法、割治法等之外，皮内针、针刀、松筋针、浮针以及各类局部微针法的应用都越来越广泛。此类针法的理论基础或根本不提经络腧穴系统，或与之貌合神离。

文本传承的针灸医学理论性很强，表现为系统的脏腑、经络、腧穴、刺灸法、诊断与治疗理论，说理时丝丝入扣，但是实用性往往欠如人意。民间传承的针法虽然疏于说理，却往往切实有效。有些针法其实也有自己的理论解释，只是没有被教材纳入，在没有形成共识及至进入教材之前，不同的临床理论泥沙俱下。如针刀医学，以软组织外科学、脊柱病因治疗学等理论为支撑，形成了体系化的说理框架；浮针医学，以筋膜理论与患肌理论为主要依据；有些针灸技法却出现了不切实际的说理系统，如将八卦名称附会于人体的某些部位，甚至根据五行与八卦相合的生克关系来解释原理。

一方面新的实践技术无法得到既有理论的支持，自发发展的临床理论又良莠不齐，另一方面我们传承着基本上一成不变的传统理论，这是目前针灸临床与教育中的一组矛盾。解决矛盾的方法只有将失之空洞的理论重新分析，部分解构并引入新的理论资源，形成丰富、开放的新的针灸学术理论体系，这一任务需要理论家、临床家与学术史家共同完成。

三

理论研究从一开始就不是纯粹的学习与继承。既然是研究，必然是分析既有理论形态的来源、演变、内涵、外延、实用性、思想基础等，歌功颂德式的所谓“研究”是没有意义的。既有针灸理论（如经络、腧穴理论）仅仅是多元针灸临床的一种解释而已，对之持以冷静的态度严格考量，还针灸技术一个清晰的理论形态，是我们所应秉持的立场。

举例而言，腧穴理论中有一个重要概念——八会穴，出于《难经·四十五难》，原文为：“经言八会者，何也？然：腑会太仓，脏会季胁，筋会阳陵泉，髓会绝骨，血会鬲俞，骨会大杼，脉会太渊，气会三焦外，一筋直两乳内也。热病在内者，取其会之气穴也。”① 一般认为八会为八个腧穴，分别是腑、脏、筋、髓、血、骨、脉、气之会，合称八会穴，而且常常用“某会”去治某病，如用绝骨治疗脑部疾病，理由为“髓会绝骨”“脑为髓之海”，且不说这样牵强的解释是否有道理，仅仅是对《难经》的一句表达奉若神明的态度就是不可取的。那八会到底是什么呢？笔者的观点是可能与古人的人体组织观念有关，即古人认为人体由腑、脏、筋、髓、血、骨、脉、气等八种组织构成，或者至少主要由此八种组织构成，这一角度或许更值得思考。

对待新的理论形态，则宜持开放与审慎的态度。新的学术成果，宜及时引入针灸理论体系中来，而某些限于假说的理论不妨等待较长时间的临床检验。西学东渐，尤其是民国以来，西方医学的书籍不断地被推介到中国，对针灸学影响最大的成果当然是解剖学与生理学，尤其是神经生理学。民国时期针灸书中已经较为普遍地引入了局部解剖内容，神经学说也成为当时较被认同的针灸效应解释，这样的成果不仅是对针灸理论的丰富，更有力地推动了针灸理论革新与临床进步。相反的例子亦有，如辨证论治是中医学的重要临床理论，经由脏腑理论与穴性理论的中介，被引入针灸临床，令针灸临床在某种程度上“方脉化”，虽然表面上是对针灸临床理论的发展，实际上这一“方脉化”的理论并不适合针灸临床。

四

理论研究不同于实验研究与临床研究，有其独特的路径与方法。笔者经多年的摸索，认为基于文献梳理，从概念考证入手，出于学术史考察，大约为理论研究的恰当路径。

文献是理论研究的核心材料；理论研究的前提是文献整理与阅读。

① 高丹枫、王琳校注《黄帝八十一难经》，学苑出版社，2007，第140~141页。

针灸文献的整理工作不能完全依赖于中医文献专门学者，针灸理论研究者更是需要亲自动手去挖掘与梳理材料。一是因为针灸文献的专门性很强，不是对针灸理论非常熟悉的整理者从事这项工作难度很大，而且容易出错，尤其是面对新材料，如出土文献、古代抄本等，事实上当前针灸文献专家亦多是出于针灸学界，如李鼎先生、黄龙祥先生、赵京生先生等；更重要的原因是，文献整理的同时，理论研究就开始了，整理文献本身就是发现与思考理论问题的过程，作为理论研究的学者是不可能避开文献整理这一环节的。

在文献整理的基础上，对基本概念术语的源流考证，是学术研究的根基功夫。很多时候，厘清了基本概念术语的源流与意义，理论问题就迎刃而解了。概念考证是理论研究的核心，学术史研究则是理论研究的必然走向。理论的由来、演变、固化、冲突、转折等过程的考察，都是学术史研究的题中之义。为什么体系化的针灸理论越来越疏离于临床？答案必须在学术史中查找，查找针灸理论的变迁中发生了什么。如今的针灸理论所具备的高度稳态，基本固化于宋金元时期。唐代之前，文本资料很少，针灸技术多数还是在门阀山林医者之手；宋金元时期，一方面文本资料很大地丰富起来，而且形成了儒医群体，这一群体对医学理论的要求较高，所以援引儒家理论进入医学，形成了固化的带有儒家文化色彩的针灸理论，如子午流注理论。固化的理论一直延续至清代，晚清民国时期随着科学化思潮的风行，针灸科学化亦是一时之新，此时的针灸理论开始打破明清以来的桎梏，迎来空前的变革。然而 20 世纪 50 年代中叶之后，受当时“西学中”运动的影响，针灸界又放弃了本已成绩斐然的科学化努力，折向明清针灸的传统。学术史研究旨在谋求真相，所有考察的背后都隐藏着破与立的双重意义：对理论变迁的梳理可以破除对既定理论的迷信，更有勇气打破惯性的理论框架，从而吸纳新的、更有价值的学术成果进入针灸理论体系。

五

目前，针灸理论仍然处于惯性的传统之中，而临床却在独力开拓，新的针灸技术不断出现，传统的针灸理论已经无法胜任临床的解释，更遑论引领实践。针灸理论如果不打破高度固化的既有系统，将与临床渐行渐远；没有理论家参与的针灸临床自行构架的某些理论体系或假说则不切实际，针灸理论家任重道远。

欲立先破。在建立新的学术理论体系之前，需要检视既有理论的前世今生，从概念考证入手，厘清术语内涵与意义的演变，这是最基础的工作，目前，学术界在这一方面的工作已经取得了丰硕的成果①。引入社会史与人类学的研究方法，将针灸理论的演变置于社会演变的背景下考量，检查学术理论形成与演变过程中社会因素的影响，是针灸理论研究的新取向，也是很有价值的取向。

六

所谓思想史，目前尚没有一个标准的概念解释与写作范式。大凡历史学家偏重于用思想（或者观念）构建历史，思想家则关注历史情境中的思想，譬如思想家的思想或某一人群的观念等。之前的思想史叙事大多聚焦东西方社会治理、生命观念、学术社群等宏大命题，其宽度涉及文化史、学术史、制度史等领域，但是对于中医药技术领域思想史的讨论十分鲜见。本书没有致力于挖掘针灸思想家的思想，也没有勾画针灸历史宏阔画卷的野心，主要目的是对针灸技术思想（观念）的形成与历史上重要节点的变化做出思考，可以理解为针灸思想的历史，大约是从文本出发指向现实，希望与这一传统技艺的过去与今生做出对话。

七

本书一开始偏重于从文献出发对针灸概念术语作出解读，然后由概念及理论，对针灸学部分理论命题的源流作了分析，最后进入学术史专

① 代表成果如赵京生主编《针灸关键术语考论》，人民卫生出版社，2012；赵京生主编《针灸学基本概念术语通典》，人民卫生出版社，2014；等等。

题的研究，大概是一个由小及大，或者说从基层不断上楼的过程。从另一角度看，上编大多着力于探索针灸理论的构建，比较在意其来处，下编更多地讨论针灸理论的演化，更在意其去处。

本书没有跟随大多数人去做证明教科书理论的正确与博大精深的研究，而是致力于打破现有理论的既有叙述去追寻来路以考量针灸理论立足的根据，进而思索未来的针灸理论与实践多个方向的可能。历史研究的过程如老吏断案，需要不断地扣问真相，所以本书在概念术语的解读上都是从本原开始，得到的结论往往与现今的教科书不尽一致；理论探讨也是一样，还原一个没有经过人为修饰的“干净”的理论，不带成见地做出解释、提出假说，这是学术史研究的基本立场。下编学术史专题讨论，每一章都是一个独立的题目，但是其内在理路依然是为针灸理论洗去铅华，呈现其形成与演变过程中的朴素容颜。其中，对针灸传统的回顾，是说明针灸的理论与实践不是一成不变的，在不同的社会文化中需要不断地被重新定义，在历史与全球维度上，针灸本身就具有多样的形态；同样，干针的外部刺激也会促使针灸打破单一的理论模式；现代临床学派的讨论，其意义也在于此；朱琏的研究与针刺消毒史的讨论，借用的是社会史的方法，说明的是近代以来针灸学理的变迁，目的还是让人看清针灸的来龙去脉。

无论是古代针灸术语解析还是现代针灸理论考量，无论是溯源还是前瞻，都在尽可能追求朴素与本真。唯其如此，才能够看清针灸当下的真实，也才能够找到针灸未来的可能。

上编　概念与理论流变

第一章　论经脉

第一节　经脉形态：观察与想象

经脉是什么，一直是针灸经典理论的核心命题。数十年来，我国学者对经脉的实质研究一直没有间断过。本节的倾向不在于对经脉实质的探求，而是力图通过对经典的回顾，探究古人对经脉的认识方法。

一　经脉形态的认识观念

（一）经脉的解剖经验

一般认为，中医学不太注重人体解剖的实体结构，尤其是宋元以降，中医典籍多注重说理，经脉也成为一种纯粹的说理工具，这一倾向至今未除。事实上，早期的中医学有着大量的解剖实践。

“解剖”一词，最早出现在医学文献《灵枢·经水》中：“若夫八尺之士，皮肉在此，外可度量切循而得之，其死可解剖而视之。其脏之坚脆，腑之大小，谷之多少，脉之长短，血之清浊，气之多少，十二经之多血少气，与其少血多气，与其皆多血气，与其皆少血气，皆有大数。”[①] 这里提到了“脉之长短”，并说十二经气血的多少皆有大数，而且可以“解剖而视之”，在作者看来，经脉是确确实实存在的。另外，《灵枢·肠胃》中对消化道各器官容积、长度、位置等有较为详尽的描述；《灵枢》的《骨度》《脉度》《经筋》诸篇对体表标志之间的相对距离、血脉的长度、筋肉的附着点等也有较明确的叙述。

---

① 田代华等整理《灵枢经》，人民卫生出版社，2005，第42页。

一个更为确实的例子是《汉书·王莽传》记录了一则官方组织的人体解剖过程：

> 翟义党王孙庆捕得，（王）莽使太医、尚方与巧屠共刳剥之，量度五脏，以竹筳导其脉，知其终始，云可以治病。[①]

脉，可以用小竹条通导，当然是可以看到的实质结构。这里的脉，应当指的是血管。另据研究[②]，早在殷商至秦汉时期，我国先民就完成了人体心脏的大体解剖，对颅脑、肌肉等也做过许多解剖工作。秦汉之前的中国古人尚无"身体发肤，受之父母，不敢毁伤"[③] 这一观念，这是儒家思想大行其道之后的事。在文明的早期，由于战乱与人类本身的高死亡率，导致先民对人体的认识并不神秘。近贤范行准先生说："奴隶社会是我国医学的解剖生理学得以成立的时代，到了封建社会的秦汉以后，已渐向五行学说方向发展。"[④]

解剖是人体知识最为基础的途径，当然也是古人认识经脉的重要方法。"经脉者，所以行血气而营阴阳"[⑤]，经脉在古人的心目中是可以储藏与运行气血的，从这一意义上看，解剖看到的脉，是实实在在的结构。血管组织当是经脉的重要形态。

（二）脉动的诊察

以上讨论的是经脉可"解剖而视之"，经脉还有一个重要的特性，就是"外可度量而切循之"。这是古人认识经脉的又一重要方法。古人切循的是什么呢？主要是脉动。

古人对人体体表的动脉搏动，观察得相当详细。《内经》中有大量关于"动脉"与"脉动"的描述。并且在《灵枢·动输》篇中，作者

---

① （汉）班固撰，（唐）颜师古注《汉书》，中华书局，1962，第4145~4146页。

② 相关研究见严健民《论殷商至两汉创立经脉学说的解剖基础》，《中国中医基础医学杂志》2003年第9卷第10期，第5~7页；严健民《远古中国医学史》，中医古籍出版社，2006，第63~78页。

③ 胡平生、陈美兰译注《礼记·孝经》，中华书局，2007，第221页。

④ 范行准：《中国病史新义》，中医古籍出版社，1989，第1页。

⑤ 田代华等整理《灵枢经》，第96页。

还给出了脉动的生理解释：

> 黄帝曰：经脉十二，而手太阴、足少阴、阳明独动不休，何也？岐伯曰：是足阳明胃脉也。胃为五脏六腑之海，其清气上注于肺，肺气从太阴而行之，其行也，以息往来，故人一呼脉再动，一吸脉亦再动，呼吸不已，故动而不止……黄帝曰：足之阳明何因而动？岐伯曰：胃气上注于肺，其悍气上冲头者，循咽，上走空窍，循眼系，入络脑，出顑，下客主人，循牙车，合阳明，并下人迎，此胃气别走于阳明者也。故阴阳上下，其动也若一……黄帝曰：足少阴何因而动？岐伯曰：冲脉者，十二经之海也，与少阴之大络起于肾下，出于气街，循阴股内廉，邪入腘中，循胫骨内廉，并少阴之经，下入内踝之后，入足下；其别者，邪入踝，出属跗上，入大指之间，注诸络，以温足胫。此脉之常动者也。①

脉动的观察与经脉循行理论的形成具有密切的关系，黄龙祥先生认为，体表上下特定部位间的联系是基于脉诊的实践发现，又通过相关的刺脉治疗加以确认的，古人又根据体表上下特定部位连线上的脉动点或诊脉点，对经脉循行的中间过程做更具体的描记。这种体表不同部位脉动的相关性，促成了经脉循行的基本观念②。

细致的脉动观察，还是古人诊断疾病的重要方法。早期医书中称之为“相脉之道”。张家山汉简《脉书》中“相脉之道，左□□□□□案（按）之，右手直踝而簟之。它脉盈，此独虚，则主病。它脉滑，此独衛（涩），则主病。它脉静，此独勯（动），则主病，”③ 马王堆汉墓帛书《脉法》中记作：“相脉之道，左手上去踝五寸而按之，右手直踝而探之。它脉盈，此独虚，则主病。它脉滑，此独涩，则主病。它脉静，

---

① 田代华等整理《灵枢经》，第121~122页。

② 见黄龙祥《中国针灸学术史大纲》，华夏出版社，2001，第182页；黄龙祥《经络循行线是如何确定的》，《中国中医基础医学杂志》2001年第7卷第9期，第641~643页。

③ 张家山二四七号汉墓竹简整理小组编《张家山汉墓竹简（二四七号墓）》，文物出版社，2001，第245页。

此独动，则主病。”[①] 到《素问·三部九候论》，则有了更为详细的记录：“帝曰：何以知病之所在？岐伯曰：察九候，独小者病，独大者病，独疾者病，独迟者病，独热者病，独寒者病，独陷下者病。”[②] 应当是以上简帛医书的继承。《素问·三部九候论》部分脉诊部位的名称颇有意味：

> 上部天，两额之动脉；上部地，两颊之动脉；上部人，耳前之动脉。中部天，手太阴也；中部地，手阳明也；中部人，手少阴也。下部天，足厥阴也；下部地，足少阴也；下部人，足太阴也。[③]

“手太阴”“手阳明”“手少阴”“足厥阴”“足少阴”“足太阴”等在该篇中是指具体脉诊部位，但现在成为我们耳熟能详的经脉名。此处“手太阴”等术语对于熟悉针灸理论的人而言，极容易认为是某“条”经脉，这一固执之见往往将人们带入歧途。赵京生先生曾经论述过经脉概念的形成与脉诊实践的关系，认为两者密切相关[④]。此处的疑似经脉名称其实是脉诊部位，这也说明了脉诊是经脉观念形成的基础之一。

有时候，动脉也作为体表标志，用来阐述经脉的循行与取穴。如《灵枢·本输》中，“足阳明挟喉之动脉也，其腧在膺中”。[⑤]

（三）体表静脉的诊察

与动脉相类，体表静脉的观察与触诊也是古人对经脉的重要认知方法。《灵枢·经脉》：“经脉十二者，伏行分肉之间，深而不见；其常见

---

① 马继兴：《中国出土古医书考释与研究》下卷，上海科学技术出版社，2015，第97～98页。

② 田代华整理《黄帝内经素问》，第43页。

③ 田代华整理《黄帝内经素问》，第42页。

④ 赵京生：《经脉与脉诊的早期关系》，《南京中医药大学学报》（自然科学版）2000年第16卷第3期，第168～171页。

⑤ 田代华等整理《灵枢经》，第8页。

者，足太阴过于内踝之上，无所隐故也。”① 这里的足太阴脉的循行描述，用现代的解剖学知识印证，当是指大隐静脉。

体表动脉的触诊固然是经脉观念的基础，但动脉不能作为针刺的直接治疗点，在动脉上直接针刺，则会出血过多，引起事故。《素问·刺禁论》是一篇专门记述针刺事故的文献，对刺中动脉出血可能引发的事故作了记录，如②：

> 刺跗上中大脉，血出不止死。
>
> 刺面中溜脉，不幸为盲。
>
> 刺阴股中大脉，血出不止死。
>
> 刺臂太阴脉，出血多立死。

但是体表静脉，尤其是那些形态异常的病理性络脉，则具有诊断与治疗的双重价值。古人对体表的病理性络脉的认识手段既有触诊，又有视觉的观察，如《灵枢·九针十二原》：“血脉者，在腧横居，视之独澄，切之独坚。”③《内经》中有大量刺血络的记述，这一刺法是《内经》时代医生治病的主要手段。经脉理论成熟之后，以补虚泻实与导气治乱作为主要治疗思想的微针刺法成为主流，刺血络，尤其是静脉的大量刺血法，则退而居于次要位置。

（四）其他形态的脉

除了血脉之外，经脉观念形成早期，人们还观察了一些其他的组织，也称为脉。古人在体表诊察时，对体表的软组织异常改变，如肌束、筋膜等组织痉挛，认为是异常的脉。“脉淖泽者刺而平之，坚紧者破而散之，气下乃止。此所谓以解结者也。”④“解结”类似于《灵枢·官针》中“刺大经之结络经分”⑤之经刺，这里的“大经之结络经分”与“坚紧者”之脉，从形态描述看，似乎不是指的血脉，当是其他软

① 田代华等整理《灵枢经》，第38页。

② 田代华整理《黄帝内经素问》，第101页。

③ 田代华等整理《灵枢经》，第2页。

④ 田代华等整理《灵枢经》，第149页。

⑤ 田代华等整理《灵枢经》，第23页。

组织的异常。与此相类，《灵枢·阴阳二十五人》亦有较为详细的刺法："黄帝曰：刺其诸阴阳奈何？岐伯曰：按其寸口、人迎，以调阴阳。切循其经络之凝涩，结而不通者，此于身皆为痛痹，甚则不行，故凝涩。凝涩者，致气以温之，血和乃止。其结络者，脉结血不行，决之乃行。"① 这一认识也符合临床实际。

督脉与任脉的早期认识亦较为朴素，指的是具体的组织。督脉与中医学早期对脊柱的认识有关（见本章第二节）。黄龙祥先生认为②，妊娠女性腹部的色素沉着可能是古人提出任脉循行的重要根据。另外，《素问·气府论》③："任脉之气所发者二十八穴……腹脉法也""冲脉气所发者二十二穴……腹脉法也"，由这些叙述看来，古人对任脉、冲脉的认识与腹部脉诊也应有密切关系。

有些神经组织也被认为是经脉，如《灵枢·寒热病》："足太阳有通项入于脑者，正属目本，名曰眼系。"④

二 比附自然的经水观念

如上所述，早期人们对经脉的认识方法是朴素的，主要是解剖与体表的诊察。经脉在早期的含义较广，包括解剖与体表触摸与观察到的血脉、部分神经组织；在病理状态下，体表软组织异常改变，也被认为是脉的变化；其他如任脉、冲脉、督脉，还是其他生理现象与体表结构的观察记录。细致的观察、朴素的经验，是古人认识经脉的基本方法。

然而，在形成理论表达时，起主导作用的是天人同构的基本观念。人体、社会与自然界相应，这是早期思维世界的基本思想。《内经》中记录的形形色色的脉有一个共同的特征：类似于管渠状或条系状的结构，这是由经脉"行血气而营阴阳"（《灵枢·本藏》）的功能所决定的。如果严格一点界定，脉的应有形态应该只有管渠状，如此才能够"行血气"，而且从"脉"的文字学意义上来看，脉之形态亦当如此

---

① 田代华等整理《灵枢经》，第127页。

② 黄龙祥：《中国针灸学术史大纲》，第461页。

③ 田代华整理《黄帝内经素问》，第110页。

④ 田代华等整理《灵枢经》，第60页。

（见本节下文）。

经脉的这一结构特点与自然界的河流相似，两者自然地被互相比附，所以，在经脉体系化的过程中，经脉与自然界的河流便产生了联系：

> 黄帝问于岐伯曰：经脉十二者，外合于十二经水，而内属于五脏六腑……夫经水者，受水而行之；五脏者，合神气魂魄而藏之；六腑者，受谷而行之，受气而扬之；经脉者，受血而营之……此人之所以参天地而应阴阳也，不可不察。足太阳外合于清水，内属于膀胱，而通水道焉。足少阳外合于渭水，内属于胆。足阳明外合于海水，内属于胃。足太阴外合于湖水，内属于脾。足少阴外合于汝水，内属于肾。足厥阴外合于渑水，内属于肝。手太阳外合于淮水，内属于小肠，而水道出焉。手少阳外合于漯水，内属于三焦。手阳明外合于江水，内属于大肠。手太阴外合于河水，内属于肺。手少阴外合于济水，内属于心。手心主外合于漳水，内属于心包。凡此五脏六腑十二经水者，外有源泉，而内有所禀，此皆内外相贯，如环无端，人经亦然。（《灵枢·经水》）①

经水是自然界的十二条大的河流，“水之出于山而流入于海者，命曰经水”②，《内经》则将人体的十二经脉与之对应。同时，在非医文献里，经脉与河流的互相比附也不鲜见：

> 水者，地之血气，如筋脉之通流者也。（《管子·水地》）③
>
> 夫地之有百川也，犹人之有血脉也。（《论衡·书虚》）④
>
> 夫血脉之藏于身也，犹江河之流地。江河之流，浊而不清，血脉之动，亦扰不安。（《论衡·道虚》）⑤

---

① 田代华等整理《灵枢经》，第 42～43 页。

② 黎翔凤撰，梁运华整理《管子校注》，中华书局，2004，第 1054 页。

③ 黎翔凤撰，梁运华整理《管子校注》，第 813 页。

④ 黄晖：《论衡校释》，中华书局，1990，第 184 页。

⑤ 黄晖：《论衡校释》，第 337 页。

火之在炉，水之在沟，气之在躯，其实一也。(《论衡·寒温》)[①]

《管子·度地》篇中有一段描述城市设计的文字："故圣人之处国者，必于不倾之地。而择地形之肥饶者，乡山，左右经水若泽，内为落渠之写，因大川而注焉。"[②] 都市依"经水"而建，城中有"落渠"。这里值得注意的是经和落（络）之词，与人体的经络用词相同。经水是纵贯流通到海之川；落渠是横着与经水联络的沟渠。

三　文字中的观念考察

再从脉的早期的文字来看：《说文解字》（简称《说文》）中的"脉"字可隶定为"衇"，《阴阳十一脉灸经》甲本、《脉法》《阴阳脉死候》中的"脉"字，均写作"脈"，乙本与《灵枢·经脉》中则写作"脈"，《足臂十一脉灸经》中"脉"则写作"温"[③]。从字形看，"𠂢"与"永"同源，《说文》："永，长也，像水至理之长"[④]，"𠂢，水之邪流别也，从反永"，脉字从"𠂢"，字形象分汊的河流，"温"字的解释，笔者认为马王堆汉墓帛书整理小组的《马王堆汉墓帛书出土医书释文（一）》[⑤] 的意见较为合理：温中氵皿的部分是衇的省文，氵与𠂢同义，与衇可视为异位字（同字异形之谓）。"洫，田间水道也"[⑥]，相关用例如《论语·泰伯》"尽力乎沟洫"[⑦]。

由以上脉的文字看，脉的概念形成与水是交织在一起的，又从"血"或"肉"，与人体联系起来。《难经·二十七难》中有："圣人图设沟渠，通利水道，以备不然。天雨降下，沟渠溢满，当此之时，雱霈

① 黄晖：《论衡校释》，第627页。

② 黎翔凤撰，梁运华整理《管子校注》，第1051页。

③ "温"是失传的文字，对其字形由来与人体组织实质的关系有诸家说，相关比较研究见韩建平《马王堆古脉书研究》，中国社会科学出版社，1999。

④ （汉）许慎撰《说文解字》，中华书局，1996，第240页。

⑤ 马王堆汉墓帛书整理小组：《马王堆汉墓帛书出土医书释文（一）》，《文物》1975年第6期，第5页。

⑥ （清）朱骏声：《说文通训定声》，中华书局，1984，第635页。

⑦ 杨伯峻译注《论语译注》，中华书局，2006，第97页。

妄行，圣人不能复图也。此络脉满溢，诸经不能复拘也。"① 人体之经脉用自然界之沟渠作比非常自然，这一观念也贯穿在古人对经脉生理病理认识与治疗方式的思维过程中。

"𥁕"与"䀛"两种写法中还有"目"，说明脉与"相视"有关。无论是地脉还是血脉，都是古人较早进行细致观察的结构。《国语·周语上》："古者，太史顺时覛土，阳瘅愤盈，土气震发，农祥晨正，日月底于天庙，土乃脉发。"② 是视地脉；出土经脉文献中的"相脉之道"是视人体之脉。两个脉字从"目"的写法也提示了古人较早即有相脉的实践。

由是，古人认识经脉的主要方法朴素而实证，古人眼中的经脉有着具体的实体形态，这是经脉概念形成的基础。然而，经脉理论体系化的过程中，由于天人观念的影响，古人自觉地将经脉与河流互相比附，经水概念由此形成，同时，从"脉"的文字分析中，也佐证了以上论点。无论是医学领域或者社会一般领域，人体的经脉与自然界的沟渠被互相用来说理。

第二节 奇经名实考

经脉的名称非徒设。沿着经脉名称这一线索，我们同样可以看到古人对经脉的认识思想。本节尝试从奇经的概念意义入手，探讨古人的经脉观。

一 脊中之脉：督脉

今人对督脉命名的取义多从其功能，作"督率"解，表达了督脉"总督诸阳"的生理功能。但亦有学者持异议，如段逸山认为，督即尾，督脉即为尾脉。此论新颖，可备一端③。

① 高丹枫、王琳校注《黄帝八十一难经》，第 87～88 页。

② 上海师范大学古籍整理组校点《国语》，上海古籍出版社，1978，第 15 页。

③ 段逸山：《督脉命名别解》，《中医药文化》2007 年第 2 期，第 12 页。

（一）释“督”

督与裻、褍三字读音相同，可互相通用。《说文》衣部：“褍，衣躳缝。”[①] 段玉裁注：“躳从吕，自后言身也。躳与褍双声。下文曰裻，背缝，亦即此字也。”[②] 按，吕字，本义为脊椎的象形[③]，故段氏言“自后言身”，衣躳缝，言背之中缝，殆无疑义。《说文》衣部：“裻，一曰背缝。”[④] 段注：“与上褍意同，《深衣》云负绳及踝，注云：谓裻与后幅相当之缝也。”[⑤]《说文》目部：“督，察也。一曰目痛也。”[⑥] 段注：“督者，以中道察视之。人身督脉在一身之中，衣之中缝亦曰督缝。”[⑦] 衣之中缝本当从衣作裻缝或褍缝，段氏谓“亦曰督缝”，可见三字通用。朱骏声《说文通训定声》：“裻：《庄子·养生主》缘督以为经。注：中也。医经有督脉，有任脉，皆以督为之。”[⑧]“督：为裻，衣之背缝也。《庄子·养生主》缘督以为经。注：中也。人身有督脉，有任脉，亦当作裻。”[⑨]

从以上看，段氏与朱氏的观点是一致的，督与裻、褍三字音同而相通，皆可训中，意谓背中。对此，日本医家丹波元简谓：“简按：《庄子·养生主》缘督以为经。释文：李颐云：督，中也。朱子云：督，旧以为中，盖人身有督脉。循脊之中，贯彻上下，见医书。故衣背当中之缝，亦谓之督，见《深衣》注。皆中意也。考督，又作褶、裻。”[⑩]

笔者按：裻、褍二字仅是造字的方法不同而已，两者均从衣，意指衣背的中缝，分别取毒与叔二字表声，应当属于异位字（同字异形之谓）。督亦是由叔得声，在取义脊中时与裻、褍两字互假。

---

① （汉）许慎撰《说文解字》，第171页。
② （汉）许慎撰，（清）段玉裁注《说文解字注》，中州古籍出版社，2006，第392页。
③ 见范行准先生的研究。范行准：《中国病史新义》，第30页。
④ （汉）许慎撰《说文解字》，第171页。
⑤ （汉）许慎撰，（清）段玉裁注《说文解字注》，第393页。
⑥ （汉）许慎撰《说文解字》，第72页。
⑦ （汉）许慎撰，（清）段玉裁注《说文解字注》，第133页。
⑧ （清）朱骏声：《说文通训定声》，第290页。
⑨ （清）朱骏声：《说文通训定声》，第290页。
⑩ 〔日〕丹波元简：《皇汉医学丛书·素问识》，人民卫生出版社，1957，第266页。

（二）督脉释名

《素问·气府论》："督脉气所发者，二十八穴……至骶下凡二十一节，脊椎法也。"① 这里提到了"脊椎法"，《太素·气府》中亦有记述。张建斌认为，脊椎法是古代医生认识脊柱的方法，亦是督脉发现的临床基础。② 此论是。督脉在发现并命名时，未必会有总督诸阳的认识。根据督脉的循行路线记载，由背中、脊椎得名最为可能。

据上文，督字在表达中义时与裻、褚通，三字的产生未必互源，但其表达背中的意义却是有共同的实践基础的。《说文》："褚：衣躳缝。"③ 段注："躳从吕，自后言身也。躳与褚双声。"④ 段氏的意思是褚与躳二字亦音谐互假。吕字，从文字学意义而言本指脊椎，躳表背中之意昭然。既然褚与躳二字双声互假，那么，躳字亦可借为督字。所以，言督脉为躳脉亦无不可。从此而言，督脉的本意当是脊中之脉，取意从褚或裻。

《素问·骨空论》有关督脉的病候："督脉为病，脊强反折……此生病，从少腹上冲心而痛，不得前后，为冲疝；其女子不孕，癃痔遗溺嗌干。"⑤ 其病候与经脉循行对应，并无全身性疾病的描述。由此亦可提示督脉在命名之初尚无"阳脉之都纲"这样重要的生理意义。

（三）督脉名称意义的演变

督脉早期指脊中之脉，然而，督字在秦汉文献中作为督察、督正、督责的义项用法很多，必然会对医学理论产生影响。如《周礼·春官》"禁督逆祀命者"⑥，郑玄注："督，正也。正王之所命，诸侯之所祀。"⑦《管子·九守》："修名而督实，按实而定名。"⑧ 又《史记·项

---

① 田代华整理《黄帝内经素问》，第 109～110 页。

② 张建斌：《脊椎法探析》，《江苏中医》2006 年第 27 卷第 4 期，第 43 页。

③ （汉）许慎撰《说文解字》，第 171 页。

④ （汉）许慎撰，（清）段玉裁注《说文解字注》，第 392 页。

⑤ 田代华整理《黄帝内经素问》，第 111～112 页。

⑥ 吕友仁译注《周礼译注》，中州古籍出版社，2004，第 321 页。

⑦ 《十三经注疏》整理委员会整理《十三经注疏·周礼注疏》，北京大学出版社，1999，第 674 页。

⑧ 黎翔凤撰，梁运华整理《管子校注》，第 1046 页。

羽本纪》："闻大王有意督过之。"① 《汉书·景十三王传》："上书愿督国中盗贼。" 颜师古注："督，视察也。"② 督字的察视之意的广泛应用，加之督脉位于人身之中的特定位置，很容易形成督脉的督率诸阳的功能认识。

据笔者眼界所及，最早赋予督脉较重要地位的是《难经》吕广注："督脉者，阳脉之海也"③，《脉经·平奇经八脉病》亦作："督脉者，阳脉之海也。"④《难经》杨玄操次注曰："督之为言都也，是人阳脉之都纲。人脉比于水，故吕氏曰，阳脉之海，此为奇经之一脉也。"⑤《太素》杨上善："《八十一难》云：（督脉）起下极之输，并脊上行，至于风府，为阳脉之聚。"⑥ 直言"阳脉之聚"出于《八十一难》，然《难经·二十八难》"督脉者，起于下极之俞，并于脊里，上至风府，入属于脑"⑦ 中没有"阳脉之聚"之语，所以"为阳脉之聚"似是杨上善的注解。王冰亦曰："所以谓之督脉者，以其督领经脉之海也。"⑧ 督脉之阳脉督率的意义渐成定论。

当督脉成为阳脉之都纲，又经历代医家的发挥，渐成为较其余经脉更受关注的经脉。其名从䘩中出的意义日渐隐微。这样的认识，不仅直接影响了后世医家及对经脉理论的运用实践，而且对社会语言产生了很大的作用。乃至裻、䘩两字竟渐不用，衣背之中缝，径言督缝。甚至于文字学家亦有了误识：戴侗《六书故》："人身督脉当身之中，贯彻上下，故衣缝当背之中，达上下者，亦谓之督。别作裻。"⑨ 戴氏以督为

---

① （汉）司马迁：《史记》，中华书局，1959，第314页。

② （汉）班固撰，（唐）颜师古注《汉书》，第2420页。

③ （三国吴）吕广：《难经集注》，商务印书馆，1955，第85页。

④ （晋）王叔和：《脉经》，人民卫生出版社，1956，第12页。

⑤ （三国吴）吕广等注，（明）王九思等辑，鲁兆麟等点校《难经集注》，辽宁科学技术出版社，1997，第29页。

⑥ （隋）杨上善撰注《黄帝内经太素》，第143页。

⑦ 高丹枫、王琳校注《黄帝八十一难经》，第90页。

⑧ （唐）王冰撰，范登脉校注《重广补注黄帝内经素问》，科学技术文献出版社，2011，第389页。

⑨ （宋）戴侗著，（清）李鼎元校刊《六书故》，第24页。

本字，而视裻为别借之字。

由是，督脉在发现之初的命名意义与䘓、裻、襩等字的意义相同，但指背中，直观而且具备强烈的实践色彩。这一义项在先秦两汉的文献中运用亦较广，被医家广泛认同并加以发明，“督率诸阳”渐被认为是督脉重要的生理意义，为后世医家所运用，并对社会语言产生了影响。

另外，《说文》目部“督，察也。一曰目痛也”[①] 对督字有“目痛”的解释，但传世经史之籍及诸子书中均无用例。但《素问·骨空论》中对督脉的循行描述曰督脉至目下，又与太阳起于目内眦[②]，令督脉与目直接产生了联系，不知与《说文》所释是否有关，抑或是医家命名督脉另一层含义，值得进一步探讨。

二　任抱之脉：任脉

任脉之名出于《内经》，有关任脉的循行、功能与腧穴在《内经》中均有较为详细的记载，而且《内经》少数篇章中有任脉更为早期的形态痕迹。对任脉这一术语的认识，其实就是对《内经》任脉理论的理解。

（一）怀妊之脉

《说文》：“任，符也。从人，壬声。”[③] 又《说文》：“壬，位北方也。阴极阳生，故《易》曰：‘龙战于野’，战者，接也。象人裹妊之形。承亥壬以子，生之叙也。与巫同意。壬承辛，象人胫。胫，任体也。”[④]《说文通训定声》：“《史记·律书》：‘壬之为言任也。’《释名·释天》：‘壬，妊也。阴阳交物，怀妊也，至子而萌也。’《白虎通·五行》：‘壬者阴使任。’”[⑤] 从以上字书看，任字应源于壬，与壬系古今字，又加女旁，作妊或姙。任的本义即是妊孕，《大戴礼记·保傅》：

① （汉）许慎撰《说文解字》，第 72 页。

② 田代华整理《黄帝内经素问》，第 111 ~112 页。

③ （汉）许慎撰《说文解字》，第 165 页。

④ （汉）许慎撰《说文解字》，第 309 页。

⑤ （清）朱骏声：《说文通训定声》，第 90 页。

"周后妃任成王于身。"[①]《史记·鲁仲连邹阳列传》注："纣刳任者观其胎产"；[②]《汉书·叙传上》："刘媪任高祖"；[③]《汉书·元后传》："李亲任政君在身。"[④]

由此，任脉可以理解为怀妊之脉，这是任脉的本义之一，《素问·上古天真论》篇："（女子）二七而天癸至，任脉通，太冲脉盛，月事以时下，故有子……七七，任脉虚，太冲脉衰少，天癸竭，地道不通，故形坏而无子也。"[⑤] 任脉通能有子，任脉虚则形坏而无子，这里的任脉，与一般意义上循行于胸腹之前的任脉似非同指，同篇中描述男子生理过程的语句中，则没有提到任脉，说明该篇作者认为任脉为女子所独具。该篇中的"任脉"应该指与女性生殖有关的组织，根据文意，可以理解为胞胎之脉。该篇王冰注为"任主胞胎"[⑥]，妥。《素问·骨空论》王冰注曰："所以谓之任脉者，女子得之以任养也。"[⑦] 直接指出任脉的命名意义。

从《内经》《难经》的其他篇章以及注家的记述中也可以看出，任脉一直作为妊孕之脉而被理解：

> 《灵枢·五音五味》：冲脉、任脉皆起于胞中。[⑧]
>
> 《脉经·平奇经八脉病》：任脉者起于胞门、子户，夹脐上行至胸中。[⑨]

以上阐述了任脉循行起点，任脉"起于胞中"是任脉作为妊孕之脉的生理基础，另外，《难经·二十八难》杨玄操注："任者，妊也，

---

① （汉）戴德著，谢墉校《钦定四库全书·经部·大戴礼记》，本节第20页。

② （汉）司马迁：《史记》，第2475页。

③ （汉）班固撰，（唐）颜师古注《汉书》，第4211页。

④ （汉）班固撰，（唐）颜师古注《汉书》，第4015页。

⑤ 田代华整理《黄帝内经素问》，第2页。

⑥ （唐）王冰撰，范登脉校注《重广补注黄帝内经素问》，第6页。

⑦ （唐）王冰撰，范登脉校注《重广补注黄帝内经素问》，第389页。

⑧ 田代华等整理《灵枢经》，第129页。

⑨ （晋）王叔和：《脉经》，第12页。

此是人之生养之本。"[1]《读素问钞·经度》:"任之为言妊也,行腹部中行,为人身生养之本,奇经之一脉也。"[2]

历代文献中关于任脉主病的记载多涉胞胎,也说明古人自觉地认为任脉与妊孕之脉等同,在医学实践中实现了任脉作为妊胎之脉的再诠释,如《诸病源候论·月水不调候》:"妇人月水不调,由劳伤气血,致体虚受风冷,风冷之气客于胞内,伤冲脉、任脉,损手太阳、少阴之经也。冲任之脉,皆起于胞内,为经络之海。手太阳小肠之经,手少阴心之经,此二经为表里,主上为乳汁,下为月水。然则月水是经络之余,若冷热调和,则冲脉、任脉气盛,太阳、少阴所主之血宣流,以时而下。若寒温乖适,经脉则虚,有风冷乘之,邪搏于血,或寒或温,寒则血结,温则血消,故月水乍多乍少,为不调也。"[3]

(二) 阴脉之海

据《说文》,壬有两个含义:一指怀妊,一指任体。任字源于壬,除了怀妊之义之外,亦具有壬的第二层含义,即为经络之海。

> 《灵枢·五音五味》:冲脉、任脉,皆起于胞中,上循脊里,为经络之海。[4]

杨上善注:此脉(任脉)上行,为经络海,任维诸脉,故曰任脉。[5] 这是杨氏给出的任脉的命名意义,这一意义在后世流觞甚远。滑寿谓:"故《难经》曰,任脉者,起于中极之下,以上毛际,循腹里,上关元,至咽喉,上颐,循面入目,属阴脉之海。"[6] 滑氏引用《难经》,说明任脉的循行,但是"阴脉之海"之语,《难经》无,应该是滑氏的观点,这里将《内经》中经络之海的概念转化为"阴脉之海",但任脉的意义还是在于"任维"而非妊娠。同时,滑伯仁将任脉与督

---

① (三国吴)吕广等注,(明)王九思等辑,鲁兆麟等点校《难经集注》,第30页。

② (元)滑寿编辑,(明)汪机续注《读素问钞》,人民卫生出版社,1998,第28页。

③ 南京中医学院校释《诸病源候论校释》,人民卫生出版社,1982,第1044~1045页。

④ 田代华等整理《灵枢经》,第129页。

⑤ (隋)杨上善撰注《黄帝内经太素》,第149页。

⑥ (元)滑伯仁著,承淡安校注《校注十四经发挥》,上海卫生出版社,1956,第77页。

脉并列成为人体阴阳诸脉之总纲：

> 任与督，一源而二歧，督则由会阴而行背，任则由会阴而行腹。夫人身之有任督，犹天地之有子午也；人身之任督以腹背言，天地之子午以南北言，可以分，可以合者也。分之于以见阴阳之不杂，合之、于以见浑沦之无间，一而二，二而一者也。……云阴脉之海者：亦以人之脉络，周流于诸阴之分，譬犹水也，而任脉则为之总任焉，故曰阴脉之海。[①]

从此，任脉成为阴脉之总任，这是任脉的重要功能之一。

(三) 任抱之脉

古代《内经》注家、医家对任脉的解读基本上基于任脉的两个功能认识，这两个功能认识是从对《内经》的不同篇章的注解中体现的。《内经》中不同的篇章中所述任脉或有多源，亦即古人对任脉的认识存在着不同流派的观点。但进一步考察文字与古人的认识观念，这两种不同的认识有着观念上的联系。

《正字通·人部》："任，负也。担也。"[②]《诗·大雅·生民》"是任是负，以归肇祀"，郑玄笺："任，犹抱也"，孔颖达疏："以任、负异文，负在背，故任为抱也。"[③]《国语·齐语》"以知其市之贾，负、任、担、荷"[④]，韦昭注："背曰负，肩曰担。任，抱也；荷，揭也。"[⑤]所以，任脉亦可理解为任抱之脉，即是循行于身体前面的任负之脉，《素问·上古天真论》言其任负胞胎之事，而《灵枢·五音五味》之"经络之海"，则言其任维诸脉。

妊娠之脉应当循行于腹抱之处，"妊"脉名之为任脉，不仅有功能与分布的两层意义，而且，将局部的腹部之脉抽象到身体的前抱之脉，

---

① (元) 滑伯仁著，承淡安校注《校注十四经发挥》，第72页。

② (明) 张自烈、(清) 廖文英编《正字通》，中国工人出版社，1996，第30页。

③ 《十三经注疏》整理委员会整理《十三经注疏·毛诗正义》，北京大学出版社，1999，第1071~1072页。

④ 上海师范大学古籍整理组校点《国语》，第227页。

⑤ (三国吴) 韦昭注《钦定四库全书荟要·史部·国语卷六·齐语》，本节第5页。

唯其前抱，能任维诸脉，为经络海。滑伯仁将任脉与督脉比作天地子午，将任督二脉以腹背言，是对任督二脉内涵的进一步理解和总结。人体有背中之脉，亦当有腹抱之脉，背脉谓督，腹脉当作任。另《素问绍识·骨空论》："先考曰：任为衽之义。其脉行腹中，行犹衣衽之在于腹前也。"[①] 由于任脉行于前，即言任脉之名从衽而出，证据不足。笔者认为，衣衽在于腹前，同属怀抱之位，衽字盖亦从壬出，与任脉名义同源，或有可能。

综上，任字出于壬，有怀妊、任负之义，基本义项为任抱，从名、义上提示了任脉的本来含义，即行于人体腹前的脉。《内经》有不同的任脉形式，主胞胎之任（妊）脉，行于腹前的任脉。后世，不同的形式渐渐融合，形成循行于腹前的任脉，成为奇经八脉的重要经脉之一，与督脉前后呼应。

三　涌摇之脉：冲脉

《素问·上古天真论》中"太冲脉"（《太素·摄生之二·寿限》作"伏冲脉"[②]）一般认为与冲脉同指，在此一并讨论。冲脉是奇经八脉之一，其脉气上行下达，渗灌阴阳诸脉，濡养五脏六腑，有十二经之海、血海、五脏六腑之海之称谓。通过对《内经》中相关条文的分析，笔者认为《内经》冲脉存在多种形态，内涵亦不尽相同。

（一）冲脉的形态与部位

冲在早期写作衝、衝，也作冲。《方言》卷十二："衝，动也。"[③]《说文·水部》："沖，涌摇也。从水、中，读若动"[④]，段玉裁注："涌，上涌也；摇，旁摇也。"[⑤] 冲的本义有动摇的意思，与水有关。又，《玉篇·行部》："衝，交道也。"[⑥]《六书故·人九》："衝，又作

① 〔日〕丹波元坚：《皇汉医学丛书·素问绍识》，人民卫生出版社，1955，第152页。

② （隋）杨上善撰注《黄帝内经太素》，第23页。

③ （汉）扬雄记，（东晋）郭璞注《方言》，中华书局，1985，第110页。

④ （汉）许慎撰《说文解字》，第229页。

⑤ （汉）许慎撰，（清）段玉裁注《说文解字注》，第547页。

⑥ （南朝梁）顾野王：《宋本玉篇》，中国书店，1983，第189页。

衢，衢道经纬往来相直处也”。[①]《左传·昭公元年》：“及衢，击之以戈”[②]，杜预注：“衢，交道。”[③]《汉书·郦食其传》：“夫陈留，天下之衢，四通五达之郊也。”[④] 故冲有冲要的意义。由冲的字义推断，冲脉应当有冲要之脉、涌动之脉的含义，其实，这也正是冲脉的本来面目：

> 《素问·骨空论》：冲脉者，起于气街，并少阴之经，挟脐上行，至胸中而散。[⑤]
>
> 《难经·二十八难》：冲脉者，起于气冲，并足阳明之经，夹脐上行，至胸中而散也。[⑥]

《灵枢·卫气》：“气在胫者，止之于气街与承山、踝上以下。取此者用毫针，必先按而在久，应于手，乃刺而予之。”[⑦] 气街即气冲，后世作为一个腧穴固定下来，位置约在股动脉搏动处。此处脉动明显，容易被触诊到，是古人最早观察的动脉之一。气冲部位，脉大涌摇，又在人体的关节要冲，是为冲脉。

气冲附近搏动明显的脉动，除了股动脉之外，尚有其他。腹部的腹主动脉则是另一处大的脉动，这一处脉动的搏动更甚，亦为冲脉，《灵枢·百病始生》：“其著于伏冲之脉者，揣之应手而动，发手则热气下于两股，如汤沃之状。”[⑧] 黄龙祥解释了本段描述的临床现象[⑨]：如果下腹部肿瘤位于腹主动脉前方，按压肿瘤压迫腹主动脉则阻断了流入下肢的动脉血，下肢的温度渐渐下降，松手后，温热的动脉血突然注入下肢，则出现“如汤沃之状”的感觉。所以说，古人对腹主动

---

① （宋）戴侗著，（清）李鼎元校刊《六书故第十六》，第 53 页。

② 杨伯峻编著《春秋左传注》，中华书局，1981，第 1212 页。

③ （晋）杜预：《春秋经传集解》，上海古籍出版社，1988，第 1190 页。

④ （汉）班固撰，（唐）颜师古注《汉书》，第 2107 页。

⑤ 田代华整理《黄帝内经素问》，第 111 页。

⑥ 高丹枫、王琳校注《黄帝八十一难经》，第 91 页。

⑦ 田代华等整理《灵枢经》，第 109 页。

⑧ 田代华等整理《灵枢经》，第 131 页。

⑨ 黄龙祥：《任脉、冲脉概念的形成与演变》，《中国针灸》2002 年第 22 卷第 8 期，第 529～531 页。

脉的观察是认识冲脉的途径之一，或者腹主动脉本身就是冲脉的一种形式。

与《骨空论》《难经·二十八难》冲脉起于气街或气冲不同，《内经》中关于冲脉的起点有另外的观点：

《灵枢·动输》：冲脉者，十二经之海也，与少阴之大络起于肾下，出于气街，循阴股内廉，邪入腘中，循胫骨内廉，并少阴之经，下入内踝之后，入足下。①

《素问·举痛论》：寒气客于冲脉，冲脉起于关元，随腹直上，寒气客则脉不通，脉不通则气因之，故喘动应手矣。②

《灵枢·五音五味》：冲脉、任脉，皆起于胞中，上循脊里，为经络之海。③

下腹部与腹股沟处的动脉搏动而大，又处于身体的重要部位，所以都被命名为冲脉。由此，《内经》中对冲脉的起点有不同的说法，“起于气冲”“起于关元”“起于胞中”“起于肾下，出于气街”等，都是源于古人对下腹部或腹股沟处动脉的体验与触诊。另外，《素问·气府论》对冲脉腧穴的认识也提示了冲脉的发现与脉诊有关：“冲脉气所发者二十二穴：侠（挟）鸠尾外各半寸至脐寸一，侠（挟）脐下旁各五分至横骨寸一，腹脉法也。”④

（二）冲脉的功能

冲脉为冲大、要冲之脉，是从形态部位言，部位与形态的特点也决定了古人对冲脉的功能认识，一则与胞胎有关，一则为经脉脏腑之海。

其一，主胞胎。《灵枢·五音五味》对妇人无须的生理特性作了解释：

黄帝曰：妇人无须者，无血气乎？岐伯曰：冲脉、任脉皆起于

① 田代华等整理《灵枢经》，第122页。
② 田代华整理《黄帝内经素问》，第78页。
③ 田代华等整理《灵枢经》，第129页。
④ 田代华整理《黄帝内经素问》，第110页。

胞中，上循脊里，为经络之海。其浮而外者，循腹上行，会于咽喉，别而络唇口。血气盛则充肤热肉，血独盛则澹渗皮肤，生毫毛。今妇人之生，有余于气，不足于血，以其数脱血也，冲任之脉不荣口唇，故须不生焉。①

本段中提出冲脉起于胞中，一方面与古人的脉诊实践有关，另一方面，与古人对妇人生理的认识有关。古人观察到妇人无须、有月事等生理现象，又观察到月事与胞胎的关系，联系到冲脉在下腹部的明显搏动，所以，很容易将女性生理与冲脉的功能联系起来。经典的论述还有《素问·上古天真论》："女子七岁，肾气盛，齿更发长。二七而天癸至，任脉通，太冲脉盛，月事以时下，故有子。三七，肾气平均，故真牙生而长极。四七，筋骨坚，发长极，身体盛壮，五七，阳明脉衰，面始焦，发始堕。六七，三阳脉衰于上，面皆焦，发始白。七七，任脉虚，太冲脉衰少，天癸竭，地道不通，故形坏而无子也。"②

太冲脉即为冲脉，太者大也，冲者壮盛貌，二者同义。"太冲脉盛，月事以时下"，显然，古人将妇人月事认为是冲脉之血，冲脉气血冲盛也是妇人生理功能正常的基础。这一基于古人脉诊实践与妇人生理现象观察而形成的冲脉功能认识，形成了后世冲脉理论的基点。后世凡妇人月事胞胎等疾病，多责之冲脉，如《诸病源候论·月水不调候》："妇人月水不调，由劳伤气血，致体虚受风冷，风冷之气客于胞内，伤冲脉、任脉，损手太阳、少阴之经也。"③

同时，古人由妇人生理推及男子，将宦者去其须，亦认为是冲脉所伤，《灵枢·五音五味》："黄帝曰：士人有伤于阴，阴气绝而不起，阴不用，然其须不去，其故何也？宦者独去何也？愿闻其故。岐伯曰：宦者去其宗筋，伤其冲脉，血泻不复，皮肤内结，唇口不荣，故须不生。"④

---

① 田代华等整理《灵枢经》，第129页。

② 田代华整理《黄帝内经素问》，第2页。

③ 南京中医学院校释《诸病源候论校释》，人民卫生出版社，1982，第1044页。

④ 田代华等整理《灵枢经》，第129页。

其二，经脉脏腑之海。冲脉脉大，气血隆盛，又处于人体要冲之地，自然被认为是人体经脉的主干之一，所以古人称之为经脉之海。如《素问·痿论》“冲脉者，经脉之海也，主渗灌溪谷”①，杨上善注曰：“冲脉血气壮盛，故为经脉之海，主渗灌骨肉会处，益其血气。”② 相似的论述还见于：

《灵枢·海论》：冲脉者为十二经之海，其腧上在于大杼，下出于巨虚之上下廉。③

《灵枢·动输》：冲脉者，十二经之海也，与少阴之大络起于肾下，出于气街。④

《灵枢·五音五味》：冲脉、任脉皆起于胞中，上循脊里，为经络之海。⑤

又由于“冲脉者，经脉之海也，主渗灌溪谷，与阳明合于宗筋，阴阳揔宗筋之会，会于气街，而阳明为之长，皆属于带脉，而络于督脉”⑥，冲脉由此与阳明相联系。杨上善注云：“阳明胃脉，胃主水谷，流出血气，以资五脏六腑，如海之资，故阳明称海。从于脏腑流出，行二十八脉，皆归冲脉，故称冲脉为经脉之海。”⑦ 由于阳明脉的联系，冲脉不仅成为气血隆盛的经脉之海，还成为濡养脏腑的五脏六腑之海。《灵枢·逆顺肥瘦》云：“夫冲脉者，五脏六腑之海也，五脏六腑皆禀焉。”⑧

不但与阳明脉相联系，冲脉还与少阴脉连属，《灵枢·动输》：“冲脉者，十二经之海也，与少阴之大络起于肾下，出于气街，循阴股内

① 田代华整理《黄帝内经素问》，第88页。
② （隋）杨上善撰注《黄帝内经太素》，第146页。
③ 田代华等整理《灵枢经》，第78页。
④ 田代华等整理《灵枢经》，第122页。
⑤ 田代华等整理《灵枢经》，第129页。
⑥ 田代华整理《黄帝内经素问》，第88页。
⑦ （隋）杨上善撰注《黄帝内经太素》，第444页。
⑧ 田代华等整理《灵枢经》，第85页。

廉，邪入腘中，循胫骨内廉，并少阴之经，下入内踝之后，入足下。”①上文已述，冲脉起于肾下，与古人腹部脉诊体验有关，同时，“肾下”与妇人胞宫位置相似，也影响了古人对冲脉起源的描述。基于这一循行的起源观念，冲脉与足少阴发生了联系，并伴行少阴经下行至下肢。

由是，冲脉因其脉动与部位的特点，与妇人生理关系密切，又联系阳明脉与少阴经，而成为一条能够渗灌全身的主要经脉，被赋予十二经之海、五脏六腑之海、血海等别称。

（三）其他形式的冲脉

1. 足部太冲脉

冲脉的原始意义为要冲之脉或涌动之脉，所以关节部位的明显动脉都属于广义上的冲脉，足背脉动亦被某些医家称为冲脉或太冲脉，该处脉动后世固化为腧穴太冲：

> 《黄帝虾蟆经·黄帝虾蟆图随月生毁避灸判法第一》：月生六日，虾蟆生后左股，人气在足大阴、大指、白完节上太冲脉，不可灸判伤之，使人足寒暴不仁，寒热头顶痛。②
>
> 《素问·水热穴论》：三阴之所交结于脚也。踝上各一行行六者，此肾脉之下行也，名曰太冲。王冰注：肾脉与冲脉并下行循足，合而盛大，故曰太冲。③

另外，后世幼科看小儿脉以诊断病情，也提到太冲脉，此处太冲脉是否即是足部太冲穴脉动处，存考。《幼幼新书·脉法》：“阳得阴脉死，阴得阳脉亦如之。六岁以前，第一看太冲脉及看形色，并看虎口及三关脉。六岁以后方可看阴阳二部脉，即依前法。小儿无脉至数，如看前来迟及不动即死候。虎口及三关脉若迭起来黑色，死候不治。太冲脉不动，亦死。”④

---

① 田代华等整理《灵枢经》，第122页。

② 《黄帝虾蟆经》，中医古籍出版社，1984，第8页。

③ （唐）王冰撰，范登脉校注《重广补注黄帝内经素问》，第397页。

④ （宋）刘昉撰，《幼幼新书》点校组点校《幼幼新书》，人民卫生出版社，1987，第37页。

2. 盛经、散脉与胞之大络

《内经》注家中尚有将其他的脉络称为冲脉者：

《黄帝内经素问集注·调经论》：血有余，则泻其盛经出其血。张志聪注：盛经、冲脉也。冲脉为经络之海，故曰盛经。①

《黄帝素问直解·刺腰痛》：散脉令人腰痛，而热，热甚生烦，腰下如有横木居其中，甚则遗溲。刺散脉，在膝前骨，肉分间，络外廉，束脉，为三痏。高士宗注：散脉，冲脉也。冲脉起于胞中，秉阴血而澹渗皮肤，一如太阳通体之解脉，故曰散脉。②

《黄帝内经素问集注·痿论》：悲哀太甚，则胞络绝。胞络绝，则阳气内动。张志聪注：胞络者。胞之大络，即冲脉也。冲脉起于胞中。为十二经脉之海。③

以上均为注者的一家之言，多不为普遍认可，如丹波氏批评张志聪的注文："志云胞之大络，即冲脉也，亦为臆解。"④

如上，冲脉本指腹、股部的动脉，因该部位处于身体的要冲，且脉动明显动摇，故古人称之为冲脉。其他部位较大的脉动也被某些医家称之为冲脉，如足部太冲脉，后来演变成一个特定的腧穴。腹部及股部的冲脉脉大且处于要冲，被认为是身体血脉的总源或总会，且冲脉被认为与作为脏腑资源的阳明脉相联属，所以冲脉被称为经脉之海、脏腑之海。冲脉的主要脉动在腹股部，与妇人胞宫位置接近，所以一种观点认为其起于胞中，与任脉同主妇人月事及胞胎。

四 约系之脉：带脉

带脉概念出于《内经》，见于《灵枢·经别》《素问·痿论》《灵

① （清）张志聪：《黄帝内经素问集注》，裘沛然主编《中国医学大成·黄帝内经素问集注·卷七》，上海科学技术出版社，1990年，本卷第33页。

② （清）高士宗：《黄帝素问直解》，科学技术文献出版社，1982，第299页。

③ （清）张志聪：《黄帝内经素问集注》，裘沛然主编《中国医学大成·黄帝内经素问集注·卷五》，本卷第68页。

④ 〔日〕丹波元简：《皇汉医学丛书·素问识·卷五》，第203页。

枢·癫狂》三篇中。《灵枢·经别》："足少阴之正，至腘中，别走太阳而合，上至肾，当十四椎，出属带脉。"①《素问·痿论》："冲脉者，经脉之海也，主渗灌溪谷，与阳明合于宗筋，阴阳揔宗筋之会，会于气街，而阳明为之长，皆属于带脉，而络于督脉。"② 从文义看，此两处"带脉"指的是经脉意义上的带脉。《灵枢·癫狂》："脉癫疾者，暴仆，四肢之脉皆胀而纵。脉满，尽刺之出血；不满，灸之挟项太阳，灸带脉于腰相去三寸，诸分肉本腧。"③ 这里的带脉是施灸部位，应当是腧穴意义的带脉。所以，《内经》中带脉有经脉与腧穴两层内涵，两者亦相联系。

（一）作为经脉的带脉

1. 命名、循行、功能与腧穴

《内经》中并没有关于带脉循行的描述，最早的带脉循行描述出于《难经·二十八难》："带脉者，起于季胁，回身一周。"④ 后世对带脉循行的描述皆源于此：

> 《难经本义》注：带脉起季胁下一寸八分，回身一周，犹束带然。⑤
>
> 《十四经发挥》：维脉之外有带脉者，束之犹带也。⑥
>
> 《难经集注》：杨曰：带之为言束也，言总束诸脉，使得调柔也，季胁在肋下，下接于髋骨之间是也，回绕也，绕身一周，犹如束带焉，此奇经之四脉也。⑦
>
> 《黄帝内经太素·经脉之三·带脉》注《八十一难》云：带脉起于季胁，为回身一周。既言一周，亦周腰脊也，故带脉当十四

---

① 田代华等整理《灵枢经》，第 41 页。

② 田代华整理《黄帝内经素问》，第 88 页。

③ 田代华等整理《灵枢经》，第 61 页。

④ 高丹枫、王琳校注《黄帝八十一难经》，第 91 页。

⑤ （元）滑寿著，傅贞亮、张崇孝点校《难经本义》，人民卫生出版社，1995，第 45 页。

⑥ （元）滑伯仁著，承淡安校注《校注十四经发挥》，第 81 页。

⑦ （三国吴）吕广：《难经集注》，1955，第 87 页。

椎，束带腰腹，故曰带脉也。[①]

带脉起于季胁，回身一周，如束带然，故称带脉，因其横束于腰，故有总束诸脉与腰腹的功能。至于古人是如何发现带脉的，带脉是否如同冲脉、任脉等诸经脉，有具体的脉诊实践还是仅仅是古人出于约束诸经的需要而拟的一条经脉，从现有文献看尚不能做出判断。

带脉涉及腧穴，出现在《素问·气府论》王冰注中，带脉、五枢、维道三个腧穴，是足少阳、带脉二经之会，又带脉起于季胁，该处有章门穴，故《素问病机气宜保命集》言“带脉起于季胁章门”[②]，到《奇经八脉考》将章门穴作为带脉的起始部位，所以带脉联系的穴位是章门、带脉、五枢、维道，双侧均计，凡八穴。

李时珍综合前代诸家对带脉循行与腧穴的认识，对带脉作了明确而详细的论述，《奇经八脉考·带脉》：“带脉者，起于季胁足厥阴之章门穴，同足少阳循带脉穴（章门，足厥阴少阳之会，在季肋骨端，肘尖尽处是穴；带脉穴属足少阳经，在季胁下一寸八分陷中），围身一周，如束带然。又与足少阳会于五枢（带脉下三寸）、维道（章门下五寸三分）。凡八穴。”[③] “带脉则横围于腰，状如束带，所以总约诸脉者也。”[④]

2. 带脉的主病

《内经》中对带脉的病候没有明确的表述，在《灵枢·癫狂》《素问·痿论》中略有涉及：

> 《灵枢·癫狂》：脉癫疾者，暴仆，四肢之脉皆胀而纵。脉满，尽刺之出血；不满，灸之挟项太阳，灸带脉于腰相去三寸，诸分肉本腧。呕多沃沫，气下泄，不治。[⑤]

---

① （隋）杨上善撰注《黄帝内经太素》，第145页。

② （金）刘守真著《素问病机气宜保命集》，人民卫生出版社，1959，第98页。

③ （明）李时珍撰辑，王罗珍、李鼎校注《〈奇经八脉考〉校注》，上海科学技术出版社，1990，第99页。

④ （明）李时珍撰辑，王罗珍、李鼎校注《〈奇经八脉考〉校注》，第4页。

⑤ 田代华等整理《灵枢经》，第61页。

《素问·痿论》：故阳明虚则宗筋纵，带脉不引，故足痿不用也。①

从上文看，癫疾、足痿与带脉有涉。但是检索后世的临床文献，带脉相关腧穴治疗这两种病候并没有得到医家的重视与应用，妇人疾病成为与带脉关系最为密切的症候。《难经·二十九难》曰："带之为病，腹满，腰溶溶若坐水中。"②《难经》的带脉病候是与其循行路径相符合的，带脉循行于腰腹，故其病候亦与腰腹相关。同时，由带之为束也，有约束诸经的作用，这一作用在临床病候方面无所体现，其理论意义大于临床意义，而"故带脉当十四椎，束带腰腹，故曰带脉也"（《太素·经脉之三·带脉》），其对腰腹的约束作用却给予医家巨大的临床思维空间。妇人疾病多系月事胞胎之属，病位处于带下，所以，妇人病亦被称为带下病，妇人医亦名为带下医，《史记·扁鹊仓公列传》："扁鹊名闻天下。过邯郸，闻贵妇人，即为带下医。"③

所以，妇人月事胞胎之疾，其主病经脉除了任、督、冲脉之外，主要责之带脉。故明清间名医傅山云："夫带下俱是湿症。而以'带'名者，因带脉不能约束而有此病，故以名之。盖带脉通于任、督，任、督病而带脉始病。带脉者，所以约束胞胎之系也。带脉无力，则难以提系，必然胎胞不固，故曰带弱则胎易坠，带伤则胎不牢。"④

（二）作为腧穴的带脉

《灵枢·癫狂》中"灸带脉于腰相去三寸"，⑤ 这里的带脉是具体的位置，属于腧穴的概念范畴。而明确提出带脉为腧穴的是《甲乙经》："带脉，在季胁下一寸八分，刺入六分，灸五壮。"⑥

---

① 田代华整理《黄帝内经素问》，第 88 页。

② 高丹枫、王琳校注《黄帝八十一难经》，第 96 页。

③ （汉）司马迁：《史记》，第 2794 页。

④ （清）傅山：《傅青主女科》，上海科学技术出版社，1982，第 1 页。

⑤ 田代华等整理《灵枢经》，第 61 页。

⑥ 黄龙祥校注《黄帝针灸甲乙经》，中国医药科技出版社，1990，第 171 页。

医家将带脉穴归于足少阳经：

> 《气府论》王冰注：带脉在季肋下同身寸之一寸八分，足少阳带脉二经之会。①
>
> 《黄帝内经太素·气府》：带脉、五枢，此二穴少阳别气至也。②
>
> 《十四经发挥》：带脉者，起于季胁，回身一周。其为病也，腰腹纵容，如囊水之状。其脉气所发，在季胁下一寸八分，正名带脉，以其回身一周如带也。③

综上，带脉有经脉之带脉与腧穴之带脉，两者均出于《内经》，经脉之带脉为奇经之一，循行于腰腹，如束带然，故称之带脉，其作用为约束诸经，并系腰腹，其临床意义主要在于妇人疾病方面的应用。明确提出带脉为腧穴的是《甲乙经》，但《素问·气府论》王冰注与《太素·气府》杨上善注均将其归入足少阳经穴。

五　高骨之脉：蹻脉

蹻脉有阴蹻、阳蹻，出于《内经》。《内经》不同篇章中的阴阳蹻所指不同，一作腧穴名，一作经脉名。

（一）传统理解

《说文》："蹻，举足行高也，从足喬声。"④《素问·针解》："巨虚者，蹻足䯒独陷者"⑤，王冰注："蹻，谓举也。"⑥ 朱骏声《说文通训定声》："蹻，今多以翘为之。"⑦ 可知，蹻，有举足的意思。所以，历代医家多将蹻脉与举足联系起来，从足的功能来理解蹻脉，如：

> 《难经正义·二十八难》：两蹻脉者，蹻以矫举为义，乃络脉

---

① （唐）王冰撰，范登脉校注《重广补注黄帝内经素问》，第 375 页。

② （隋）杨上善撰注《黄帝内经太素》，第 192 页。

③ （元）滑伯仁著，承淡安校注《校注十四经发挥》，第 81 页。

④ （汉）许慎撰《说文解字》，第 46 页。

⑤ 田代华整理《黄帝内经素问》，第 103 页。

⑥ （唐）王冰撰，范登脉校注《重广补注黄帝内经素问》，第 349 页。

⑦ （清）朱骏声：《说文通训定声》，第 331 页。

中之气血行身之侧，与少阳厥阴同性，两脉主筋，两蹻亦主筋也。[①]

《奇经八脉考·八脉》：阳蹻起于跟中，循外踝上行于身之左右；阴蹻起于跟中，循内踝上行于身之左右，所以使机关之蹻捷也。[②]

《奇经八脉考·二蹻为病》：引张洁古云：蹻者，捷疾也。二脉起于足，使人蹻捷也。[③]

《针灸逢源·卷三·络脉论》：阳蹻、阴蹻同起于足跟，一循外踝，一循内踝，并行而斗其捷，全无相络之意。[④]

蹻谓举足，所以蹻脉被理解为矫捷之脉，但是，这一功能层面上的解释尚不完全符合其本义。蹻脉的本质是什么，还需要从“蹻”的形态入手考察。

（二）阴阳跷（蹻）

《说文》谓“蹻，从足喬（简体作乔）声”[⑤]，将乔仅仅作为声符，未能尽义。形声字的声符亦多表义，乔即是一个表义的声符。乔的意思是高，多用以形容树木。《诗经·伐木》“出于幽谷，迁于乔木”[⑥]，幽谷与乔木并举，乔木是高大的树木。以乔为声符的形声字多隐含有“高”的意义，如桥、矫、骄、侨、鞒、轿、峤等，由是，蹻亦当有高的意义，且与足部有关。

《太素·阴阳喬脉》杨上善注：“喬亦作蹻，禁娇反，皆疾健皃（貌）。人行健疾，此脉所能，故因名也。喬，高也。此脉从足而出，以上于头，故曰喬脉。”[⑦] 杨上善氏训喬为高，是具慧目，但其将高的

---

① （清）叶霖著，吴考槃点校《难经正义》，上海科学技术出版社，1981，第50页。

② （明）李时珍撰辑，王罗珍、李鼎校注《〈奇经八脉考〉校注》，第4页。

③ （明）李时珍撰辑，王罗珍、李鼎校注《〈奇经八脉考〉校注》，第40~41页。

④ （清）李学川著，上海中医文献研究所古籍研究室选《针灸逢源》，上海科学技术出版社，1987，第96页。

⑤ （汉）许慎撰《说文解字》，第46页。

⑥ 程俊英译注《诗经译注》，第296页。

⑦ （隋）杨上善撰注《黄帝内经太素》，1956，第146页。

意义理解为“从足而出，以上于头”，则过于简单了。那么，《内经》中阴阳蹻的本义到底是什么？“蹻”有高与足两层义项，《内经》中蹻脉的起点、阴阳蹻穴的位置，都在足踝部，所以笔者认为，阴阳蹻指的是足部高骨，即内外踝。若有疑问，可分析“蹻”是否有高骨的意思。

> 《素问·异法方宜论》：其治宜导引按蹻。故导引按蹻者，亦从中央出也。[①]

张景岳注：“导引，谓摇筋骨，动肢节，以行气血也。按，捏按也。蹻，即阳蹻、阴蹻之义。盖谓推拿溪谷蹻穴，以除疾病也。病在肢节，故用此法。凡后世所用导引按摩之法，亦自中州出也。”[②] 溪、谷、蹻穴并用，这里的“蹻”，显然是指的一种组织形态，结合“蹻”的字义，很容易推出这里的“蹻”指的是一种高出体表的组织形态，即高骨。

另外，《素问·经脉别论》“少阳脏独至，是厥气也，蹻前卒大，取之下俞”[③]，王冰注：“蹻谓阳蹻脉，在足外踝下。足少阳脉行抵绝骨之端，下出外踝之前，循足跗。然蹻前卒大，则少阳之气盛也，故取足俞少阳也。”[④] 王注牵强，这里的“蹻前卒大”，从文义看，当是一种体表标志，亦当是指踝骨。又《素问·刺腰痛》：“会阴之脉令人腰痛，痛上漯漯然汗出，汗干令人欲饮，饮已欲走，刺直阳之脉上三痏，在蹻上郄下五寸横居，视其盛者出血。”[⑤] 郄，指的是太阳之郄中，即腘横纹；蹻，《黄帝内经素问注证发微》“蹻为阳蹻，即申脉穴”[⑥]，亦拘泥于穴，实际上《内经》本段的“蹻”与“郄”均未指具体的腧穴，

---

① 田代华整理《黄帝内经素问》，第25页。

② （明）张景岳：《类经》，山西科学技术出版社，2013，第337页。

③ 田代华整理《黄帝内经素问》，第46页。

④ （唐）王冰撰，范登脉校注《重广补注黄帝内经素问》，第163页。

⑤ 田代华整理《黄帝内经素问》，第82页。

⑥ （明）马莳撰，田代华主校《黄帝内经素问注证发微》，人民卫生出版社，1998，第271页。

而是指体表解剖标志，郄为郄中，蹻则为踝骨。

如此分析，蹻的意义非常朴素，指的是内外踝骨。在《素问·气穴论》《素问·气府论》中的阴阳蹻四穴，实际上指的是内外踝骨。王冰未能洞悉古义，注《素问·气穴论》时注为申脉与照海，穴在内外踝下陷中，《素问·气府论》中则注为交信与跗阳，穴在内外踝之上。后世对阴阳蹻四穴的解释多为申脉与照海。无论是照海、申脉，还是交信、跗阳，都在内外踝附近，阴阳蹻穴是古人以内外踝作为标志设定的腧穴。

(三) 蹻脉

蹻是足部高骨，蹻脉的本义当为与足部的高骨相联系的脉。脉的本义一般指具体的脉动或体表静脉。由于在蹻部诊不到明显的脉的特征，所以，《内经》中所解释的蹻脉是已经抽象化的有循行特点的经脉的概念。分析文献，我们可以粗略地将古人认识蹻脉的过程作一勾勒。

> 《灵枢·寒热病》：足太阳有通项入于脑者，正属目本，名曰眼系，头目苦痛，取之在项中两筋间。入脑乃别阴蹻、阳蹻，阴阳相交，阳入阴，阴出阳，交于目锐眦，阳气盛则瞋目，阴气盛则瞑目。①

黄龙祥先生认为，《内经》所载之阴蹻脉、阳蹻脉交于目锐眦，显然与“阴蹻”穴、“阳蹻”穴主治目疾有关，也就是说，将“阴蹻”穴、“阳蹻”穴处与其主治病症部位相连接即形成最初的蹻脉循行线，这与早期“经脉”概念的形成过程相似②。进一步体会《灵枢·寒热病》的文义，眼系入脑别阴阳蹻脉，阴阳相交，非常有可能是古人对脑神经的解剖观察。同时，古人通过对颅脑神经损伤的观察，发明了“维筋相交”的理论，《灵枢·经筋》：“足少阳之筋……其病小指次指支转筋，引膝外转筋，膝不可屈伸，腘筋急，前引髀，后引尻，即上乘眇季

---

① 田代华等整理《灵枢经》，第60页。

② 黄龙祥：《中国针灸学术史大纲》，第465~467页。

胁痛，上引缺盆膺乳，颈维筋急，从左至右，右目不开，上过右角，并蹻脉而行，左络于右，故伤左脚，右足不用，命曰维筋相交。”① 同样，古人观察到头角损伤会引起内外踝外翻或内翻的病理特征（足内翻、外翻是脑血管病后遗症的常见症状），《难经》总结为蹻脉的病候：“阴蹻为病，阳缓而阴急，阳蹻为病，阴缓而阳急。”②

古人在解剖与临床观察的基础上，将蹻脉的病候主要归纳为足疾与目疾，而目系通于脑，足疾亦与头角有关，所以古人对蹻脉的循行认识，基本上是将足踝与头部相联系：

> 《灵枢·脉度》：蹻脉从足至目，七尺五寸，二七一丈四尺，二五一尺，合一丈五尺。③
>
> 《难经·二十八难》：阳蹻脉者，起于跟中，循外踝上行，入风池。④
>
> 《难经·二十八难》：阴蹻脉者，亦起于跟中，循内踝上行，至咽喉，交贯冲脉。⑤

综上，“蹻”本义是指足部的高骨，《素问·气府论》《素问·气穴论》中的阴阳蹻即指内外踝，这是阴阳蹻穴的本义，后来演变成照海与申脉两穴，亦有认为跗阳与交信两个腧穴是阴阳蹻的观点⑥。古人又观察到足踝部腧穴可以主治目疾，所以将足与目之间联系起来，形成了蹻脉的循行观念，颅脑部的解剖观察与头角损伤导致足内外翻的病理现象又进一步引发了古人对蹻脉病候的认识。

六 维络之脉：维脉

维脉，出于《内经》《难经》，有阴维、阳维之别。考之典籍，阴维、

① 田代华等整理《灵枢经》，第46页。

② 高丹枫、王琳校注《黄帝八十一难经》，第96页。

③ 田代华等整理《灵枢经》，第52页。

④ 高丹枫、王琳校注《黄帝八十一难经》，第91页。

⑤ 高丹枫、王琳校注《黄帝八十一难经》，第91页。

⑥ （唐）王冰撰，范登脉校注《重广补注黄帝内经素问》，第366页。

阳维有两层内涵：一是腧穴意义上的维脉；一是经脉意义上的维脉。

（一）腧穴意义上的维脉

> 《素问·刺腰痛》：阳维之脉令人腰痛，痛上怫然肿，刺阳维之脉，脉与太阳合腨下间，去地一尺所。①

《素问·刺腰痛》中涉及了多个脉名，如“飞阳之脉”“厥阳之脉”“衡脉”“同阴之脉”“昌阳之脉”等②，虽然称为“某（某）脉”，但都是指具体的治疗部位，如“刺同阴之脉，在外踝上绝骨之端，为三痏”；“刺解脉，在郄中结络如黍米，刺之血射以黑，见赤血而已”。同样，“阳维之脉”也是治疗部位：“脉与太阳合腨下间，去地一尺所”③。这些“脉”有名称，也有具体的部位，是典型的腧穴概念，《三因极一病证方论·外因腰痛论》云，“其如经中有解脉、散脉，同阴会、阴阳维、衡络、直阳、飞阳、肉里、尻交等穴，皆不出六经流注”④，直言诸脉为腧穴。“阳维之脉”即是这样一个腧穴。

《素问·刺腰痛》中以脉为名的腧穴于后世渐渐隐没或者被其他腧穴代替，其中对“阳维之脉”有两种有代表性的认识：

> 杨上善：腨下间上地一尺所，即阳交穴，阳维郄也。⑤（《黄帝内经太素·经脉之三·阴阳维脉》）
>
> 王冰：太阳所主，与正经并行而上。至腨下复与太阳合而上也。腨下去地正同身寸之一尺，是则承光（按新校正，为承山）穴，在锐腨肠下肉分间陷者中，刺可入同身寸之七分，若灸者，可灸五壮。以其取腨肠下肉分间，故云合腨下间。⑥（《重广补注黄帝内经素问·刺腰痛》）

---

① 田代华整理《黄帝内经素问》，第82页。

② 田代华整理《黄帝内经素问》，第81~82页。

③ 田代华整理《黄帝内经素问》，第81页。

④ （宋）陈言：《三因极一病证方论》，人民卫生出版社，1983，第182页。

⑤ （隋）杨上善撰注《黄帝内经太素》，第155页。

⑥ （唐）王冰撰，范登脉校注《重广补注黄帝内经素问》，第277页。

作为《素问》的代表注家，杨上善与王冰都将此处的“阳维之脉”理解为足太阳经的腧穴之一，杨氏认为该脉即是阳交穴，王氏认为是承山穴，后世两种观点并存。将“阴维之脉”解释为阳交穴或者承山穴，在理解与传承上方便了许多。然而，这一概念转换丢失了一个重要的内容，就是“阳维之脉”的“脉”的意义，《内经》的脉多指可以刺血的血管，《素问·刺腰痛》篇中所言诸脉多是用以刺血的部位，“阳维之脉”亦是如此，因而阳交抑或是承山的穴名意义缺失了这一内涵。

另外，《素问·刺腰痛》篇仅提到“阳维之脉”，没有提到“阴维之脉”，可能是古人没有在相应的位置发现“脉”，所以在讲到“飞阳之脉”时说：“刺飞阳之脉，在内踝上五寸，少阴之前，与阴维之会。”度古人意，阴维的部位是有的，但是没有“阴维之脉”。

（二）经脉意义上的维脉

从《难经》始，阳维脉与阴维脉的指代就变成了经脉。

> 《难经·二十七难》：脉有奇经八脉者，不拘于十二经，何也？然：有阳维，有阴维，有阳蹻，有阴蹻，有冲，有督，有任，有带之脉。凡此八脉者，皆不拘于经，故曰奇经八脉也。①

同时，《难经·二十八难》对阳维、阴维的意义作了解释：“阳维、阴维者，维络于身，溢蓄不能环流灌溉诸经者也，故阳维起于诸阳会也，阴维起于诸阴交也。”②

后世对阳维与阴维的认识主要从《难经》，将二者视为奇经八脉的两条经脉，《十四经发挥》用多个交会穴粗略地勾勒出了二脉的循行，到《奇经八脉考》，李时珍更是详细描述了阴阳维脉的循行路径以及与之交会的腧穴。于是，阴阳维脉的理论以《奇经八脉考》为标志而成熟，一直沿用至今。

综上，维脉有两层意义，一指刺灸部位，出于《内经》；一指经脉，出于《难经》，现一般从《难经》，认为阴阳维脉为奇经八脉中的

---

① 高丹枫、王琳校注《黄帝八十一难经》，第 87 页。

② 高丹枫、王琳校注《黄帝八十一难经》，第 91 页。

两种经脉，循行由足至头，分别维络于诸阴经与阳经。

第三节　经脉数量：因天而数

一　厥阴脉与十二脉的形成

十二经脉中，手厥阴的出现最不易理解，也最能标记出经脉理论形成过程的痕迹。“手厥阴”作为经脉名称首次出现于《灵枢·经脉》，全称为“心主手厥阴心包络之脉”。该术语从古至今一直作为经脉之名使用，其内涵较为单纯，但是考察“手厥阴”的来源，却可以看到一条经脉理论构建的隐约轨迹。

（一）十一脉到十二脉

一般认为，简帛医书中的十一脉的理论是《灵枢·经脉》中十二脉系统的早期形式，两者有先后的传承关系。简单地比较，十二脉系统比十一脉系统最为明显的就是多了一条“手厥阴脉”，由于手厥阴脉的引入，十二脉系统理论完善了，从此占据了经脉理论的主流地位。

古代医学思想渗透着当时哲学术数思想的力量。根据一般的认识规律，由十一脉理论演变为十二脉理论，是由于手厥阴脉的发现而完成的，实则不然。有学者研究①，十一脉理论形态的出现，不是一种经脉学说尚不完善的结果，而是由“天六地五”这种阴奇阳偶的术数观念决定的。“天六地五”是春秋时期占有重要思想地位的一组数字，《国语》：“天六地五，数之常也。”② 而早期的十一脉学说正好包含五条阴脉和六条阳脉，符合“天六地五”的术数观念。然而，自然界的运行规律更容易让人相信“十二”才是符合天道的数字，“六律建，阴阳诸经而合之十二月、十二辰、十二节、十二经水、十二时、十二经脉者，此五脏六腑之所以应天道”③。所以，十一脉理论与十二脉理论分别受到不同术数思想的影响。与“天六地五”的思想相比较，“天道十二”的思

---

① 廖育群：《岐黄医道》，辽宁教育出版社，1992，第187页。

② 上海师范大学古籍整理组校点《国语》，第98页。

③ 田代华等整理《灵枢经》，第40～41页。

想更为直观，所以在秦汉文化的格局中占了上风，在《吕氏春秋》《淮南子》等集黄老思想之大成的文献著作中均有明显的体现。由是，经脉十二的观念自然渐渐取代经脉十一的观念，成为定格的经脉理论形态。

在十一脉演变为十二脉的过程中，手厥阴是一个标志，进一步思考，为什么多出的是一条手厥阴而非其他经脉？

（二）足厥阴到手厥阴

足厥阴是早于手厥阴出现的，在十一脉体系中即有足厥阴脉。在“天六地五”的术数思想影响下，十一脉中有六条阳脉、五条阴脉，同时有六条手脉、五条足脉才更为合理，十一脉体系中为什么不是手厥阴？这与古人对经脉的直接观察与认识有关。

考察古今文献，“厥阴”一词仅在医学领域内出现，是医学领域的特有词语。但厥阴的确切意义一直以来却处于迷雾之中，《素问·至真要大论》：“帝曰：厥阴何也？岐伯曰：两阴交尽也。”[①] 这一解释仅仅说明了作者对厥阴“气之多少”的判断，并没有对厥阴的由来与内涵给出答案。韩建平先生对厥阴的内涵与由来提出己见，根据《素问·厥论》“前阴者，宗筋之所聚”，该条文在《甲乙经》异文：“厥阴者，众筋之所聚”，结合全元起注“前阴者，厥阴也”，从而推论“厥阴”即前阴，“厥阴脉”即指“前阴脉”。[②] 赵京生先生的研究提供了更有价值的证据[③]：简帛医书以及《内经》中将小溲病、前阴病归于厥阴脉的疾候，同时，在阐述足六经意义的根结理论中，厥阴结于“玉英”，“玉英”显是男性阴器的婉辞。由上，我们对厥阴与厥阴脉的来由似可以通过前阴这一具体的部位去考察。

厥阴与前阴有着密切联系，与前阴部位联系的经脉显然应该是足厥阴而不能是手厥阴，所以，十一脉理论中出现的是足厥阴。当古人在构建十二脉理论时，需要在十一脉的基础上增加一条手脉，既然已经有了足厥阴，自然就增加了一条手厥阴脉。手厥阴脉相对于足厥阴脉而言，

① 田代华整理《黄帝内经素问》，第185页。

② 韩建平：《马王堆古脉书研究》，第29页。

③ 赵京生：《针灸经典理论阐释（修订本）》，第58页。

基本上只存在理论价值。历代注家对手厥阴脉的认识，也基本上没有突破《内经》本身的阐述。

增加手厥阴脉，以完成十二脉循环往复的理论体系，必然会对原来的十一脉理论作一些改造，所以，古人将十一脉中手太阴的循行与病候作为主要蓝本，移植为手厥阴，又另外描述了手太阴脉并增加了手太阴脉的病候，相关研究见赵京生先生论著[①]。

所以，手厥阴脉的产生是经脉理论受到古代哲学术数思想影响的产物，它的基本形态与主病系从简帛医书的手太阴脉移植而来。手厥阴脉是由古人参考足厥阴脉直接命名，杨上善云："厥阴之脉，行至于足，名足厥阴；行至于手，名手厥阴。以阴气交尽，故曰厥阴。"[②]

二　三百六十五络与三百六十五脉

（一）三百六十五络

> 黄帝问于岐伯曰：首面与身形也，属骨连筋，同血合气耳。天寒则裂地凌冰，其卒寒或手足懈惰，然而其面不衣何也？岐伯答曰：十二经脉，三百六十五络，其血气皆上于面而走空窍，其精阳气上走于目而为睛，其别气走于耳而为听，其宗气上出于鼻而为臭，其浊气出于胃走唇舌而为味，其气之津液皆上熏于面，而皮又厚，其肉坚，故天气甚寒不能胜之也。[③]

"三百六十五络"与"十二经脉"之"血气皆上于面而走空窍"，这里的络与经脉均是气血运行的通道。《内经》对中经与络的认识是大者为经，小者为络，如"神有余，则泻其小络之脉出血，勿之深斥，无中其大经，神气乃平"[④]；"经刺者，刺大经之结络经分也。络刺者，刺小络之血脉也"[⑤]。

---

① 赵京生：《针灸经典理论阐释（修订本）》，第58页。

② （隋）杨上善撰注《黄帝内经太素》，第108页。

③ 田代华等整理《灵枢经》，第12页。

④ 田代华整理《黄帝内经素问》，第116~117页。

⑤ 田代华等整理《灵枢经》，第23页。

经的基本意义是较大的纵行主干，十二经脉可以解释为十二条大脉。与之对举，络即细小的气血通路。络的本义为细小的絮丝，由此义引申出连络、网络、广泛分布的意义，如班固《西都赋》，“罘网连纮，笼山络野”[①]。再看《素问·针解》篇，“人九窍三百六十五络应野”[②]，这里的“三百六十五络”，是否具有行血气的功能在此句中未能体现，但突出的是遍布全身这一特征。看后世注家对该句的解释：

《素问注证发微》：三百六十五络为之相摄者应野，盖野分为九，而野之中万物纷杂，其象相类也。[③]

《类经·十九卷·素问针解》：形体周遍，野之象也。[④]

《素问集注》：人之三百六十五络。犹地之百川流注。通会于九州之间。[⑤]

《素问经注节解》：经络之多，如九野之广。[⑥]

《针灸逢源》：形骸周，遍野之象也。[⑦]

三百六十五络遍布全身，如九野之广，故曰应野。所以，对《内经》中“三百六十五络”，可以理解为遍布全身、可以沟通运行气血的细小络脉。至于三百六十五这个数字的意义，也是古人天人相应观念的体现。三百六十五日为完整的一年，人体之络脉遍布全身，亦是体现了完整的身形，故络有三百六十五，这一数字仅仅是观念上的，系代表周全的虚数。《内经》以降，从未有人追究三百六十五络的具体名称与分布。正如后世《针灸大成·头不可多灸策》：“天地且然，而况人之一身？内而五脏六腑，外而四体百形，表里相应，脉络相通，其所以生息

① （汉）班固著，（明）张溥辑，白静生校注《班兰台集校注》，中州古籍出版社，2002，第17页。

② 田代华整理《黄帝内经素问》，第103页。

③ （明）马莳撰，田代华主校《黄帝内经素问注证发微》，第335页。

④ （明）张景岳：《类经》，第621页。

⑤ （清）张志聪：《黄帝内经素问集注》，裘沛然主编《中国医学大成·黄帝内经素问集注·卷六》，本卷第13页。

⑥ （清）姚止庵撰《素问经注节解》，人民卫生出版社，1983，第460页。

⑦ （清）李学川著，上海中医文献研究所古籍研究室选《针灸逢源》，第56页。

不穷，而肖形于天地者，宁无所网维统纪于其间耶！故三百六十五络，所以言其烦也，而非要也。”①

古人以“三百六十五络”代指全身的络脉，其在文献中的应用价值并非体现“三百六十五络”这一术语的本身意义，而是用来说明头面官窍的功能或者作为临床治疗量化的理论机制。《灵枢·邪气藏府病形》说十二经脉、三百六十五络血气皆上于面，用以说明面部不畏寒的机理，同时说明目、耳、鼻、舌的生理功能，后世一直沿袭此说。其中，更多在于对目与耳的生理解释，如《医学正传》：“十二经脉、三百六十五络，其血气皆禀受于脾土，而上贯于目而为明。”②

另外，《备急千金要方》“气口精明，三百六十五络皆上归于头。头者，诸阳之会也，故头病必宜审之。灸其穴不得乱，灸过多伤神，或使阳精玄熟，令阴魄再卒，是以灸头正得满百”③，首次将三百六十五络上头，作为灸之生熟的理论参考。该观点被《太平圣惠方》《普济方》《奇效良方》等沿用，尤其被杨继洲《头不可多灸策》所发挥，收入《针灸大成》，对近世有较大影响。

综上，“三百六十五络”可以解释为遍布全身的能够沟通运行气血的络脉的总称。由于古人认为“三百六十五络”气血皆上头面，所以用以解释头面官窍的生理功能，同时是“头不可多灸”临床观点的理论依据。

（二）三百六十五脉

“三百六十五脉”见于《素问·气穴论》：“孙络之脉别经者，其血盛而当泻者，亦三百六十五脉，并注于络，传注十二络脉，非独十四络脉也，内解泻于中者十脉。”④ 后世对该术语的应用，若非引用本句，即是对本句的注释，所以，“三百六十五脉”的语境局限在《素问·气穴论》内。

---

① （明）杨继洲原著，黄龙祥、黄幼民点校《针灸大成》，载黄龙祥主编《针灸名著集成》，华夏出版社，1996，第845页。

② （明）虞抟著，郭瑞华等点校《医学正传》，中医古籍出版社，2002，第266页。

③ （唐）孙思邈著《备急千金要方》，人民卫生出版社，1955，第519页。

④ 田代华整理《黄帝内经素问》，第108页。

回顾《素问·气穴论》，该篇首先探讨的是"气穴三百六十五以应一岁"，并详细列举了三百六十五气穴所在（笔者检索该篇，具体的气穴数目与三百六十五有出入）。下文又讨论了孙络、溪谷，"孙络三百六十五穴会，亦以应一岁"，"溪谷三百六十五穴会，亦应一岁"，最后，"岐伯曰：孙络之脉别经者，其血盛而当泻者，亦三百六十五脉"。[①]

三百六十五是天之数，是古人经常用来说明人体结构的一个数字。一般而言，凡是遍布全身而数目繁复（又不能确定）的组织结构一般被赋以三百六十五这个数字，如三百六十五节、三百六十五穴、三百六十五络、三百六十五脉、三百六十五会等。古典概念的边缘界定不是很清楚，上述概念的意义互有交叉。医学是以实践为旨归的，没有实践价值的术数意义在医学语境中会被渐渐淡化，所以，三百六十五在医学语境中一般不指确切的数字，更多的是表达一个完整身形的虚数，只有"三百六十五穴"大体形成了与天数相应的具体的腧穴体系。

"三百六十五脉"与"三百六十五络"两术语十分相似。脉是行血气的通道，大而纵的主干为经脉，小而遍布的分支为络脉，虽然，《内经》中也有经脉与络脉通用的例子，但三百六十五脉显然不是指大的经脉，而是指遍布全身的细小络脉，这层含义与"三百六十五络"有所交叉。细究概念的内涵，两者还有微小的不同，《素问·气穴论》"孙络之脉别经者，其血盛而当泻者，亦三百六十五脉"，对于细小的遍布全身的络脉而言，别正之经已经没有实际意义了，然而，经文中"其血盛而当泻者"却是有具体意义的。"三百六十五脉"侧重在"血盛"这一临床指征，指可以诊察到的"血盛"之脉，而"三百六十五络"则倾向于全身血脉之意。

后世注家中，杨上善与王冰都没有对本术语作出注解。张景岳注"三百六十五脉，即首节三百六十五穴会之义"[②]，不够准确。张志聪注："此复申明孙络之与大络相通也，夫经脉之支别曰络脉，络脉之支别曰孙络，而孙络之脉又有与经脉相别而与大络相通者，亦三百六十五

---

① 田代华整理《黄帝内经素问》，第108页。

② （明）张景岳：《类经》，第230页。

脉，并注于大络，复传注于十二脉络。”[1] 这里张志聪将三百六十五脉视为孙络之别脉，将其纳入气血流注的循环之中，力图构建一个理想状态的气血流注体系，并无实际意义。又张志聪在《素问·调经论》《素问·缪刺论》的注解中言“孙脉者，乃孙络之脉别经者，亦三百六十五脉，内通于十二大络”[2]，“孙络者，孙脉也，孙络之脉别经者，亦三百六十五脉，并注于大络”[3]，直接将孙脉、孙络解释为“三百六十五脉”，亦不恰当。

---

① （清）张志聪：《黄帝内经素问集注》，裘沛然主编《中国医学大成·黄帝内经素问集注·卷七》，本卷第12页。

② （清）张志聪：《黄帝内经素问集注》，裘沛然主编《中国医学大成·黄帝内经素问集注·卷七》，本卷第36页。

③ （清）张志聪：《黄帝内经素问集注》，裘沛然主编《中国医学大成·黄帝内经素问集注·卷七》，本卷第42页。

第二章　论身形

第一节　经筋

《灵枢·经筋》篇按照手足三阴三阳的模式描述了人体筋肉系统的分布，即十二经筋，有起、结、聚、布等分布特点，其走行方向均起于四肢末端，终于头面躯干，分布区域大致与同名经脉的体表线路相吻合。

《说文》："筋，肉之力也。从力，从肉，从竹。竹，物之多筋者。"① 古人对运动系统的解剖并不细致，筋的内涵也较为模糊，肌腱、韧带、条状的肌肉以及一部分静脉（青筋），都可被称为筋。筋是一种分布广泛的组织，从力，与脉、皮、肉、骨等组织并列，被古人视为一大类组织形式。《说文·糸部》"经，织也，从糸，巠声"②，本义为织布机上的纵线，后引申指较大的纵行主干，多指直行的（一般是南北方向）的道路，也指主要的河流水道。所以，经筋本义是指纵行的主要的筋。人体的组织结构的数目比附于自然，经筋十二，与十二经脉相同，亦副天数。岁星的公转时间为十二年，一年有十二个月，所以，地有十二经水，人有十二经脉、十二经筋。

经脉与经筋均是具体组织，有具体的形态基础，经脉系统在发展过程中被添加了许多理论内容，所以十二经脉理论渐渐地远离了最初的脉的实体形态基础。筋相对于脉而言，更加具体，而且分布浅表，亦可通过简单的解剖而得到较为明确的形态认识，所以，经筋系统不容易被抽

---

① （汉）许慎撰《说文解字》，第 91 页。

② （汉）许慎撰《说文解字》，第 271 页。

象化，理论一旦形成之后，未再有较大的改造。十二经筋通过主干及其分支的广泛分布，基本上覆盖了体表主要的肌肉、肌腱与韧带。

《灵枢·经筋》："经筋之病，寒则筋急，热则筋弛纵不收，阴痿不用。阳急则反折，阴急则俯不伸。"① 这一认识也符合临床实际，而且，经筋分为阴阳，阴阳又分为三阴三阳，是符合人体运动系统的生理特点的，人体的运动是由若干块骨骼肌互相协调与拮抗完成的，所以，可以将十二经筋的分类方式看作古人朴素的运动系统软组织（肌肉、肌腱、韧带、部分筋膜）的分组方法。

注家对经筋的认识也没有大的分歧，其中尤以张景岳的解读翔实可依：

> 十二经脉之外，而复有所谓经筋者何也？盖经脉营行表里，故出入脏腑，以次相传；经筋联缀百骸，故维络周身，各有定位。虽经筋所行之部，多与经脉相同，然其所结所盛之处，则惟四肢溪谷之间为最，以筋会于节也。筋属木，其华在爪，故十二经筋皆起于四肢指爪之间，而后盛于辅骨，结于肘腕，系于膝关，联于肌肉，上于颈项，终于头面，此人身经筋之大略也，筋有刚柔，刚者所以束骨，柔者所以相维，亦犹经之有络，纲之有纪，故手足项背直行附骨之筋皆坚大，而胸腹头面支别横络之筋皆柔细也，但手足十二经之筋，又各有不同者，如手足三阳行于外，其筋多刚，手足三阴行于内，其筋多柔；而足三阴阳明之筋皆聚于阴器，故曰：前阴者，宗筋之所聚，此又筋之大会也。然一身之筋，又皆肝之所生，故惟足厥阴之筋络诸筋，而肝曰罢极之本。此经脉经筋之所以异也。②（《类经·经络类·十二经筋结支别》）

张景岳云"经筋联缀百骸，故维络周身"简要地举出了经筋的功能，对于分布聚结特点的分析也符合实际，尤其对经筋的刚柔之分，颇有见地。

---

① 田代华等整理《灵枢经》，第49页。

② （明）张景岳：《类经》，第212页。

第二节 四海

《灵枢·海论》是讨论“四海”这一中医学概念的专篇，在《灵枢·五癃津液别》《灵枢·官能》《素问·征四失论》等《内经》诸篇中亦有涉及。其中，《素问·征四失论》中“道之大者，拟于天地，配于四海”[①]，这里的“四海”非医学专用术语，不作讨论，《灵枢·五癃津液别》《灵枢·官能》二篇中仅仅提到了“四海”，没有详细的阐述。所以，有关“四海”的概念诠释主要依据《灵枢·海论》。

> 《灵枢·海论》：（岐伯）人亦有四海、十二经水。经水者，皆注于海。海有东西南北，命曰四海。黄帝曰：以人应之奈何？岐伯曰：人有髓海，有血海，有气海，有水谷之海，凡此四者，以应四海也。[②]

在古人的地理观念里，我们所居住的大地的周围是由海来包围的，所以说，“海有东南西北，命曰四海”。《尚书·益稷》：“予决九川，距四海”，孔颖达传：“距，至也。决九州名川，通之至海。”[③]《孟子·告子下》：“禹之治水，水之道也，是故禹以四海为壑。”[④] 晋代葛洪《抱朴子·明本》：“所谓抱萤烛于环堵之内者，不见天光之焜烂；侣鲉鰕于迹水之中者，不识四海之浩汗。”[⑤] 在此基础上，“四海”引申出天下的含义，犹言各处。《素问·征四失论》“道之大者，拟于天地，配于四海”[⑥] 即这层意义，这一含义在现代汉语中仍在应用。

基于人法天道的思维，古人认为人体亦有“四海”以应天地之“四海”，所以，《灵枢·海论》谓“人有髓海，有血海，有气海，有水

① 田代华整理《黄帝内经素问》，第196页。

② 田代华等整理《灵枢经》，第77页。

③ 《十三经注疏》整理委员会整理《十三经注疏·尚书正义》，第113页。

④ 万丽华、蓝旭译注《孟子》，中华书局，2007，第281页。

⑤ （晋）葛洪撰《抱朴子》，上海古籍出版社，1990，第70页。

⑥ 田代华整理《黄帝内经素问》，第196页。

谷之海，凡此四者，以应四海也"[1]，下文又对"四海"进一步阐述："胃者为水谷之海，其腧上在气街，下至三里。冲脉者为十二经之海，其腧上在于大杼，下出于巨虚之上下廉。膻中者为气之海，其腧上在于柱骨之上下，前在于人迎。脑为髓之海，其腧上在于其盖，下在风府。"[2] 这是对"四海"的经典论述，后世多数医家或注家都是在此段基础上演绎，但是纵观历代注文，还是要对"四海"做进一步的说明。

其一，为什么是气、血、髓、谷四海？"四海者，百川之宗"[3]，所以，流注并储藏于四海的物质必然具备流动的特性。古人对四海所储纳的物质还是经过选择的，《内经》亦有五脏六腑之海或十二经之海之说，其实也是指的五脏六腑与十二经之气血之海。气、血、髓、谷四海本质是古人对人体四种具有流动特性的重要物质的强调。

杨上善对四海的形成亦有自己的观点："五味走于五藏四海，肝心二藏主血，故酸苦二味走于血海。脾主水谷之气，故甘味走于水谷海。肺主于气，故辛走于膻中气海。肾主脑髓，故咸走髓海也。"[4] 杨氏认为五谷五味各注其海，其实是强调了水谷对于人体生命活动的重要性。这一观点在古代医家中具有一定的代表性，张景岳亦云："水谷入口，五液之所由生也。五味之入，各有所归，辛先入肺，苦先入心，甘先入脾，酸先入肝，咸先入肾也。各注其海者，人身有四海，脑为髓海，冲脉为血海，膻中为气海，胃为水谷之海也。五脏四海，各因经以受水谷之气味，故津液随化而各走其道。"[5]

所以，四海是古人对人体四种重要物质储藏器官（经脉）的统称，其中，以水谷之海最受医家重视。

其二，冲脉为什么既是血海，又是十二经之海，同时，"夫冲脉者，

---

① 田代华等整理《灵枢经》，第 77 页。

② 田代华等整理《灵枢经》，第 78 页。

③ （明）张景岳：《类经》，第 293 页。

④ （隋）杨上善撰注《黄帝内经太素》，第 545 页。

⑤ （明）张景岳：《类经》，第 532 页。

五脏六腑之海也，五脏六腑皆禀焉”[①]，与同为五脏六腑之海的胃（足阳明）的关系如何？对此，张景岳有所论述：“《动输》篇曰：胃为五脏六腑之海。太阴阳明论曰：阳明者表也，五脏六腑之海也。逆顺肥瘦篇曰：夫冲脉者，五脏六腑之海也，五脏六腑皆禀焉。此篇言冲脉者，为十二经之海，若此诸论则胃与冲脉皆为十二经之海，亦为五脏六腑之海，又将何以辨之？故本篇有水谷之海、血海之分。水谷之海者言，谷盛贮于此，营卫由之而化生也。血海者，言受纳诸经之灌注，精血于此而畜藏也。此固其辨矣，及考之《痿论》曰：阳明者，五脏六腑之海，主润宗筋，宗筋主束骨而利机关也。冲脉者，经脉之海也，主渗灌溪谷，与阳明合于宗筋，阴阳揔宗筋之会，会于气街，而阳明为之长。盖阳明为多血多气之腑，故主润宗筋而利机关。冲脉为精血所聚之经，故主渗灌溪谷。且冲脉起于胞中，并少阴之大络而下行。阳明为诸经之长，亦会于前阴。故男女精血皆由前阴而降者，以二经血气总聚于此，故均称为五脏六腑十二经之海，诚有非他之可比也。”[②]

其三，近世中西汇通派医家对髓海、气海的新认识。西学东渐以来，催生了一批中西汇通派医家。唐宗海在《中西汇通医经精义》中，借用解剖与生理知识，对髓海有了新的阐发：“西医论髓，以为知觉运动之主，谓脑髓筋，达于脏腑肢体而后能司知觉运动也，西医知脑髓之作用而不知脑髓之来历，所谓脑筋，但言其去路而不知髓有来路，所以西法无治髓之药也，不知背脊一路髓筋，乃是髓入于脑之来路也。盖《内经》明言肾藏精，精生髓，细按其道路则以肾系贯脊而生脊髓，由脊髓上循入脑，于是而为脑髓，是脑非生髓之所，乃聚髓之所，譬犹海非生水之所，乃聚水之所，故名髓海。”[③] 张锡纯亦语涉髓海的近代生理：“《内经》论人身有四海，而脑为髓海。人之色欲过度者，其脑髓必空，是以内炼家有还精补脑之说，此人之所共知也。人之脑髓空者，其人亦必头重目眩，甚或猝然昏厥，知觉运动俱废，因脑髓之质原为神

---

① 田代华等整理《灵枢经》，第 85 页。

② （明）张景岳：《类经》，第 293～294 页。

③ （清）唐宗海编《中西汇通医经精义》，千顷堂书局，光绪十八年，下卷第 5 页。

经之本源也。其证实较脑贫血尤为紧要，治之者，宜用峻补肾精之剂，加鹿角胶以通督脉……果能清心寡欲，按此服药不辍，还精补脑之功自能收效于数旬中也。”[①] 另外，张锡纯还辨别了先天气海与后天气海：“按人之气海有二，一为先天之气海，一为后天之气海。《内经》论四海之名，以膻中（即膈上）为气海，所藏者大气，即宗气也，养生家及针灸家皆以脐下为气海，所藏者元气，即养生家所谓祖气也。”[②] 诚如张氏所言，后天之气海是养生家后世的发挥，按《内经》之本义，气海还是应该指膻中，其藏宗气，是一身之气海。

其四，后世医家有将“四海”理解为四个腧穴名称的观点，虽然于经义不合，但作为一家之言可存，《针灸资生经》：“人身有四海，气海、血海、照海、髓海是也。”《勉学堂针灸集成》：“身有四海：气海、血海、照海、髓海。”[③]

综上，四海是古人在天人相应的观念影响下，对人体四种具有流动性特征的重要物质，即气、血、髓、水谷的强调，其中，冲脉为血海，同时亦为十二经之海、五脏六腑之海，与同为五脏六腑之海的胃（足阳明），一从气血生化之源而言，一从气血灌注而言。明清以降的中西汇通派医家借助西方医学的知识对髓海做了阐发。另，亦有医家将四海解释为四个腧穴名。

第三节　骨节

一　十二节

《灵枢·经别》：“六律建，阴阳诸经而合之十二月、十二辰、十二节、十二经水、十二时、十二经脉者，此五脏六腑之所以应天道。”[④]

---

① （清）张锡纯著，王云凯、李福强、王克宸校点《医学衷中参西录》，河北科学技术出版社，2016，第 535 页。

② （清）张锡纯著，王云凯、李福强、王克宸校点《医学衷中参西录》，第 890 页。

③ （清）廖润鸿：《勉学堂针灸集成·卷二·虚劳》，北京天华馆，1930，第 20 页。

④ 田代华等整理《灵枢经》，第 40 ~41 页。

《灵枢·邪客》《素问·宝命全形论》中表述为“人有十二节”[1]，《素问·生气通天论》表述为“九窍、五脏、十二节”[2]，《灵枢·官针》中则表述为“凡刺有十二节，以应十二经”[3]。分析《内经》中“十二节”，可以看出这一术语有三层含义，详述如下。

（一）十二时节

节本义是指竹节，古写作“節”。“节”由竹节的节段性特征引申出时节的意义，即时间的节段。所以，古以立春、立夏、立秋、立冬及春分、秋分、夏至、冬至为八节；后一年分为二十四节，也可以月为划分标准，将一年分为十二节。《灵枢·经别》“六律建阴阳”所合之“十二节”，属于“天道”系统的概念，对此，笔者同意杨上善的注解：“诸经，谓人之十二经脉也，与月、辰、节、水、时等诸十二数合也。十二节，谓四时八节也，又十二月各有节也。”[4]（《黄帝内经太素·经脉正别》）

张景岳有语：“天有四时十二节，气候之所行也；人有四肢十二经，营卫之所通也。”[5]（《类经·十三卷》）此处之“十二节”的认识，与杨上善同。王冰注《素问·生气通天论》：“天地之间，六合之内，其气九州九窍五藏十二节，皆通乎天气。”[6]云：“十二节者，十二气也。天之十二节气，人之十二经脉而外应之。”[7]王氏的注文中对十二节理解为十二气，亦即十二时节之谓。清初姚止庵《素问经注节解》注《素问·宝命全形论》“天有阴阳，人有十二节”亦谓：“节谓节气，外所以应十二月，内所以王十二经脉也。”[8]可见，古人对天有十二节气的认识是较为普遍的，但是王氏与姚氏的注解均不妥，《素问·宝命全形论》《素问·生气通天论》二篇的十二节是指的人体

---

① 田代华等整理《灵枢经》，第137页；田代华整理《黄帝内经素问》，第52页。

② 田代华整理《黄帝内经素问》，第4页。

③ 田代华等整理《灵枢经》，第23页。

④ （隋）杨上善撰注《黄帝内经太素》，第121页。

⑤ （明）张景岳：《类经》，第380页。

⑥ （唐）王冰撰，范登脉校注《重广补注黄帝内经素问》，第18页。

⑦ （唐）王冰撰，范登脉校注《重广补注黄帝内经素问》，第18页。

⑧ （清）姚止庵撰《素问经注节解》，第112页。

组织（详下）。

（二）十二骨节

根据古人的观念，天道运行有十二时节，人体自然亦有十二节与之相应。人体四肢的十二大关节，由于其形象与竹节相似，非常自然地被古人统称为人体的“十二节”：

> 岁有十二月，人有十二节。[①]（《灵枢·邪客》）
>
> 天地之间，六合之内，其气九州、九窍、五脏、十二节，皆通乎天气。[②]（《素问·生气通天论》）
>
> 天有阴阳，人有十二节。[③]（《素问·宝命全形论》）

以上“十二节”均指的人体具体组织，即人体的十二个大关节。看一下注家的解释。诸家注《素问·生气通天论》：

> 杨上善：十二节者，谓人四支各有三大节也。[④]（《黄帝内经太素·卷第三·调阴阳》）
>
> 张志聪：十二节者，骨节也，两手两足各三大节，合小节之交，共三百六十五会。[⑤]（《黄帝内经素问集注·生气通天论》）
>
> 高世栻：十二节，两手、两肘、两臂、两足、两腘、两髀，皆神气之游行出入也。[⑥]（《黄帝素问直解·生气通天论》）
>
> 丹波元简：春秋繁露云：天数之微，莫若于人。人之身有四肢，每肢有三节，三四十二。十二节相待，而形体立矣。[⑦]（《素问识·生气通天论》）

---

① 田代华等整理《灵枢经》，第137页。

② 田代华整理《黄帝内经素问》，第4页。

③ 田代华整理《黄帝内经素问》，第52页。

④ （隋）杨上善撰注《黄帝内经太素》，第35页。

⑤ （清）张志聪：《黄帝内经素问集注》，裘沛然主编《中国医学大成·黄帝内经素问集注·卷一》，第11页。

⑥ （清）高士宗：《黄帝素问直解》，第18页。

⑦ 〔日〕丹波元简：《皇汉医学丛书·素问识·卷一》，第9页。

对于《素问·宝命全形论》之“十二节”的注解：

杨上善：天有十二时，分为阴阳，子午之左为阳，子午之右为阴，人之左手足六大节为阳，右手足六大节为阴，此为一合也。[①]（《黄帝内经太素·卷第十九·知针石》）

张志聪：十二节者。手足之十二大节也。[②]（《黄帝内经素问集注·宝命全形论》）

高世栻：天有阴阳，人有十二节者，人身手足十二骨节之气，开阖运行，一如天昼开夜阖之阴阳也。[③]《黄帝素问直解·宝命全形论》

丹波元简：十二节者，手足之十二大节也。盖天有阴阳寒暑以成岁，人有十二节，以合手足之三阴三阳。[④]（《素问识·宝命全形论》）

另，张景岳注《灵枢·邪客》“岁有十二月，人有十二节”云：“四肢各三节，是为十二节”[⑤]。可见，“十二节”是中医学人体观的一个重要概念，以古人对人体结构的直观认识为基础，参合了天人同构的观念而形成。《内经》注家中亦有将“十二节”理解为十二经脉者，如马莳《黄帝内经素问注证发微·生气通天论》：“曰十二节，手有三阴三阳经，足有三阴三阳经。”[⑥] 这一理解不符合“节”这一特定术语的基本内涵，不取。

（三）十二节刺

比较难以理解的是《灵枢·官针》中的“凡刺有十二节，以应十

① （隋）杨上善撰注《黄帝内经太素》，第326页。

② （清）张志聪：《黄帝内经素问集注》，裘沛然主编《中国医学大成·黄帝内经素问集注·卷四》，本卷第28页。

③ （清）高士宗：《黄帝素问直解》，第195页。

④ 〔日〕丹波元简：《皇汉医学丛书·素问识·卷三》，第125页。

⑤ （明）张景岳：《类经》，第72页。

⑥ （明）马莳撰，田代华主校《黄帝内经素问注证发微》，第18页。

二经"①，该篇论述了十二种刺法：一曰偶刺，二曰报刺，三曰恢刺，四曰齐刺，五曰扬刺，六曰直针刺，七曰输刺，八曰短刺，九曰浮刺，十曰阴刺，十一曰傍针刺，十二曰赞刺。② 这十二种刺法与"十二节"有何关联？

首先，天有十二节气，地有十二经水，人有十二经脉，则有十二种刺法以应之。该篇中尚有"凡刺有九，以应九变""凡刺有五，以应五脏"，与此理同。其次，将十二种刺法称为"十二节"，仍然没有离开"节"的基本内涵。《说文》"節（节），竹约也"，节有节要的意义。这里的十二节刺，可以理解为"十二要刺"，就是十二种重要的刺法。杨上善注"凡刺有十二节，以应十二经"谓："节，约也。"③ 马莳："此言刺法有十二节要，所以应十二经也。"④ 均言简意达。张志聪注"节制也。言针有十二节制。以应十二经也"，⑤ 意稍欠。

由是，"十二节"出于《内经》，在《内经》中有三层含义，一指自然界的十二时节，一指人体的十二骨节，一指十二种重要刺法。

二 三百六十五节

"节"本义是指竹节。节的其他义项均是从竹节引申而来，如人体的骨节（形似）、自然界的节气（时间上的节段）等。《史记·太史公自序》："夫阴阳四时、八位、十二度、二十四节各有教令。"⑥ 如果进一步细分，一日亦为一节。我国古人对天文的观察由来已久，《淮南子·天文训》："日行一度，以周于天，日冬至峻狼之山，日移一度，凡行百八十二度八分度之五，而夏至牛首之山，反覆三百六十五度四分度之一而成一岁。"⑦ 在古人眼里，太阳周行于天，日行一度，约三百

① 田代华等整理《灵枢经》，第23页。

② 田代华等整理《灵枢经》，第23页。

③ （隋）杨上善撰注《黄帝内经太素》，第371页。

④ （明）马莳著，王洪图、李砚青点校《黄帝内经灵枢注证发微》，科学技术文献出版社，1998，第50页。

⑤ （清）张隐庵集注《黄帝内经灵枢集注》，上海科学技术出版社，1957，第50页。

⑥ （汉）司马迁：《史记》，第3290页。

⑦ （汉）刘安撰《淮南子》，上海商务印书馆，缩印影钞北宋本，1912，第18页。

六十五又四分之一日为一年。时空借助太阳的运行而联系起来。日行一度，也可以说日行一节。

天人同构、运行同理是古人的一般观念。天以一年（三百六十五日）为完整周期，相应于人体，三百六十五节为完整身形，故其代表全身；其次，天有三百六十五日，亦即三百六十五时节，人体气血运行与天同律，亦有三百六十五节，所以，“三百六十五节”的另一层意义应为气血运行的三百六十五节律，是一个虚拟的节度概念。

《素问·六节藏象论》“计人亦有三百六十五节，以为天地久矣”①，《素问·调经论》“人有精气津液，四肢九窍，五脏十六部，三百六十五节”②，“夫十二经脉者，皆络三百六十五节”③，这里体现的是完整的身形的意义，可以理解为人体各个部位的具体组织的统称，与《灵枢·小针解》“节之交，三百六十五会者，络脉之渗灌诸节者也”④ 之“三百六十五会”义近，但“三百六十五会”已经有了骨空或腧穴的含义。相似的语句还出现在非医学文献中，如《韩非子·解老》“人之身三百六十节，四肢、九窍，其大具也”⑤。

《灵枢·九针十二原》中“五脏之所以禀三百六十五节气味也”⑥，《素问·针解》之“九针通九窍，除三百六十五节气”⑦，两处之“三百六十五节”应是指气血运行的节律。对此，《脉经·诊损至脉》中的描述更为明确：“人一息，脉十一动，气行尺三寸。人十息，脉百一十动，气行丈三尺。一备之气，脉二百二十动，气行二丈六尺。一周于身，三百六十五节，气行过五百四十度。再周于身，过百七十度。一节之气，而至此。”⑧

“三百六十五节”作为人体节律的意义因为缺乏实际应用的价值，

---

① 田代华整理《黄帝内经素问》，第 18 页。

② 田代华整理《黄帝内经素问》，第 116 页。

③ 田代华整理《黄帝内经素问》，第 120 页。

④ 田代华等整理《灵枢经》，第 10 页。

⑤ （战国）韩非著，郑之声、江涛编著《韩非子》，北京燕山出版社，1995，第 139 页。

⑥ 田代华等整理《灵枢经》，第 3 页。

⑦ 田代华整理《黄帝内经素问》，第 103 页。

⑧ （晋）王叔和：《脉经》，第 26 页。

这一含义渐渐隐晦，后世多将“三百六十五节”解释为人体的具体部位，但具体指的是什么，歧义丛生。

《太素·知针石》“九野一节输应之以候闭”，杨上善注：“九野一分之义，候三百六十五节气输穴闭之不泄也。”[①]《太素·虚实所生》：“夫十二经脉者，皆络三百六十五节，节有病必被经脉，经脉之病皆有虚实。”杨注：“节，即气穴也。但十二经脉被三百六十五穴，则三百六十五穴所生之病甚多，非唯五藏五脉独生十种虚实者。”[②] 从以上看，杨上善将节解释为气穴，即腧穴，“三百六十五节”即“三百六十五穴”。

王冰注《素问·调经论》时引用了《灵枢·九针十二原》：“三百六十五节者，非谓骨节，是神气出入之处也。《针经》曰：所谓节之交，三百六十五会，皆神气出入游行之所，非骨节也。”[③] 认为三百六十五节为神气游行出入之所，即《九针十二原》所谓“节之交，三百六十五会”。实际上该观点与杨上善同，将三百六十五节视为腧穴。对此，张景岳《类经》注《调经论》时较为明确地指出：“所谓节者，神气之所会也，以穴俞为言，故有三百六十五节。”[④] 后世汪机（《针灸问对》）、马莳（《黄帝内经素问注证发微》）、丹波元坚（《素问绍识》）与王冰持同一观点。

《素问经注节解·六节藏象论》姚止庵“节谓骨节”[⑤]，又姚氏注《调经论》：“三百六十五节，注（王冰注）谓非骨节，是神气出入之处。按本篇后言：‘夫十二经脉者，皆络三百六十五节，节有病，必被经脉’，其为骨节，居然无疑。且果非骨节，何以言络也。”[⑥]《素问识》丹波元简引子华子云：“一身之为骨，凡三百有六十。”[⑦] 以上诸家认为

---

① （隋）杨上善撰注《黄帝内经太素》，第 334 页。

② （隋）杨上善撰注《黄帝内经太素》，第 421 页。

③ （唐）王冰撰，范登脉校注《重广补注黄帝内经素问》，第 405 页。

④ （明）张景岳：《类经》，第 439 页。

⑤ （清）姚止庵撰《素问经注节解》，第 42 页。

⑥ （清）姚止庵撰《素问经注节解》，第 119 页。

⑦ 〔日〕丹波元简：《皇汉医学丛书·素问识·卷六》，第 243 页。

三百六十五节指的是骨节。

所以，“三百六十五节”或指腧穴，或指骨节，不同注家观点有歧。张志聪将两种观点作了调和，注《五藏别论》：“骨有三百六十五节。节之交，神气之所游行出入。”[①] 又注《骨空论》：“夫人有三百六十五节，节之交，神气之所游行出入。骨空者，节之交会处也。”[②] 又云：“骨节之空处，即脉之穴会。”[③]

综上，三百六十五节是在古人天人同构同律的一般观念下形成的人体生理与结构观，在《内经》中有两层含义：一指周身的具体部位；一指人体气血的节律。气血节律的含义后世无所发挥。具体到人体的组织结构，有腧穴与骨节两种观点。张志聪借用“骨空”作为媒介，将两者调和，认为“三百六十五节”是骨节之空处，即脉之穴会，将“骨空”“节”“腧穴”等同起来。实际上，骨节与腧穴的概念在原始的内涵上是相通的，均有神气出入或者舍居之处的意义。

如今，随着对人体解剖结构的深入认识，“三百六十五节”作为骨节的观点渐不被接受，提到“三百六十五节”多认为是三百六十五腧穴的代名词。由于“三百六十五穴”的观点一直被沿用，所以在一般中医学书籍中，亦不再提“三百六十五节”。

---

① （清）张志聪：《黄帝内经素问集注》，裘沛然主编《中国医学大成·黄帝内经素问集注·卷二》，本卷第8页。

② （清）张志聪：《黄帝内经素问集注》，裘沛然主编《中国医学大成·黄帝内经素问集注·卷七》，本卷第19页。

③ （清）张志聪：《黄帝内经素问集注》，裘沛然主编《中国医学大成·黄帝内经素问集注·卷七》，本卷第19页。

第三章　论腧穴

第一节　腧穴形态：基于体表解剖与触诊

一般认为，腧穴是经脉气血输注的部位，腧穴有名称、有定位，部分腧穴还归属经脉，腧穴定位多借助于骨度分寸。然而，在早期的腧穴观念中，除了名称、定位、归经等内容之外，古人更为关注的是腧穴的形态，而腧穴的形态特征往往为当前医者所忽视。笔者梳理了《内经》对腧穴形态的认识并试分析之。

一　气穴

《素问·气穴论》是腧穴专篇，“气穴”也是《内经》中对腧穴的常用称谓。这一称谓本身就含有腧穴的形态意义。《说文·穴部》“穴，土室也”[①]，既为土室，可视为蛰居之所，《大戴礼记·夏小正传》：“穴，言蛰也。”[②]《说文》段玉裁注：“穴，引申之凡空窍皆为穴。”[③]《玉篇·穴部》：“穴，孔穴也。”[④] 所以，穴有两层含义：一为孔穴，一为居所。“气穴”即藏气的孔穴。考察《气穴论》中的“气穴”，多数可在体表诊察到凹陷，说明体表的陷穴是古人对“气穴”的直观认识。

如本篇提到的热俞五十九穴与水俞五十七穴。

---

① （汉）许慎撰《说文解字》，第152页。

② （汉）戴德著《钦定四库全书·经部·大戴礼记·卷二·夏小正》，谢墉校，第16页。

③ （汉）许慎撰，（清）段玉裁注《说文解字注》，第343页。

④ （南朝梁）顾野王：《宋本玉篇》，第225页。

热俞五十九穴出于《灵枢·热病》与《素问·水热穴论》，两者的论述不同：

《灵枢·热病》：所谓五十九刺者，两手外、内侧各三，凡十二痏；五指间各一，凡八痏，足亦如是；头入发一寸，傍三分，各三，凡六痏；更入发三寸，边五，凡十痏；耳前后、口下者各一，项中一，凡六痏；巅上一，囟会一，发际一，廉泉一，风池二，天柱二。①

《素问·水热穴论》：夫子言治热病五十九俞，……头上五行、行五者，以越诸阳之热逆也，大杼、膺俞、缺盆、背俞，此八者，以泻胸中之热也。气街、三里、巨虚上下廉，此八者，以泻胃中之热也。云门、髃骨、委中、髓空，此八者，以泻四肢之热也。五脏俞傍五，此十者，以泻五脏之热也。②

水俞在《素问·骨空论》和《素问·水热穴论》有较细致的论述：

《素问·骨空论》：水俞五十七穴者，尻上五行、行五；伏菟上两行、行五，左右各一行、行五，踝上各一行、行六穴。③

《素问·水热穴论》：肾俞五十七穴……尻上五行、行五者，此肾俞……伏菟上各二行、行五者，此肾之街也，三阴之所交结于脚也。踝上各一行、行六者，此肾脉之下行也，名曰太冲。④

虽然不同篇章对热俞、水俞的部位论述有所不同，但从各部分腧穴的部位来看，多数俞穴所在部位均为体表的凹陷。《气穴论》提到的其他腧穴也多有此特征，如大椎上两旁、目瞳子浮白、两髀厌分中、犊鼻、耳中多所闻、曲牙、天突、天府、天牖、扶突、天窗、肩解、关元、委阳、肩贞、喑门等。

但也有少数“气穴”与体表凹陷无关，如“头上五行行五，五五二十五穴”，由此提示，《气穴论》中的“气穴”渐已形成一种理论形态，开始

① 田代华等整理《灵枢经》，第 64 页。

② 田代华整理《黄帝内经素问》，第 114 ~ 115 页。

③ 田代华整理《黄帝内经素问》，第 112 页。

④ 田代华整理《黄帝内经素问》，第 113 ~ 114 页。

渐离“穴”的基础含义，但体表凹陷无疑是古人对腧穴形态的基本认识。

二　骨空

“骨空”从字面上理解当是骨之孔窍，考察《素问·骨空论》中涉及的骨空，多在关节间的凹陷处，如风府、肩上横骨间、脊中、八髎、寒府。本篇中还专门列举了髓空一节：

> 髓空在脑后三分，在颅际锐骨之下，一在龈基下，一在项后中复骨下，一在脊骨上空，在风府上。脊骨下空，在尻骨下空。数髓空在面侠鼻，或骨空在口下当两肩。两髆骨空，在髆中之阳。臂骨空在臂阳，去踝四寸两骨空之间。股骨上空在股阳，出上膝四寸。骺骨空在辅骨之上端。股际骨空在毛中动脉下。尻骨空在髀骨之后相去四寸。扁骨有渗理腠，无髓孔，易髓无空。[①]（《素问·骨空论》）

“骨空”后来成为腧穴体系的重要组成部分，《骨空论》单独成篇提示了古人对腧穴的另一种分类观点，将“骨空”，即骨节之空视为特殊形态的腧穴。今天临床上习用的腧穴明显有“骨空”的形态特征的非常常见，如八髎、四白、上关、下关、膝眼、大椎等。

另，《灵枢·九针十二原》中有“节之交，三百六十五会”的概念，这里的“三百六十五会”可以理解为人体腧穴的统称，“节之交”也有腧穴形态的意义。张志聪《素问集注》注《骨空论》：“夫人有三百六十五节，节之交，神气之所游行出入。骨空者，节之交会处也。”[②]又云：“骨节之空处，即脉之穴会。”[③]将“骨空”与“节之交”并提。

三　溪谷

《素问·气穴论》中尚有“溪谷三百六十五穴会”的说法：

---

① 田代华整理《黄帝内经素问》，第112页。

② （清）张志聪：《黄帝内经素问集注》，裘沛然主编《中国医学大成·黄帝内经素问集注·卷七》，本卷第19页。

③ （清）张志聪：《黄帝内经素问集注》，裘沛然主编《中国医学大成·黄帝内经素问集注·卷七》，本卷第19页。

> 肉之大会为谷，肉之小会为溪，分肉之间，溪谷之会，以行荣卫，以会大气。邪溢气壅，脉热肉败，荣卫不行，必将为脓，内销骨髓，外破大腘。留于节腠，必将为败。积寒留舍，荣卫不居，卷肉缩筋，肋肘不得伸。内为骨痹，外为不仁，命曰不足，大寒留于溪谷也。溪谷三百六十五穴会。亦应一岁。其小痹淫溢，循脉往来，微针所及，与法相同。[①]

篇中解释说："肉之大会为谷，肉之小会为溪，分肉之间，溪谷之会，以通荣卫，以会大气。"该篇将分肉之间的缝隙，名为"三百六十五穴会"，亦有腧穴形态的旨趣。溪谷是一种比喻的说法，本义是指陆地上的河涧深谷，用于人体，可以理解为肌肉、肌腱、骨骼的间隙处。这一腧穴形态特点符合古人的取穴实践。

> 《急备千金要方·灸例》：（孔穴取穴）其尺寸之法，依古者八寸为尺，仍取病者男左女右手中指上第一节为一寸。亦有长短不定者，即取手大拇指第一节横度为一寸，以意消息，巧拙在人。其言一夫者，以四指为一夫，又以肌肉、纹理、节解、缝会、宛陷之中，及以手按之，病者快然，如此仔细安详用心者，乃能得之耳。[②]

《急备千金要方》阐发了取穴的同身寸法，但又强调"以肌肉、纹理、节解、缝会、宛陷之中，及以手按之，病者快然"，即腧穴取法最终还是要根据其体表形态。

四 络脉

《素问·气穴论》提及："孙络三百六十五穴会，亦以应一岁，以溢奇邪，以通荣卫，荣卫稽留，卫散荣溢，气竭血著，外为发热，内为少气，疾泻无怠，以通荣卫，见而泻之，无问所会。"[③] 孙络是遍布全

① 田代华整理《黄帝内经素问》，第 108 页。

② （唐）孙思邈著《备急千金要方》，第 518 页。

③ 田代华整理《黄帝内经素问》，第 108 页。

身的细小络脉，“孙络三百六十五穴会”的称谓以及孙络“溢奇邪，通荣卫”的功能特点反映了该篇作者将细小络脉（体表可见的细小静脉）视为腧穴的认识。

在经脉与腧穴理论的形成初期，有一个以砭刺脉的过程。以砭刺脉最初用以排脓，是一种外科的手段。脉作为直接刺激的部位，本身即有腧穴的特征。《内经》中保留了大量刺脉的内容，如《素问·刺腰痛》篇中所述①：

> 厥阴之脉令人腰痛，腰中如张弓弩弦，刺厥阴之脉，在腨踵鱼腹之外，循之累累然，乃刺之，其病令人言默默然不慧，刺之三痏。
>
> 解脉令人腰痛如引带，常如折腰状，善恐，刺解脉，在郄中结络如黍米，刺之血射以黑，见赤血而已。
>
> 同阴之脉令人腰痛，痛如小锤居其中，怫然肿。刺同阴之脉，在外踝上绝骨之端，为三痏。
>
> 阳维之脉令人腰痛，痛上怫然肿。刺阳维之脉，脉与太阳合腨下间，去地一尺所。
>
> 飞阳之脉令人腰痛，痛上怫怫然，甚则悲以恐。刺飞阳之脉，在内踝上五寸，少阴之前与阴维之会。

有一组典型的腧穴，即从体表诊察到的浮而常见的络脉，渐渐转化为固定的有名称的一组穴——十五络穴。《灵枢·经脉》描述了十五络脉的分布与虚实病候。该篇提出了经脉与络脉的区别：

> 经脉十二者，伏行分肉之间，深而不见；其常见者，足太阴过于外踝之上，无所隐故也。诸脉之浮而常见者，皆络脉也……雷公曰：何以知经脉之与络脉异也？黄帝曰：经脉者，常不可见也，其虚实也，以气口知之。脉之见者，皆络脉也。雷公曰：细子无以明其然也。黄帝曰：诸络脉皆不能经大节之间，必行绝道而出入，复

① 田代华整理《黄帝内经素问》，第81页。

合于皮中，其会皆见于外。①（《灵枢·经脉》）

十五络脉为络脉中之大络，但体表所见的络脉其循行一般模糊且局限，且时隐时显，所以十五络脉循行描述多较简洁。如"手太阴之别，名曰列缺，起于腕上分间，并太阴之经直入掌中，散入于鱼际"②，"手少阴之别，名曰通里，去腕一寸，别而上行，循经入于心中，系舌本，属目系"③，"脾之大络，名曰大包，出渊腋下三寸，布胸胁"④。这明确的起始部位渐渐演变为腧穴，络脉名自然就演变为腧穴名了。

五 脉动

刺脉的部位多是静脉，动脉虽不能作为常规的砭刺部位，但是古人对动脉的观察非常细致，脉动之处多认为是气之出入之门户或藏气之所。

《灵枢·九针十二原》中提出"守神"的概念，据笔者考察，"守神"即是脉诊的过程（见第四章第三节），通过对脉动的体察来判断气血的变化状态，对脉动的诊察既是古人认识经脉的方法，也是古人发现腧穴的途径。从这种意义上说，经脉与腧穴的概念在早期是互相纠葛、难以明确区分的。这一认识符合古人将腧穴称为"气府""气穴"的观念。《内经》中对脉动作为腧穴形态的描述多有体现，如：

> 五脏有六腑，六腑有十二原，十二原出于四关，四关主治五脏。五脏有疾当取之十二原。十二原者，五脏之所以禀三百六十五节气味也。五脏有疾也，应出十二原，而原各有所出，明知其原，睹其应，而知五脏之害矣。⑤（《灵枢·九针十二原》）

此处，"出于四关""睹其应"等用语，都泄露了古人对"四关"处

---

① 田代华等整理《灵枢经》，第 38 页。

② 田代华等整理《灵枢经》，第 39 页。

③ 田代华等整理《灵枢经》，第 39 页。

④ 田代华等整理《灵枢经》，第 40 页。

⑤ 田代华等整理《灵枢经》，第 3 ~ 4 页。

原穴的诊察思路。黄龙祥先生对四肢原穴有详细的论证，认为原穴多从相应的“经脉穴”演变而来，所谓“经脉穴”，即是早期四肢腕踝关节附近的脉口处，是古人诊脉的部位，多直接命名为“某某脉”①。

另外，从后来有了固定称谓与部位的诸多腧穴名称中，也可以看出这部分腧穴来源于动脉，如太冲、急脉、冲阳、气冲、人迎、大迎等。

六　筋结

《灵枢·刺节真邪》提出“解结”的概念②：

> 治厥者，必先熨调和其经，掌与腋、肘与脚、项与脊以调之，火气已通，血脉乃行，然后视其病，脉淖泽者刺而平之，坚紧者破而散之，气下乃止。此所谓以解结者也。

> 用针者，必先察其经络之实虚，切而循之，按而弹之，视其应动者，乃后取之而下之。六经调者，谓之不病，虽病，谓之自已也。一经上实下虚而不通者，此必有横络盛加于大经，令之不通，视而泻之。此所谓解结也。

所谓的横络盛加于大经，未必是血脉，以临床证之，应当视为局部筋膜、肌肉的损伤区域，或者称为软组织异常改变区域。以针具疏导局部气血，松解局部筋肉结聚，故称为“解结”。与此类似的还有《灵枢·九针十二原》中所述及的“血脉者，在腧横居，视之独澄，切之独坚”③，“切之独坚”的也应是筋结。

这些筋结之处既是病灶的反应点，又是针刺的治疗部位，当然具备腧穴的特征，应当视为腧穴。刺筋结是《内经》中的常态刺法：

> 病在肉，调之分肉；病在筋，调之筋；病在骨，调之骨。④

---

① 黄龙祥：《中国针灸学术史大纲》，第209～234页。

② 田代华等整理《灵枢经》，第149页。

③ 田代华等整理《灵枢经》，第2页。

④ 田代华整理《黄帝内经素问》，第120页。

（《素问·调经论》）

经刺者，刺大经之结络经分也。[1]（《灵枢·官针》）

恢刺者，直刺傍之，举之前后，恢筋急，以治筋痹也。[2]（《灵枢·官针》）

“解结”的刺法在现代临床上也很常用，多用于痹痛，临床上多简单地视之为阿是穴，其实，这一刺法的核心思想是对腧穴局部形态的认识。

七　压痛

局部的压痛也可以视为腧穴的形态内容，因为压痛本身即腧穴取用的有形指标。压痛的经典描述出于《灵枢·经筋》，该篇主要论述了十二经筋的起止结聚的部位与十二筋痹的症状，除手太阴之筋外，每一段末均有该句：“治在燔针劫刺，以知为数，以痛为输。”“以痛为输”的字面意思即以疼痛的部位作为腧穴，简单地说，就是哪里痛就在哪里针刺，痛处即腧穴，即针刺治疗的部位，这在某种程度上是符合临床实际的。对于经筋病症而言，疼痛是最为常见的症状。多数情况下，病痛处即为病灶，也是治疗部位。对此，历代注家论述：

杨上善：输，谓孔穴也，言筋但以筋之所痛之处，即为孔穴，不必要须依诸输也。以筋为阴阳气之所资，中无有空，不得通于阴阳之气上下往来，然邪入腠袭筋为病，不能移输，遂以病居痛处为输。[3]（《黄帝内经太素·经筋·卷十三》）

张志聪（字隐庵）：以痛为腧者，随其痛处而即为其所取之俞穴也。[4]

其实，除了筋痹等症，压痛作为腧穴的核心形态特征几乎可以应用

---

① 田代华等整理《灵枢经》，第 23 页。

② 田代华等整理《灵枢经》，第 23 页。

③ （隋）杨上善撰注《黄帝内经太素》，第 220 页。

④ （清）张隐庵集注《黄帝内经灵枢集注》，第 122 页。

于所有腧穴的临床取用过程。腧穴作为反映病候的区域，压痛是最一般的疾病反应形式。

八 小结

本节的立场是借助于古典文献的分析观照当下的针灸临床。通过简要的梳理，我们看到，腧穴的本质特征是具备特定的形态，这对于临床应用腧穴以诊疗疾病提供了方便的依据。现代腧穴理论很完善，但对于腧穴的有形形态这一重要特征却有所忽视，令腧穴的临床应用不时陷于无形的境地。结合腧穴的形态取穴，可以令临床取穴有形迹可循，这正是《内经》中早期腧穴理论的特点。后世由于腧穴的定位渐趋于固化，以骨度分寸作为主要取穴依据的方法成为腧穴应用的常态，虽然看似简单，但实际与经典和临床疏离了。

另外，除了上述的腧穴形态之外，伴随着临床发展，我们尚可以发现其他形态的腧穴，如皮肤的凸起、皮损、色素沉着等，都可以在临床上参考。

第二节 三百六十五穴：概念背后的腧穴观

《素问·气穴论》有“气穴三百六十五以应一岁”“孙络三百六十五穴会”“溪谷三百六十五穴会”的表达[①]，《素问·气府论》篇末云“手足诸鱼际脉气所发者，凡三百六十五穴也”[②]，本节从“三百六十五穴”入手讨论古人的腧穴观。

《素问》的《气穴论》《气府论》《骨空论》都是腧穴专篇，分别是《素问》的第58、59、60篇，在《太素》中也同列于卷十一的“腧穴”卷下。讨论“三百六十五穴”，需要先澄清气穴、气府、骨空三者的内涵是否一致，各代表了什么样的腧穴观念，三百六十五这一数字又有什么特殊的意义，历代医家对其是如何理解的。

---

① 田代华整理《黄帝内经素问》，第107～108页。

② 田代华整理《黄帝内经素问》，第110页。

一 气穴、气府、骨空

穴有两层含义：一为孔穴，一为居所。上节已经阐述，体表凹陷是腧穴的主要形态特点之一，考察《气穴论》中的“气穴”，多数可在体表诊察到凹陷。同时，“气穴”可以理解为气之穴居之所。古人对气的认识，来源多端，其中自然界的风是来源之一，气之与风，异名同类，《庄子·齐物论》“夫大块噫气，其名为风”[①]。人体有气穴，自然界有风穴，风是风的化身，其“羽翼弱水，暮宿风穴”[②]（《淮南子·览冥训》），又《诗经·大雅·桑柔》“大风有隧，有空大谷”[③]，两者的观念相似，提示其内在的联系。“气穴”与《灵枢·九针十二原》之“节之交，三百六十五会”之“节”义近。《灵枢·九针十二原》曰：“所言节者，神气之所游行出入也，非皮肉筋骨也。”[④]《气穴论》所论之“气穴”成为《明堂经》《甲乙经》腧穴的重要部分。

“气府”与“气穴”相类似。府，《说文·广部》“府，文书藏也”[⑤]，是古代藏书的地方，后泛指藏物之所。“气府”即藏气之所，与《素问·脉要精微论》中“夫脉者，血之府也”[⑥]语例相似，所以，“气府”与“气穴”的名称中隐含着相似的腧穴观念。

比较《气府论》与《气穴论》可以发现，《气穴论》对“三百六十五气穴”是根据部位分类的，其主体是脏俞五十穴，腑俞七十二穴，热俞五十九穴，水俞五十七穴，然后根据部位列出了其他气穴。脏俞、腑俞指的是《灵枢·九针十二原》之“五脏六腑所出之处”，“岐伯曰：五脏五腧，五五二十五腧；六腑六腧，六六三十六腧”[⑦]（《灵枢·九针十二原》），亦即分布四肢部位的五输穴以及原穴。热俞与水俞亦是有

① 方勇译注《庄子》，中华书局，2010，第16页。

② （汉）刘安撰《淮南子》，第41页。

③ 程俊英译注《诗经译注》，第576页。

④ 田代华等整理《灵枢经》，第3页。

⑤ （汉）许慎撰《说文解字》，第192页。

⑥ 田代华整理《黄帝内经素问》，第30页。

⑦ 田代华等整理《灵枢经》，第3页。

部位分布特点的类穴[①]，所以，《气穴论》之“三百六十五穴”体现的是以部位为立论基础的腧穴分类观。

《气穴论》中尚有“孙络三百六十五穴会”“溪谷三百六十五穴会”的说法，孙络是细小的络脉，溪谷是分肉的间隙，这说明在腧穴理论体系化之前，腧穴的形态是多样的，同时，没有固定的部位。后世腧穴数量不断增加，络脉与分肉之隙也成为发现新腧穴的重要部位。“孙络三百六十五穴会，亦以应一岁，以溢奇邪，以通荣卫，荣卫稽留，卫散荣溢，气竭血著，外为发热，内为少气，疾泻无怠，以通荣卫，见而泻之，无问所会”[②]，这一刺法与后世对“阿是穴”施治方法相似。

《气府论》不同，其“三百六十五穴”的分布依据是经脉，其表述方式是“……脉气所发”，这种分类方法体现了该文作者分经类穴的腧穴分类观，可以说是后世腧穴归经的滥觞。“脉气所发”反映了古人对腧穴的另一种形态认识。《说文·弓部》“发，射发也”。[③] 朱骏声《说文通训定声》：“矢离弦曰发。”[④] 腧穴为“脉气所发”，提示腧穴的早期形态与脉动有关。体表的脉动部位，最容易被直观地捕捉到，也较容易被古人认为是神气游行出入之所，《灵枢经·九针十二原》提出“守神”，《灵枢经·小针解》释为“守人之血气有余不足，可补泻也”[⑤]，笔者认为“守神”即是通过脉诊实现的[⑥]，同时，脉动也较早成为灸刺施治的部位，黄氏认为十二经脉的名称最早指的是四肢腕踝关节附近的脉动，是腧穴部位而非具有相当循行路线的经脉，并将之命名为“经脉穴”[⑦]。

另外，《气府论》仅列出了六阳经脉气所发之穴以及任督冲脉气所发的腧穴，涉及阴经的腧穴只有 6 个，另外还有阴阳蹻脉的 2 个腧穴。

---

① 赵京生：《热俞水俞析》，《南京中医药大学学报》2004 年第 20 卷第 1 期，第 24 页。

② 田代华整理《黄帝内经素问》，第 108 页。

③ （汉）许慎撰《说文解字》，第 270 页。

④ （清）朱骏声：《说文通训定声》，第 842 页。

⑤ 田代华等整理《灵枢经》，第 9 页。

⑥ 详见张树剑《“守神”辨析》，《中国针灸》2009 年第 29 卷第 1 期，第 59 页。

⑦ 黄龙祥：《中国针灸学术史大纲》，第 209 页。

不知是作者脱漏还是认为三百六十五穴主要在阳经而不在阴经，需进一步考察。

“骨空”从字面上理解当是骨之孔窍，考察《骨空论》中涉及的骨空，多在关节间的凹陷处，“骨空”后来成为腧穴体系的重要组成部分，《骨空论》单独成篇提示了古人对腧穴的另一种分类观点，将“骨空”（即骨节之空）这一特殊形态的腧穴单独分类。

所以，从《气穴论》《气府论》《骨空论》看，“三百六十五穴”的本质内涵是古人的腧穴形态观、功能观与分类观。

形态观：腧穴被认为是体表的凹陷，包括骨节之间的凹陷，体表的动脉、络脉，肉分之间隙，等等。在腧穴理论体系化的过程中，这些早期的形态特点渐渐模糊。

功能观：腧穴是气的舍居与出入之会。

分类观：早期对腧穴的分类存在根据部位类穴、分经类穴以及根据形态类穴的多种形式。尤其是《气穴论》与《气府论》两篇分别代表的根据部位类穴与分经类穴作为两种腧穴分类方法，是后世对腧穴分类理论的渊薮，《甲乙经》的腧穴编排方法即结合了这两种分类方法，四肢部以经类穴，头面躯干分部位类穴。一般认为腧穴归经是后世腧穴分类方法的主流，但仔细思考却不尽然。腧穴归经分类固然其理论形态更为稳定，也更易被理解、掌握和传承，以部位类穴的方法也一直在沿用，而且更具有临床价值，至今仍具有活跃的临床意义的原穴、络穴、五输穴、（下）合穴、背俞穴、募穴、郄穴、八脉交会穴等，都是以部位类穴的。

二　三百六十五穴

据早期的思维观念，凡是繁复的、遍布全身而又不能确定数目的组织结构一般被赋以三百六十五这个数目，三百六十五在医学语境中表示周身、全部之意。然而，相对于“三百六十五络”“三百六十五脉”等术语，“三百六十五穴”却多被认为是具体的腧穴数字。

《气穴论》与《气府论》记述了各类腧穴的数目，其累计数目都不是准确的三百六十五，不过相差不远。对此，部分注家以为脱简，如

“凡三百六十五穴，针之所由行也”，马莳注：“通共计之有三百五十七穴，其天突、大椎、上脘、关元俱在内，天突、关元、环跳俱重复，想有脱简，故不全耳。”[①] 张志聪亦持脱简论：“共计三百六十四穴，然内多重复，想有简脱，故不全耳。”[②] 张景岳亦云：“盖去古既远，相传多失，必欲考其详数不能也。”[③] 固然有脱简的可能，但以古为尊却是以上诸家的注解思路。既然腧穴数目依天数而设，所以穴有三百六十五仅仅具备观念上的意义，其实践价值不大，在腧穴数目上执着于三百六十五以合天数，亦不符合实际。历代不乏有见地的注家，如杨上善：“总二十六脉，有三百八十四穴。此言三百六十五穴者，举大数为言，过与不及，不为非也。”[④] 丹波元简“简按：志、高强合三百六十五穴之数，不可凭焉”[⑤]，对张志聪与高士栻提出了批评。

需要说明的是，《内经》中腧穴数目指的是腧穴的具体个数，双穴是按照两个腧穴来计算的，这一计数方式体现了古人对腧穴应天数的基本思想。周年三百六十五天，周身三百六十五穴以应一岁，体现的是周身的概念内涵，所以双穴计为两穴。自《明堂》始，腧穴即按照穴名来计数了。这一计数方式的改变体现了“三百六十五穴”的概念内涵的变化，由相对朴素的周身之穴的内涵，转变为含有理性分析成分的腧穴体系。

三　小结

“三百六十五”是天数，在人副天数的观念影响下，古人对腧穴的数目也赋之以三百六十五，与“三百六十五络”“三百六十五脉”术语的理解取向相似，“三百六十五穴”也是全身腧穴的代称。不同的是，腧穴在针灸学理论体系中是具有极高实践意义的概念之一，对腧穴名

① （明）马莳撰，田代华主校《黄帝内经素问注证发微》，第354页。

② （清）张志聪：《黄帝内经素问集注》，裘沛然主编《中国医学大成·黄帝内经素问集注·卷七》，本卷第10页。

③ （明）张景岳：《类经》，第228页。

④ （隋）杨上善撰注《黄帝内经太素》，第196页。

⑤ 〔日〕丹波元简：《皇汉医学丛书·素问识·卷七》，第262页。

称、部位与分类的理论描述自《内经》就开始了，并且腧穴有了具体的数目，虽然不完全合于“三百六十五”这一天数，但相差不多，但是无论是在理论传承上，还是在实践应用上，我们均不能固执于腧穴数目的三百六十五。“三百六十五穴”同时体现了古人的腧穴形态观、功能观与分类观。腧穴有多种形态特点，是气的出入舍居之处，同时，腧穴的分类方法也有多种，归经类穴仅是其中之一。

第三节　八风：从自然现象到腧穴

八风是古代观念系统中的一个重要概念，与四时、五音、六律、七星等类似，都是古人对自然界基本现象的认识。其中，“四时八风”常连用，是与时节与方位相关的概念。《内经》中一方面直接引入了“四时八风”的概念，用以表达一般的时节与气候，如：

> 《灵枢·官能》：五脏六腑，亦有所藏。四时八风，尽有阴阳，各得其位，合于明堂。[①]
>
> 《素问·上古天真论》：其次有圣人者，处天地之和，从八风之理，适嗜欲于世俗之间，无恚嗔之心。[②]
>
> 《素问·移精变气论》：上古使僦贷季理色脉而通神明，合之金木水火土四时八风六合，不离其常，变化相移，以观其妙，以知其要，欲知其要，则色脉是矣。[③]
>
> 《素问·阴阳类论》：孟春始至，黄帝燕坐，临观八极，正八风之气。[④]

另一方面，“八风”在《内经》中被赋予了病因的意义，与中医学中独特的风邪致病的观念产生了联系，如：

---

① 田代华等整理《灵枢经》，第 142 ~ 143 页。

② 田代华整理《黄帝内经素问》，第 2 页。

③ 田代华整理《黄帝内经素问》，第 25 页。

④ 田代华整理《黄帝内经素问》，第 197 页。

《灵枢·九宫八风》：是故太一入徙，立于中宫，乃朝八风，以占吉凶也……此八风皆从其虚之乡来，乃能病人。[①]

《素问·金匮真言论》：黄帝问曰：天有八风，经有五风，何谓？岐伯对曰：八风发邪，以为经风，触五脏，邪气发病。[②]

《素问·八正神明论》：八正者，所以候八风之虚邪以时至者也。[③]

而对于精熟中医与针灸临床的医者而言，“八风”或为方剂名，如“八风汤”，或为腧穴名，是为“八风穴”。

由上看来，“八风”这一特定的术语内涵丰富，不同的含义之间关联如何，其中颇多转折。

一　八风

风是最常见的自然现象之一，古人很容易对风产生直观的认识。不同的季节有来自不同方向的风，如冬季风多从北方来，夏季风多从南方来。这一自然现象，被古人观测到，同时机械地与其他知识系统结合起来，形成了古人的“八风”的基本观念。

古人对方位与时节有个基本的配合规律，即北方应冬至，东北方应立春，东方应春分，东南方应立夏，南方应夏至，西南方应立秋，西方应秋分，西北方应立冬，将八方分别对应四立、二至、二分。这一观念的形成是古人对多种自然现象观察的结果，不同时节的风向是其中的一个因素，而最主要的因素是古人对北斗的观察。《鹖冠子·环流》有“斗柄东指，天下皆春，斗柄南指，天下皆夏，斗柄西指，天下皆秋，斗柄北指，天下皆冬。斗柄运于上，事立于下，斗柄指一方，四塞俱成。此道之用法也。故日月不足以言明，四时不足以言功”[④]。八方与八个时节的对应关系成为古人的观念系统的基本法则。

① 田代华等整理《灵枢经》，第155～156页。

② 田代华整理《黄帝内经素问》，第6页。

③ 田代华整理《黄帝内经素问》，第54页。

④ 黄怀信：《鹖冠子汇校集注》，中华书局，2004，第76～77页。

准确地授时无疑是农业社会中至关重要的事，古人判断时节的一个重要方法是在不同的时节以律管来候气。音律思想在古代社会中影响至深，律管中空，以候八节之气，在古代被赋予了一定的神秘色彩。[①] 同时，风与气在古典文献中常通用，如《庄子》也将风称为“大块噫气”。据小野泽精一等研究：气的概念原型，或可在殷代甲骨卜辞中所见的“风”和“土”中求得，风是气的别名[②]。所以，风与气异名同类，候八节之气，即是候八节之风。如《吕氏春秋·察传》：“昔者舜欲以乐传教于天下，乃令重黎举夔于草莽之中而进之，舜以为乐正。夔于是正六律，和五声，以通八风，而天下大服。”[③]《淮南子·原道训》：“师旷之聪，合八风之调，而不能听十里之外。”[④]

由是，八风的基本意义是八方之风与八节之风，《吕氏春秋·有始览》《淮南子·坠形训》《史记·律书》中均有八风的记述，八风的名称也很相似，以《史记·律书》为例，八风名为条风、明庶风、清明风、景风、凉风、阊阖风、不周风、广莫风。[⑤] 不难看出，《史记·律书》中的八风有着一定的季节特征，对应八个时节。

《内经》中明确提出八风名称的篇章是《灵枢·九宫八风》，其八风名为凶风、婴儿风、弱风、大弱风、谋风、刚风、折风、大刚风。[⑥] 从这组八风的名称中，很难看到季节特征，却隐含着一定的灾难象征，与同时期文献的八风来源明显不同。据山田庆儿考证，《灵枢·九宫八风》中八风与兵家之风占一脉同源[⑦]。证据见《五行大义》：“《太公兵书》云：坎名大刚风，乾名折风，兑名小刚风，艮名凶风，坤名谋风，

---

① 冯时：《中国天文考古学》，中国社会科学出版社，2007，第 267 页。

② 〔日〕小野泽精一、福永光司、山井涌编《气的思想——中国自然观与人的观念的发展》，李庆译，上海世纪出版集团、上海人民出版社，2007，第 19 ~ 20 页。

③ （汉）高诱注，（清）毕沅校，徐小蛮标点《吕氏春秋》，上海古籍出版社，2014，第 545 页。

④ （汉）刘安撰《淮南子》，第 3 页。

⑤ （汉）司马迁：《史记》，第 1243 ~ 1248 页。

⑥ 田代华等整理《灵枢经》，第 155 ~ 156 页。

⑦ 〔日〕山田庆儿：《古代东亚哲学与科技文化——山田庆儿论文集》，辽宁教育出版社，1996，第 283 ~ 285 页。

巽名小弱风，震名婴儿风，离名大弱风。”①

《内经》中的“八风”为什么与风占家的“八风”有了瓜葛？其实，《灵枢·九宫八风》的八风本身即与占术有关：

> 是故太一入徙，立于中宫，乃朝八风，以占吉凶也。风从南方来，名曰大弱风，其伤人也，内舍于心……风从西南方来，名曰谋风，其伤人也，内舍于脾……风从西方来，名曰刚风，其伤人也，内舍于肺……风从西北方来，名曰折风，其伤人也，内舍于小肠……风从北方来，名曰大刚风，其伤人也，内舍于肾……风从东北方来，名曰凶风，其伤人也，内舍于大肠……风从东方来，名曰婴儿风，其伤人也，内舍于肝……风从东南方来，名曰弱风，其伤人也，内舍于胃……。此八风皆从其虚之乡来，乃能病人。三虚相搏，则为暴病卒死。两实一虚，病则为淋露寒热。犯其雨湿之地则为痿。故圣人避风，如避矢石焉。其有三虚而偏中于邪风，则为击仆偏枯矣。②

然而，该篇的指向却非虚玄的占术，而是“此八风皆从其虚之乡来，乃能病人”。落实到风可以致病的病因观念上来。《内经》中多见的“八风”除了一般意义上的表示气候与时节的“八风”之外，多数是以病因出现的。“风者百病之长也”③，“风者，百病之始也”④，甚至有日本学者认为《内经》信奉“疾病的风一元论”⑤。风气致病的观念，由来已久，可以上溯到殷商时期古人的风神崇拜，而且，正常的风能够带来凉爽与雨水，异常的风能够带来灾害，风具有善恶两性成为古人的一种基本认识⑥。恶风在《内经》中被描述成“虚邪贼风”，须“避之有时”。⑦

---

① （隋）萧吉著，钱航点校《五行大义》，上海书店出版社，2001，第105页。
② 田代华等整理《灵枢经》，第155～156页。
③ 田代华整理《黄帝内经素问》，第39页。
④ 田代华整理《黄帝内经素问》，第5页。
⑤ 相关讨论见何裕民、张晔《走出巫术丛林的中医》，文汇出版社，1994，第150页。
⑥ 参见何星亮《中国自然神与自神崇拜》，上海三联书店，1992，第310页。
⑦ 田代华整理《黄帝内经素问》，第1页。

二 八风的变迁

作为致病因素的“八风”的概念在医学领域中得到强化，在医学语境中，“八风”多数指代病邪，尤其是外感之邪。是以：

《素问·金匮真言论》：八风发邪，以为经风，触五脏，邪气发病。所谓得四时之胜者，春胜长夏，长夏胜冬，冬胜夏，夏胜秋，秋胜春，所谓四时之胜也。①

《素问·移精变气论》：中古之治病，至而治之，汤液十日，以去八风五痹之病，十日不已，治以草苏草荄之枝，本末为助，标本已得，邪气乃服。②

“八风五痹”之病的病状大约是以关节拘挛疼痛为主，“八风”是病因，“五痹”是病状。后世又出现了“八风十二痹”，与此思想颇为接近，《备急千金要方·卷八·诸风第二》：“大续命散：主八风十二痹，偏枯不仁。手足拘急疼痛，不得伸屈。”③ 宋元时期，《内外伤辨惑论·卷上·辨外感八风之邪》径谓：“辨外感八风之邪，或有饮食劳役所伤之重者，三二日间，特与外伤者相似，其余证有特异名者，若不将两证重别分解，犹恐将内伤不足之证，误作有余外感风邪。虽辞理有重复处，但欲病者易辨，医者易治耳。”④

《灵枢·九宫八风论》已有将八风分别内舍某脏腑，如“风从南方来，名曰大弱风，其伤人也，内舍于心”，所以后世有脾风、肺风、肝风等称谓，如《小品方·卷第二·治头面风（论杂风状）诸方》⑤：

春甲乙木，东方清风，伤之者为肝风，入头颈肝俞中。

夏丙丁火，南方汤风，伤之者为心风，入胸胁腑脏心俞中。

---

① 田代华整理《黄帝内经素问》，第6~7页。

② 田代华整理《黄帝内经素问》，第25~26页。

③ （唐）孙思邈著《备急千金要方》，第156页。

④ （宋）李杲著《内外伤辨惑论》，人民卫生出版社，1959，第5页。

⑤ （南北朝）陈延之撰，高文铸辑校《小品方》，中国中医药出版社，1995，第54页。

仲夏戊己土，同南方汤风，伤之者为脾风，入背脊脾俞中。

秋庚辛金，西方凉风，伤之者为肺风，入肩背肺俞中。

冬壬癸水，北方寒风，伤之者为肾风，入腰股四肢肾俞中。

《小品方》五脏之风的观念渊薮亦来自《灵枢·九宫八风论》。另，《备急千金要方·卷八·治诸风方》中云："治脾风方（脾风者，总呼为八风）：灸脾俞挟脊两边各五十壮。凡人脾输无定，所随四季月应病，即灸藏输是脾穴，此法甚妙。"[①] 将脾风总呼为八风，其理由大概是"凡人脾输无定，所随四季月应病"，这一理由也非由病状推断而出，而是与"脾旺四季"这一具有自然主义色彩的医学理论有关。

三　八风散、八风汤、八风丹

后世医家对"八风"导致的诸般病症（多以痹症为主，后世风痹合用，成为常用病名）设了治疗方剂，方名"八风散""八风汤""八风丹"等，如《备急千金要方·卷八·治诸风方》："八风散：主八风十二痹。"[②]《扁鹊心书·神方·八风丹》："治中风，半身不遂，手足顽麻，言语謇塞，口眼㖞斜。服八风汤，再服此丹，永不再发。"[③]

四　八风穴

宋元时期，"八风"开始成为腧穴名，与"八风散""八风汤"的意味相似，"八风穴"的基本旨趣也指向可以驱八风之邪的一组腧穴。《扁鹊神应针灸玉龙经》："脚背红肿疼：八风、委中。"[④]《勉学堂针灸集成·卷一·别穴》："阴独二穴：一名八风，又名八邪。在足四趾间。主治妇人月经不调，须待经定为度；又治足背上红肿。针三分，灸五壮。"[⑤]

---

① （唐）孙思邈著《备急千金要方》，第162页。

② （唐）孙思邈著《备急千金要方》，第157页。

③ （宋）窦材辑《扁鹊心书》，李晓露、于振宣点校，中医古籍出版社，1992，第90页。

④ （元）王国瑞编集，黄龙祥、黄幼民校注《扁鹊神应针灸玉龙经》，载黄龙祥主编《针灸名著集成》，华夏出版社，1996，第444页。

⑤ （清）廖润鸿：《勉学堂针灸集成·卷一·别穴》，第13页。

八风穴至今在临床上仍然常用，列为经外奇穴，定位与古未歧。与药物的“八风汤”“八风散”略有不同的是，八风汤等多治全身的风痹，而八风穴则多治疗足部局限性疼痛，虽然不同的病症都可以被认为是风邪作祟，其驱风的基本旨趣无异，但在临床治疗的具体病症上针刺与方药之间出现了不同。

五　小结

“八风”本是古人一般的自然观念，与六律、七星、九野等结合成为一个具有一定术数色彩的知识体系，其基本含义指八方之风与八节（时）之风，因为风被中医学认为是主要的病因，所以在医学领域，“八风”的致病色彩被强化了，产生了“八风五痹”“八风十二痹”等病名。在此基础上，治疗此类疾病的方剂与腧穴也为后世医家所发明，名之为“八风汤”“八风丹”“八风散”“八风穴”等。

第四节　取穴法

一　阿是穴法

“阿是穴”在临床上的应用很广泛，一般认为，阿是穴是既无具体名称，又无固定部位，以痛处为穴，多治疗局部筋伤疼痛等症的一类穴，与经穴、奇穴并列，但这一理解并不能揭示“阿是穴”的理论内涵。

（一）阿是穴的本质是取穴法

“阿是穴”的提法首见于唐人孙思邈《备急千金要方·灸例》：“故吴蜀多行灸法。有阿是之法，言人有病痛，即令捏其上，若里当其处，不问孔穴，即得便快成（一作“或”）痛处，即云阿是。灸刺皆验，故曰阿是穴也。”[①] 准确理解“阿是穴”的概念意义，首先需对该段文字作考察。一种观点认为，“阿是之法”行于吴蜀之地，今天的吴地方言中“阿是”即为“是不是?”“可是?”的意思，表示询问，又说“阿”是“痛”的意思，因其按压痛处，病人会“阿”（啊）一声，故名为

① （唐）孙思邈著《备急千金要方》，第519页。

“阿是”。[①] 有研究者认为“阿是”系取穴时询问患者该处是否舒快或酸痛之语，临床上不能为“以痛为输”所囿[②]。由是，《备急千金要方》的这段文字可以解释为：医者在病痛之所周围按压，寻找病痛的准确位置，按压的同时询问病人的感觉，语为“阿是?”，若患者感觉疼痛明显或者局部有舒快感，则该处即是治疗的部位，或针或灸，皆验。不过，有学者认为“阿是”没有特定的意义，吴继东提出所谓“阿是”通“阿氏”，泛指庖人、野老等乡间之人，阿是穴即来自民间野老的治疗方法。[③] 于赓哲亦持类似观点，认为阿是穴即“那个穴”，如“阿房宫”，即指“那边的大宫殿”。[④] 吴氏与于氏的观点更为可信。

赵京生认为今人常有将“以痛为输”泛化的趋向，将之与“阿是穴”混淆，其原因是二法在痛症中常并用，仅从“以痛为输”四字理解而不问限定原义的语境，误解延续至今。[⑤] 实则两者概念内涵不同。

笔者认为，阿是穴的取穴其实是个诊断病位的过程，“阿是”不是一类穴，其本质是一种取穴法，应称为“阿是之法”。“阿是法”的临床思想不是从唐代才有的，考察古人寻取治疗部位，多不拘泥于骨度分寸，《灵枢·经筋》中对手足十二经筋之痹以节气命名，如孟春痹、季春痹等，其“治在燔针劫刺，以知为数，以痛为腧”[⑥]。“以痛为腧”，本身就是古人对腧穴特性的一种理解，同时，古人对腧穴的定位并非如后世所想象的那般具有严格的尺寸标准，如：

> 邪在肺……取之膺中外腧，背三节之傍，以手疾按之，快然乃刺之（《灵枢·五邪》）。[⑦]

---

① 比较翔实的讨论见李锄《“阿是”辨释》，收录于李锄、赵京生、吴继东编著《针灸经论选》，人民卫生出版社，1993。

② 叶明柱、冯禾昌：《阿是穴命名辨》，《上海针灸杂志》2005年第24卷第4期，第34页。

③ 吴自东：《“阿是之法”与“阿是穴”新释》，《医古文知识》1990年第2期，第17页。注：吴自东本名吴继东，发表该文时署名为吴自东。

④ 于赓哲没有正式论文阐述该观点，这一看法发表于其社交媒体上。

⑤ 赵京生：《“以痛为输”与“阿是穴”：概念术语考辨》，《针刺研究》2010年第35卷第5期，第388~390页。

⑥ 田代华等整理《灵枢经》，第45页。

⑦ 田代华等整理《灵枢经》，第58页。

皆挟脊相去三寸所，则欲得而验之，按其处，应在中而痛解，乃其俞也（《灵枢·背腧》）。①

灸譩譆，譩譆在背下侠脊傍三寸所，厌之令病者呼譩譆，譩譆应手（《素问·骨空论》）。②

邪客于足太阳之络……刺之从项始数脊椎侠脊，疾按之应手如痛，刺之傍三痏，立已（《素问·缪刺论》）。③

缺盆骨上切之坚痛如筋者灸之（《素问·骨空论》）。④

可见，古人在选穴治病时，十分重视经脉与腧穴的切诊，切有阳性反应，病者痛或快然，然后或针，或灸，或刺血。本章前文已述，《内经》中对腧穴的认识是有具体组织形态特点的，按之有痛，即腧穴的特征之一。所以，“阿是之法”实是导源于《内经》，不过，这一思想在《备急千金要方》中有更为细致的表述，而且，孙思邈还对其做出了理论解释：“凡孔穴在身，皆是脏腑、荣卫、血脉流通，表里往来各有所主，临时救难，必在审详。人有老少，体有长短，肤有肥瘦，皆须精思商量，准而折之，无得一概，致有差失。其尺寸之法，依古者八寸为尺，仍取病者男左女右手中指上第一节为一寸。亦有长短不定者，即取手大拇指第一节横度为一寸，以意消息，巧拙在人。其言一夫者，以四指为一夫，又以肌肉、纹理、节解、缝会、宛陷之中，及以手按之，病者快然，如此仔细安详用心者，乃能得之耳。”⑤ 在“肌肉、纹理、节解、缝会、宛陷之中”，“以手按之，病者快然”，这里才是阿是之法的真义。后世对这一取穴法另有一术语名之“揣穴”，首见于《普济方·针灸门·折量取腧穴法》：“或有人手长身短，或身长手短，或人长胸腹短，或人短胸腹长，揣穴尤宜用意。”⑥《针灸大成·经络迎随设为问

① 田代华等整理《灵枢经》，第107页。

② 田代华整理《黄帝内经素问》，第111页。

③ 田代华整理《黄帝内经素问》，第123页。

④ 田代华整理《黄帝内经素问》，第113页。

⑤ （唐）孙思邈著《备急千金要方》，第518页。

⑥ （明）朱橚等编《普济方》（第十册），人民卫生出版社，1983，第43页。

答》记载："凡下针之法，先用左手揣穴爪按，令血气开舒，乃可纳针。"① 同时《针灸大成·三衢杨氏补泻》中对揣穴法有详细的描述，"凡点穴，以手揣摸其处，在阳部筋骨之侧，陷者为真。在阴部郄腘之间，动脉相应。其肉厚薄，或伸或屈，或平或直，以法取之，按而正之，以大指爪切掐其穴，于中庶得进退，方有准也"②，与《备急千金要方》所述的取穴法一脉相承。

(二) 阿是穴演变为类穴

"阿是之法"被医家多有验证，《针灸资生经·背痛》中说："背疼乃作劳所致。技艺之人，与士女刻苦者，多有此患（士之书学，女之针指，皆刻苦而成背疼矣）。色劳者亦患之，晋之景公是也，惟膏肓为要穴。予尝于膏肓之侧，去脊骨四寸半，隐隐微疼，按之则疼甚。谩以小艾灸三壮，即不疼。它日复连肩上疼，却灸肩疼处愈。方知《千金方》阿是穴犹信云。"③ 本是一种取穴法，但由于针灸临床腧穴处方渐有体系，一病一症往往多穴治疗，腧穴也有了固定的部位与名称，所以，原泛用于腧穴取穴的阿是之法，在后世渐渐演变成经穴之外的独立类穴。

其实，从《备急千金要方》中提出"阿是穴"的名称开始，这一倾向就已初现端倪了。后世的针灸著作中常将阿是穴与其他经穴并列作为针灸处方，如《勉学堂针灸集成·卷二·颊颈》："项强：风门、肩井、风池、昆仑、天柱、风府、绝骨，详其经络治之，兼针阿是穴。随痛随针之法，详在于手臂酸痛之部，能行则无不神效。"④

阿是穴在后世亦有其他称谓，称作"天应穴""不定穴"，亦有作"奇穴"者。《东医宝鉴·针灸篇》中记载："散刺者，散针也。因杂病而散用其穴，因病之所宜而针之，初不拘于流注，即天应穴。《资生

① （明）杨继洲原著，黄龙祥、黄幼民点校《针灸大成》，载黄龙祥主编《针灸名著集成》，第 867 页。

② （明）杨继洲原著，黄龙祥、黄幼民点校《针灸大成》，载黄龙祥主编《针灸名著集成》，第 865 页。

③ （宋）王执中：《针灸资生经》，上海科学技术出版社，1959，第 7 页。

④ （清）廖润鸿：《勉学堂针灸集成·卷二·颊颈》，第 7 页。

经》所谓阿是穴是也。”[①]《东医宝鉴》云天应穴“不拘于流注”，即《备急千金要方》之“不问孔穴”。《勉学堂针灸集成·卷一·别穴》记载：“阿是穴：谓当处也，又名天应穴也。”[②] 丹波元简则将“以痛为腧”释为天应穴：“以痛为腧，马云：其所取之俞穴，即痛处是也。俗云天应穴者。”[③] 王国瑞在《扁鹊神应针灸玉龙经》中首载《玉龙歌》“浑身疼痛疾非常，不定穴中宜细详。有筋有骨须浅刺，灼艾临时要度量”[④]，提出了“不定穴”，王国瑞注曰：“不定穴：又名天应穴，但疼痛便针，针则卧，针出血无妨，可少灸。”[⑤]《针方六集·附针经不载诸家奇穴二十八》中谓：“天应穴，即《千金方》阿是穴，《玉龙歌》谓之不定穴。”[⑥] 日本医家原昌克《经穴汇解·奇穴部》记载“奇穴者，乃所谓阿是、天应是也，而无共名目者，及此土灸法，传汉地者，载在《神应经》”[⑦]，将奇穴与阿是穴、天应穴等同。

可见，阿是穴在后世有多种名称，其基本特点是“不拘于流注”，以痛处为穴，而且渐将阿是穴视为独立于经穴系统之外的类穴。这一分类取向与《内经》中普遍适用的阿是之法有所不同。

（三）阿是法适用于所有腧穴

将阿是穴作为类穴认识，是基本孔穴定位渐渐固化之后的观念，与经外奇穴独立类穴的过程相似。经穴是腧穴归经后的概念。《内经》中即有一定的腧穴归经的思想，后《黄帝明堂经》《针灸甲乙经》将四肢部分的腧穴归经，宋代王惟一奉诏编修《铜人腧穴针灸图经》时，“考

---

① 〔朝鲜〕许浚等著《东医宝鉴》，人民卫生出版社，1955，第777页。

② （清）廖润鸿：《勉学堂针灸集成·卷一》，第10页。

③ 〔日〕丹波元简：《灵枢识·卷三》，上海科学技术出版社，1957，本卷第15页。

④ （元）王国瑞编集，黄龙祥、黄幼民校注《扁鹊神应针灸玉龙经》，载黄龙祥主编《针灸名著集成》，第428页。

⑤ （元）王国瑞编集，黄龙祥、黄幼民校注《扁鹊神应针灸玉龙经》，载黄龙祥主编《针灸名著集成》，第428页。

⑥ （明）吴崑编撰，黄龙祥、董秀琴点校《针方六集》，载黄龙祥主编《针灸名著集成》，华夏出版社，1996，第1067页。

⑦ 〔日〕原昌克编辑《经穴汇解》，中医古籍出版社，1982，第443页。

明堂气穴经络之会，制铜人式，又纂集旧闻，订正讹谬”①，在《黄帝明堂经》《针灸甲乙经》的基础上增补5穴，成354穴，全部归于十二经脉与任督二脉，后世一直沿用。《黄帝明堂经》之外尚有的诸家腧穴记录，如《备急千金要方》《千金翼方》《肘后备急方》《外台秘要》中均载有不少腧穴，因未能归经，后世均归于奇穴。所以腧穴本无所谓奇正，归经即经穴，未归经者为奇穴。而且，在腧穴归经过程中，尚有许多不确定因素曾或多或少地产生过影响②。而阿是穴经由《备急千金要方》提出概念之后，自然独立于经穴奇穴之后，成为一类穴。

由是，阿是穴的本质是取穴法，在“肌肉、纹理、节解、缝会、宛陷之中”，“以手按之，病者快然”，即腧穴所在。笔者考察《内经》中腧穴，发现早期的腧穴多具有实体形态，气穴、骨空、溪谷、络脉、脉动、筋结、压痛等都是早期腧穴的形态（详见本章第一节）。另外，随着临床发展，我们尚可以发现其他形态的腧穴，如皮肤的凸起、皮损、色素沉着、温度敏感区域等。彭增福通过比较，提出西方针刺疗法之激痛点与传统针灸腧穴在解剖部位、临床主治及针刺引发的线性感传诸方面，都十分相似③。杨国法等进一步阐述了阿是穴与扳机点（激痛点）的高度相似性，提出阿是穴很多时候可能是中央扳机点或附着扳机点，这时的阿是穴是可以立体定位的退变挛缩的肌小节④。

所谓阿是穴，并不局限于痛处，以上所述的诸种体表形态都是阿是法取穴的依据。作为临床上寻找腧穴的过程，阿是取穴之法可广泛适用于所有腧穴。依据腧穴的形态运用阿是法取穴不仅是《内经》中腧穴理论的真义所在，同时符合临床实际。从这一意义上说，所有腧穴都可被视为阿是穴（这里的腧穴是指有治疗价值的腧穴，只有体表标志而没

---

① （宋）李焘著，（清）黄以周等辑补《续资治通鉴长编》，上海古籍出版社影印浙江书局本，1985，第942页。

② 王勇：《经穴定位分歧的基本因素分析》，中国中医科学院博士学位论文，2005。

③ 彭增福：《西方针刺疗法之激痛点与传统针灸腧穴的比较》，《中国针灸》2008年第28卷第5期，第349~352页。

④ 杨国法、靳聪妮、原苏琴：《阿是穴的现代医学解析》，《中国针灸》2012年第32卷第2期，第180~182页。

有治疗意义的腧穴不在其内，如乳中)。事实上，凡是有治疗意义的腧穴，有一个共同的特征，即局部的异常变化，这正是阿是法取穴的依据，找到异常变化的区域即治疗的区域。由此可以设想，如果人体处于生理状态是不需要治疗的，所谓的阿是穴（腧穴）即不会反应出来，即使有异常变化亦无临床意义，从这一角度言，腧穴只有在一定的病理状态下才有意义。

总之，阿是穴本质上是一种取穴方法，此法导源于《内经》，与《内经》的腧穴形态相应，是早期的主要取穴方法。《备急千金要方》提出阿是穴的概念，在腧穴归经的背景下，渐渐成为类穴。腧穴归经与阿是穴类别化在客观上造成了临床取穴方法的变异：骨度分寸法取经穴、奇穴，阿是法成为阿是穴的特定取穴方法。这一背离经典同时不符合临床实际的趋势影响至今。

二 同身寸法

（一）同身寸

《灵枢·骨度》中描述了长七尺五寸之人的“骨节之大小、广狭、长短”，由此而定“经脉之长短”。据此即可以选穴，这是目前仍为临床所常用的骨度分寸取穴法。《灵枢·骨度》中尺寸是古人实际测量的结果，而且，由骨度还可以推测器官的大小长短，如：“缺盆以下至髑骬长九寸，过则肺大，不满则肺小。髑骬以下至天枢长八寸，过则胃大，不及则胃小。天枢以下至横骨长六寸半，过则回肠广长，不满则狭短。”[①] 长七尺五寸应该是当时较为大众的身材，所谓“众人骨之度”[②]，以“众人骨之度”的分寸不会适合于所有的人，古人规避这个矛盾的办法有两个。其中一种可参见杨上善的注解：

> 众人之中，又为三等：七尺六寸以上，名为大人；七尺四寸以下，名为小人；七尺五寸，名为中人。今以中人为法，则大人小人皆以为定。何者？取一合七尺五寸人身量之，合有七十五分，则七

① 田代华等整理《灵枢经》，第49页。

② 田代华等整理《灵枢经》，第50页。

尺六寸以上大人，亦准为七十五分，七尺四寸以下乃至婴儿，亦准七十五分，以此为定，分立经脉长短并取空穴。[1]

这一注解是将骨度分寸看作比例尺寸，所以无论是幼儿、成人还是高矮、肥瘦，都适于这一骨度比例尺寸。这一方法沿用至今，即现在临床应用的骨度分寸取穴法。另外，《备急千金要方·灸例》提出同身寸的概念，也是一种解决方案：

人有老少，体有长短，肤有肥瘦，皆须精思商量，准而折之，无得一概，致有差池。其尺寸之法，依古者八寸为尺，仍取病者男左女右手中指上第一节为一寸。亦有长短不定者，即取手大拇指第一节横度为一寸，以意消息，巧拙在人。其言一夫者，以四指为一夫，又以肌肉、纹理、节解、缝会、宛陷之中，及以手按之，病者快然，如此仔细安详用心者，乃能得之耳。[2]

由此，同身寸成为与骨度分寸并行的临床取穴方法。

（二）以意消息，巧拙在人

相比按照骨度的比例取穴，同身寸的方法略失于粗略。现在也有研究者选择形体健全的人或患者 63 人，以厘米为单位测量 3 种手指同身寸的长度与 6 种骨度分寸的长度，再用每一种指寸的长度分别测量每一骨度分寸的长度，所得出的寸数再与该骨度规定的寸数比较，结果发现绝大多数人手指同身寸与骨度规定的分寸有差异。[3] 但是由此否认同身寸的应用价值是不妥的。一是用同身寸法取穴较骨度法方便，尤其是在四肢部位取穴更是如此。更为重要的是，同身寸法唯其粗略才更加符合临床实用。临床取穴不能务必按照骨度分寸法以求精准，精准的骨度法易致临床取穴的死板定位。“以意消息，巧拙在人”才是临床活法，下文又言：“又以肌肉、纹理、节解、缝会、宛陷之

① （隋）杨上善撰注《黄帝内经太素》，第 228～229 页。

② （唐）孙思邈著《备急千金要方》，第 58 页。

③ 马翔、唐井钢、杨雁等：《腧穴定位方法中指寸法与骨度分寸法的差异》，《天津中医药》2009 年第 26 卷第 5 期，第 385～387 页。

中，及以手按之，病者快然，如此仔细安详用心者，乃能得之耳。”肌肉、纹理、节解、缝会、宛陷之中，常是腧穴所在，然后用阿是穴法以取穴，亦即后世所说的“揣穴”。

由是，骨度分寸法与同身寸法都是古人取穴的方法，骨度分寸源于古人测量常人身材所得的数据，出于《灵枢》，被古人用于腧穴的定位参考。同身寸法出于《备急千金要方》，是为了避免不同身材骨度带来的取穴差异而创立的一种较为简易的取穴法，取病者自身男左女右手中指上第一节为一寸或手大拇指第一节横度为一寸，以四指为一夫，同时指出临床需以手按腧穴所在之处，病者觉快然方取是穴，临床以意消息，方为实用。

第五节　根结标本：腧穴效应的借喻

《标幽赋》言：“更穷四根三结，依标本而治无不痊。”[①] 这里提到了根结与标本，根结与标本理论是针灸经典理论中独具特色的内容，理解标本根结，可以深化对经络腧穴理论以及针灸治疗规律的认识。

一　根结

根结的内容出于《灵枢·根结》，部分亦见于《素问·阴阳离合论》。《灵枢·根结》：

> 太阳根于至阴，结于命门。命门者，目也。阳明根于厉兑，结于颡大。颡大者，钳耳也。少阳根于窍阴，结于窗笼。窗笼者，耳中也。……太阴根于隐白，结于太仓。少阴根于涌泉，结于廉泉。厥阴根于大敦，结于玉英，络于膻中。[②]

① （明）杨继洲原著，黄龙祥、黄幼民点校《针灸大成》，载黄龙祥主编《针灸名著集成》，第821页。

② 田代华等整理《灵枢经》，第17～18页。

足六经之根至阴、厉兑、窍阴、隐白、涌泉、大敦都是位于下肢末端的井穴，结位于胸腹头面部。对于结部的理解有一些疑问，部分医家认为结部是某些腧穴，如马莳《黄帝内经灵枢注证发微》对《根结》篇名的解释："根于某穴，结于某穴，故名篇。"① 马氏将六经之结解释为：睛明、头维、听宫（或天窗）、中脘、廉泉、玉堂、膻中等腧穴。这一观点其实是对经典的误读。《灵枢·根结》篇中已经对足六经结部做了注解：命门者，目也；颡大者，钳耳也；窗笼者，耳中也，三处均为头面部的部位或器官。太阴结于太仓，虽然中脘穴一名太仓（据《针灸甲乙经》)，但此处太仓指的是胃，《灵枢·胀论》："胃者，太仓也。"② 廉泉此处亦不指腧穴，《素问·刺疟论》"舌下两脉者，廉泉也"③，指舌下。玉英，此处指前阴部。膻中，指胸部，《灵枢·胀论》："膻中，心主之宫城也。"④

根是下肢的井穴，结是胸腹部的某部位或器官。考察根结的本义，根系植物之根，引申为根本、本原之义；结，《说文》："缔也"，引申为归结、结果之义。如果将人体比喻为一株植物，根在下，结在上，结之部位的病理状态须在根部调整。所以，根结理论揭示的是下肢肢端腧穴对头面、胸、腹相应部位的治疗效应。如果从经脉去理解，根与结可以理解为经脉的起始与终结部位，即经脉的"终始"，是故《灵枢·根结》首段云："九针之玄，要在终始。故能知终始，一言而毕，不知终始，针道咸绝。"⑤

《灵枢·根结》篇后还有一段"根溜注入"的内容："足太阳根于至阴，溜于京骨，注于昆仑，入于天柱、飞扬也。足少阳根于窍阴，溜于丘墟，注于阳辅，入于天容、光明也。足阳明根于厉兑，溜于冲阳，注于下陵，入于人迎、丰隆也。手太阳根于少泽，溜于阳谷，注于小海，入于天窗、支正也。手少阳根于关冲，溜于阳池，注于支沟，入于

---

① （明）马莳著，王洪图、李砚青点校《黄帝内经灵枢注证发微》，第37页。

② 田代华等整理《灵枢经》，第80页。

③ 田代华整理《黄帝内经素问》，第74页。

④ 田代华等整理《灵枢经》，第80页。

⑤ 田代华等整理《灵枢经》，第17页。

天牖、外关也。手阳明根于商阳，溜于合谷，注于阳溪，入于扶突、偏历也。"[①] 根结与根溜注入的内容有一些交叉的成分，两者都是从四肢末端向心方向描述，所不同的是根溜注入说明了具体腧穴，这一形式与五输穴有些类似，值得注意的是，根溜注入的“入”穴其中有一个分布于颈项部。可以基本确定的是，根结、根溜注入、五输穴以及下文将阐述的标本等理论形式在文本上有一定的亲缘关系。

二 标本

标本理论出于《灵枢·卫气》：

> 足太阳之本在根以上五寸中，标在两络命门。命门者，目也。足少阳之本在窍阴之间，标在窗笼之前。窗笼者，耳也。足少阴之本在内踝下上三寸中，标在背腧与舌下两脉也。足厥阴之本在行间上五寸所，标在背腧也。足阳明之本在厉兑，标在人迎颊挟颃颡也。足太阴之本在中封前上四寸之中，标在背腧与舌本也。[②]
>
> 手太阳之本在外踝之后，标在命门之上一寸也。手少阳之本在小指次指之间上二寸，标在耳后上角下外眦也。手阳明之本在肘骨中上至别阳，标在颜下合钳上也。手太阴之本在寸口之中，标在腋内动脉也。手少阴之本在锐骨之端，标在背腧也。手心主之本在掌后两筋之间二寸中，标在腋下三寸也。[③]

从描述句式以及内容来看，标本与根结理论有较多的重合内容，主要的不同是标本有手足十二标本，而根结仅描述了足六经根结。参考出土的早期经脉文献《阴阳十一脉灸经》《足臂十一脉灸经》，经脉理论中足六经的意义较之手六经更为核心，所以根结理论较之标本理论更接近出土文献中的经脉思想[④]。然而，随着手足十二标本描述部位的增

① 田代华等整理《灵枢经》，第 18 页。

② 田代华等整理《灵枢经》，第 108 页。

③ 田代华等整理《灵枢经》，第 108 ~ 109 页。

④ 参见赵京生、张民庆、史欣德《论足六经的特殊意义》，《上海中医药杂志》2000 年第 12 期，第 36 ~ 37 页。

加，当代学者有更多的思考空间来探讨经脉的意义，黄龙祥先生通过对十二标本相关文献的详细考察，得出结论，十二经标本原本是脉诊部位，其理论内涵是基于对四肢部与头面胸腹部分别有着相同主治效应的脉诊部位这一客观经验而得到的主观联系。[①]

三　理论内涵

追究根结、标本理论的内涵，是我们理解经脉的重要途径。根结、标本理论比十二经脉流注理论更为朴素，从某些特点看与五输穴亦有亲缘。标本与根结理论共同提示了四肢肘膝关节以下的腧穴与头面胸腹特定部位有关联，可以推测，古人通过脉诊、临床观察等实践方式发现了人体上下某些部位的联系，而四肢部位的腧穴又可以对头面胸腹某些特定器官的病症有治疗效应，经验的积累需要理论表达，所以古人借用根结与标本的比喻来说明人体四肢（治疗部位）与头面胸腹（效应部位）的关系。

第六节　常用类穴解读

按照一般的腧穴分类方法，腧穴可以分为经穴、经外奇穴与阿是穴三类。阿是穴前文已述，其实质是一种取穴法，适用于所有腧穴，不应被视为类穴。穴位归经也有一个很长的历史过程，形成较为固化的经脉归属是北宋《铜人腧穴针灸图经》才开始的。《内经》中部分篇章虽然有穴位归经的思想，但是归经类穴也只是腧穴分类的一种方式。《内经》中更多的是根据部位类穴，如大家较为熟悉的五输穴，均在肘膝关节以下，其中井穴在肢端，荥穴、输穴在掌指（跖趾）关节或腕踝关节附近，合穴在肘膝关节附近。现在一般称为特定穴的腧穴基本上是根据部位分类的。《内经》中还有部分腧穴是以功能类穴的，如“热俞”“水俞”，其实也与部位有关。[②] 本节选择目前仍然比较常用的类穴，分

① 黄龙祥：《中国针灸学术史大纲》，第187~209页。

② 相关讨论见赵京生《热俞水俞析》。

别简析其源流与意义。

一　原穴

十二原穴是针灸理论领域的核心概念，出于《灵枢·九针十二原》。《灵枢·九针十二原》中的十二原穴理论形态与后世通行说法不同，二者立论思路各有侧重。

（一）原本之穴

原穴，从字义来说，是原本之穴。原，《说文·泉部》“原，水泉本也”[①]；《礼记·孔子闲居》“必达于礼乐之原”[②]，郑玄注“原，犹本也”[③]，从这个意义来说，原穴，就是本原之穴。《灵枢·九针十二原》篇中未涉及十二经脉理论，所以，我们也不能想当然地将原穴与十二经脉相联系，至少不能不假思索地盲目联系。事实上也是如此，《灵枢·九针十二原》中的十二原，是指五脏之原：“十二原者，五脏之所以禀三百六十五节气味也。”[④] 所以，该处的十二原是指五脏之气经过和留止的部位，与十二经脉无关。与此相适应，十二原穴也是主治五脏病症的重要穴位，“五脏有疾，当取之十二原”[⑤]，“五脏有疾也，应出十二原”[⑥]。

（二）两种形态的十二原

《灵枢·九针十二原》中的十二原穴是一种较早的理论形态。该篇中论述了十二原穴与五脏疾病的关联，指出十二原穴是治疗五脏疾病的一组重要腧穴。根据《灵枢·九针十二原》，这里的十二原穴是：肺之原太渊；心之原大陵；肝之原太冲；脾之原太白；肾之原太溪；膏之原鸠尾；肓之原脖胦。[⑦] 显然这里的十二原穴是指五脏之原与膏、肓之原。与此不同，《灵枢·本输》中提出六阳经的原穴：足太阳之原京

---

① （汉）许慎撰《说文解字》，第239页。

② （元）陈澔注，金晓东校点《礼记》，上海古籍出版社，2016，第581页。

③ 《礼记正义》第七册，中华书局聚珍仿宋版印，第2057页。

④ 田代华等整理《灵枢经》，第3页。

⑤ 田代华等整理《灵枢经》，第3页。

⑥ 田代华等整理《灵枢经》，第3～4页。

⑦ 田代华等整理《灵枢经》，第4页。

骨；足少阳之原丘墟；足阳明之原冲阳；手少阳之原阳池；手太阳之原腕骨；手阳明之原合谷。[①] 后经《针灸甲乙经》补充了神门，将五脏之原穴与六阳经之原穴合为十二原，是为十二原穴。

可以说，《针灸甲乙经》中的十二原穴更被后世认同。现在一般意义上的十二原穴即指十二经原穴。这是由于十二经脉作为针灸医学的核心理论，十二经原穴也就确立了当然的价值，十二经原穴的理论形态也更易传承。十二原穴最为重要的临床意义却体现在《灵枢·九针十二原》的论述中，“五脏有疾，当取之十二原”。

（三）四关与原穴

那么，十二原的分布特点是什么？《灵枢·九针十二原》中提到，“十二原出于四关”，这里还有一个概念——“四关”需要澄清。元代窦汉卿所作《标幽赋》中有“寒热痹痛，开四关而已之”[②]，此处的“四关”指的是合谷、太冲二穴。显然，《灵枢·九针十二原》中的四关未指代具体腧穴。关是关隘之意，四关是人体的四个重要关隘。目前，有关四关的理解主要有两种，一是指代腕踝关节，多数学者持此观点；亦有学者认为四关是指代腕、踝、膈、脐四个部位[③]。从《灵枢·九针十二原》原文分析，应以后者解释为长。“十二原出于四关”，五脏原穴都在腕踝关节附近，膏之原鸠尾与肓之原脖胦却在膈部与脐部。膈部与脐部是人体胸腹腔的重要关隘，与腕踝关节合为四关，为原穴之所出之地。

同时，《灵枢·九针十二原》原文中的十二原的位置也体现出作者对原穴主治五脏疾病的一种认识，即近取胸腹部腧穴（膏之原、肓之原），远取腕踝部腧穴（五脏之原），符合腧穴主治的一般原则。

二　五输穴

五输穴理论也是腧穴理论中的核心内容之一。《灵枢·九针十二

---

① 田代华等整理《灵枢经》，第5~7页。

② （明）杨继洲原著，黄龙祥、黄幼民点校《针灸大成》，载黄龙祥主编《针灸名著集成》，第819页。

③ 李艳梅、高树中：《“四关”辨析》，《中国针灸》2005年第25卷第5期，第340~342页。

原》"所出为井，所溜为荥，所注为俞，所行为经，所入为合，二十七气所行，皆在五腧也"[①]，提出五输的概念，五输穴的具体内容出于《灵枢·本输》，该篇具体陈述了除手少阴心经（本篇中所述手少阴五输穴实是手厥阴之五输穴）之外的五输穴的出、溜、注、过、行、入，至《针灸甲乙经》补充了手少阴心经的五输穴。

（一）五输穴的理论来源

五输穴内容与《灵枢·根结》中"根、溜、注、入"的内容有交织。《灵枢·根结》描述了手足六阳经的"根、溜、注、入"，其内容为：

> 足太阳根于至阴，溜于京骨，注于昆仑，入于天柱、飞扬也。足少阳根于窍阴，溜于丘墟，注于阳辅，入于天容、光明也。足阳明根于厉兑，溜于冲阳，注于下陵，入于人迎、丰隆也。手太阳根于少泽，溜于阳谷，注于小海，入于天窗、支正也。手少阳根于关冲，溜于阳池，注于支沟，入于天牖、外关也。手阳明根于商阳，溜于合谷，注于阳溪，入于扶突、偏历也。此所谓十二经者，盛络皆当取之。[②]

从字面意义上看，"出、溜、注、行、入"与"根、溜、注、入"都是对水流流注的描述，考察"根、溜、注、入"诸穴与五输穴也有一部分相同，其中根穴与注穴多为五输穴的井穴与经穴，而溜穴与入穴则为原穴、络穴以及一组颈部腧穴。按，六阳经原穴出于《灵枢·本输》，即是这一组溜穴，《本输》："是谓五脏六腑之俞，五五二十五俞，六六三十六俞也。六腑皆出足之三阳，上合于手者也。""所过为原"与"出、溜、注、行、入"本来就是一组穴，所以，原穴也可被视为五输穴。《根结》中一组入于颈部的腧穴，在《灵枢·本输》中亦有体现，是在一段中集中论述的：

---

① 田代华等整理《灵枢经》，第 3 页。

② 田代华等整理《灵枢经》，第 18 页。

缺盆之中，任脉也，名曰天突。一次任脉侧之动脉，足阳明也，名曰人迎；二次脉手阳明也，名曰扶突；三次脉手太阳也，名曰天窗；四次脉足少阳也，名曰天容；五次脉手少阳也，名曰天牖；六次脉足太阳也，名曰天柱；七次脉颈中央之脉，督脉也，名曰风府。腋内动脉，手太阴也，名曰天府。腋下三寸，手心主也，名曰天池。[①]

虽然两篇中涉及的颈部穴不尽相同，但两者之间的联系却毋庸置疑。由此看来，《灵枢·根结》中的手足六阳经“根、溜、注、入”的腧穴除了一组入穴外都出现在《灵枢·本输》，《本输》中未见的一组入穴见于《灵枢·经脉》，是为一组络穴。

从描述的成熟程度来看，《本输》较《根结》要成熟，可以基本上判定《本输》的部分内容来源于《根结》。从“根、溜、注、入”与五输穴“出、溜、注、行、入”的流注方向来看，两者都体现了经气由四肢末端向肘膝关节流注的特点，这一特点与从张家山、马王堆出土的简帛脉书所述的经脉流注方向是一致的。按赵京生先生的观点，五输穴理论与“根、溜、注、入”理论可以视为较十二脉理论更为朴素的十一脉理论模式。[②]

（二）五输穴的刺法与主病

关于五输穴的刺法，散见于《内经》《难经》各篇，比较完整的叙述如下。

脏主冬，冬刺井；色主春，春刺荥；时主夏，夏刺俞；音主长夏，长夏刺经；味主秋，秋刺合。是谓五变以主五输。[③]（《灵枢·顺气一日分四时》）

病在脏者，取之井；病变于色者，取之荥；病时间时甚者，取之俞；病变于音者，取之经；经满而血者，病在胃；及以饮食不节

---

① 田代华等整理《灵枢经》，第8页。

② 赵京生：《针灸经典理论阐释（修订版）》，第16～19页。

③ 田代华等整理《灵枢经》，第93页。

得病者，取之于合，故命曰味主合。是谓五变也。[①]（《灵枢·顺气一日分四时》）

经言春刺井，夏刺荥，季夏刺俞，秋刺经，冬刺合者，何谓也？然：春刺井者，邪在肝；夏刺荥者，邪在心；季夏刺俞者，邪在脾；秋刺经者，邪在肺；冬刺合者，邪在肾。[②]（《难经·七十四难》）

井主心下满，荥主身热，俞主体重节痛，经主喘咳寒热，合主逆气而泄。[③]（《难经·六十八难》）

以上叙述中，除了《难经·六十八难》，其余的五输穴刺法与主病都与时令有关。四时刺法是在天人相应的观念下产生的，针法合于天道是早期针灸理论形成的基本观念。关于五输穴的四时刺法，在《内经》《难经》诸篇中说法也不相同，《灵枢·顺气一日分四时》提到，冬刺井，春刺荥，夏刺俞，长夏刺经，秋刺合，以及该篇中所谓"病在脏者，取之井；病变于色者，取之荥；病时间时甚者，取之俞；病变于音者，取之经；经满而血者，病在胃；及以饮食不节得病者，取之于合"，这一组五输穴主病特点并非实践的总结，而是古人在四时刺法的基础上结合当时的"脏主冬""色主春""时主夏"等一般观念而设计的。《难经·七十四难》中"春刺井""夏刺荥""季夏刺俞""秋刺经""冬刺合"也是古人在五行思想的影响下而设的五输穴刺法，临床意义不大。赵京生等对五输穴四时刺法的形成轨迹有深入考证[④]，其基本观点是四时针刺在天人合一的观念影响下，经历了由针刺不同深浅的部位或腧穴向针刺五输穴的演变，演变过程中渗透了当时的一般观念，相当一部分理论内容不反映腧穴的应用。

《难经·六十八难》中"井主心下满，荥主身热，俞主体重节痛，经主喘咳寒热，合主逆气而泄"，被认为是五输穴的经典主治方向，但

① 田代华等整理《灵枢经》，第93页。

② 高丹枫、王琳校注《黄帝八十一难经》，第213页。

③ 高丹枫、王琳校注《黄帝八十一难经》，第201页。

④ 赵京生、史欣德：《四时针刺与五输穴》，《中国针灸》2009年第29卷第10期，第835~839页。

未知其观点来源，根据《难经》对五行学说的遵循，笔者怀疑这一组主病也与五行观念有关，但证据不足。

三 络穴

络穴与络脉有什么关系？目前对络穴的理解有哪些误区？

（一）络穴由络脉所生

《灵枢·经脉》是一篇经典的经脉文献，描述了十二经脉的循行与病候，同时描述了十五络脉的分布与虚实病候。该篇还提出了经脉与络脉的区别：

> 经脉十二者，伏行分肉之间，深而不见；其常见者，足太阴过于内踝之上，无所隐故也。诸脉之浮而常见者，皆络脉也。①
>
> 雷公曰：何以知经脉之与络脉异也？黄帝曰：经脉者常不可见也，其虚实也以气口知之，脉之见者皆络脉也。雷公曰：细子无以明其然也。黄帝曰：诸络脉皆不能经大节之间，必行绝道而出入，复合于皮中，其会皆见于外。②

经脉伏行于分肉之间深而不见，其虚实可以通过气口知之（气口即气之口，指体表动脉搏动处），而络脉浮而常见，所以可以从体表诊察之。该篇列举了十五条较大的络脉，作者认为，这十五条络脉系从经脉别出，故谓之“某某之别”。

十五络脉各有一名，列缺，通里，内关，支正，偏历，外关，飞扬，光明，丰隆，公孙，大钟，蠡沟，尾翳，长强，大包。络脉浮而可见，十五络脉为络脉中之大络也当可见，这里的十五络应当是古人对体表脉络的实际观察，体表所见的络脉其循行一般模糊且局限，且时隐时显，所以十五络脉循行描述多较简洁。但是十五络脉的起点多有明确位置，如：“手太阴之别，名曰列缺，起于腕上分间，并太阴之经

① 田代华等整理《灵枢经》，第38页。

② 田代华等整理《灵枢经》，第38页。

直入掌中，散入于鱼际"[1]；"脾之大络，名曰大包，出渊腋下三寸，布胸胁"[2]。这些明确的起始部位渐渐演变为腧穴，络脉名自然就演变为腧穴名了。对体表络脉的命名在《内经》中多有例证，如《素问·刺腰痛》[3]：

> 刺厥阴之脉，在腨踵鱼腹之外，循之累累然，乃刺之。
>
> 刺解脉，在膝筋肉分间郄外廉之横脉出血，血变而止。
>
> 刺同阴之脉，在外踝上绝骨之端，为三痏。

这里的厥阴之脉、解脉、同阴之脉显然不是经脉，本质乃是腧穴，是治疗部位。十五络脉的主要临床意义也非其络脉的循行路径，而是其病候的表现，如"手太阴之别，名曰列缺……其病实则手锐掌热；虚则欠㰦，小便遗数，取之去腕半寸。别走阳明也"[4]，"手少阴之别，名曰通里……其实则支膈，虚则不能言，取之掌后一寸，别走太阳也"[5]，有具体的病候，也有具体的治疗部位，十五络脉的起始部演变为腧穴的条件更为成熟。

《针灸甲乙经》中将四肢部分经类穴，列缺、内关等络脉名称即被改为腧穴名，而且加了刺灸方法，如："列缺，手太阴之络，去腕上一寸五分，别走阳明者。刺入三分，留三呼，灸五壮。"[6]"内关，手心主络，在掌后去腕二寸，别走少阳。刺入二分，灸三壮。"[7]

同时，尾翳（《针灸甲乙经》中列为鸠尾的别名）、大包、长强也记述为腧穴。十五络穴的概念与内容由此形成。

（二）十五络还是十六络

《素问·平人气象论》："胃之大络，名曰虚里，贯膈络肺，出于左

---

① 田代华等整理《灵枢经》，第 39 页。
② 田代华等整理《灵枢经》，第 40 页。
③ 田代华整理《黄帝内经素问》，第 81 页。
④ 田代华等整理《灵枢经》，第 39 页。
⑤ 田代华等整理《灵枢经》，第 39 页。
⑥ 黄龙祥校注《黄帝针灸甲乙经》，第 174 页。
⑦ 黄龙祥校注《黄帝针灸甲乙经》，第 176 页。

乳下，其动应衣，脉宗气也。”[①] 这里的叙述方式与十五络中脾之大络的描述相似：“脾之大络，名曰大包。出渊腋下三寸，布胸胁。”[②] 所以，有医书将胃之大络纳入十五络脉体系，共称十六络脉，如清代陈修园《医学实在易·卷一》有《十六络诗》[③]，而且将脾胃除了本经络穴之外另有一大络做了解释，释为脾胃为脏腑之本，十二经各受气也，显牵强。

其实，将胃之大络与十五络脉并列并无不可，《内经》中十五络脉的本义即指体表可见的较大络脉，名为虚里的胃之大络出于左乳下，其动应手（据《针灸甲乙经》），指的是心尖搏动无疑，由于古代解剖知识的局限，古人将心尖搏动误认为是络脉也无可厚非。然而，胃之大络与脾之大络有一个显著的不同点，即胃之大络所候疾病危重，涉及生死：“盛喘数绝者，则在病中；结而横，有积矣；绝不至曰死。乳之下其动应衣，宗气泄也”[④]，是以虚里脉具有重要的诊断价值，但该脉动处无法施治，没有治疗意义，故未发展为络穴。所以，十六络脉可以合称，但只有十五络穴。

另外，《内经》中还存在两条络脉，同时联系两个络穴：“蹻脉者，少阴之别，起于然骨之后，上内踝之上，直上循阴股入阴，上循胸里入缺盆，上出人迎之前，入頄属目内眦，合于太阳、阳蹻而上行，气并相还则为濡目，气不荣则目不合。”（《灵枢经·脉度》）[⑤] 这里的蹻脉显然指的是阴蹻，此处言阴蹻脉为少阴之别，据此推测，阳蹻脉亦当为太阳之别络[⑥]。按《灵枢·经脉》的语例，少阴之别与太阳之别即为少阴、太阳之络脉，同时，《素问·气穴论》有阴阳蹻四穴，其穴后世多注为照海穴与申脉穴。

所以，阴阳蹻脉与阴阳蹻穴亦可视为络脉与络穴，不过后世多未言

---

① 田代华整理《黄帝内经素问》，第 34 页。

② 田代华等整理《灵枢经》，第 40 页。

③ （清）陈修园撰，林乾树校注《医学实在易》，中国中医药出版社，2016，第 15 页。

④ 田代华整理《黄帝内经素问》，第 34 页。

⑤ 田代华等整理《灵枢经》，第 53 页。

⑥ 黄龙祥先生有相关论证，黄龙祥：《中国针灸学术史大纲》，第 465 ~468 页。

及此。

四　募穴

《难经·六十七难》："五脏募皆在阴，而俞皆在阳者，何谓也？然：阴病行阳，阳病行阴，故令募在阴，俞在阳。"[①] 这一句旨在说明五脏俞、募穴的意义，但由本句引发，我们可以理解针灸临床的一种独特治疗思路。

（一）脏腑俞募阴阳

《素问·金匮真言论》："夫言人之阴阳，则外为阳，内为阴。言人身之阴阳，则背为阳，腹为阴。言人身之脏腑中阴阳，则脏者为阴，腑者为阳。肝、心、脾、肺、肾五脏皆为阴，胆、胃、大肠、小肠、膀胱、三焦六腑皆为阳。"[②] 人体阴阳无处不在。《难经·六十七难》所言募在阴，俞在阳，是指五脏之气募集于胸腹部，而输注于背部。这里的募集与输注的内涵没有大的差别，指的是胸腹部与背部各有一个腧穴联系五脏，是五脏之气汇集的地方，分别称为募穴与俞穴。

徐大椿《难经经释》"六府募亦在阴，俞亦在阳，不特五脏为然"[③]，此言是，盖《难经·六十七难》单举五脏言。脏腑募在阴，俞在阳，脏腑之气汇集之处的价值一方面是反映脏腑病理，另一方面是治疗疾病，这两点是腧穴的一般作用，俞募穴更是如此。但是脏腑在俞募穴的应用上却不同。五脏的病症反应区域与主治部位一般在背俞穴，六腑的病症反应区域与主治部位一般在募穴，如肾虚诸疾临床一般取肾俞穴而一般不用肾募京门；腹泻、便秘等大肠腑病多用天枢而少用大肠俞。用《难经·六十七难》原文解释，即"阴病行阳，阳病行阴"[④]，五脏属阴，其病行于阳，故多用背俞，六腑为阳，其病行于阴，故多用募穴。当然，俞募同用作为一种配穴法也是临床上常用的，类似《灵

---

① 高丹枫、王琳校注《黄帝八十一难经》，第199页。

② 田代华整理《黄帝内经素问》，第7页。

③ （清）徐大椿释，廖平补正《难经经释·难经经释补正》卷下，中国书店，1985，第11页。

④ 高丹枫、王琳校注《黄帝八十一难经》，第199页。

枢·官针》中的“偶刺”法：“偶刺者，以手直心若背，直痛所，一刺前，一刺后，以治心痹。”①

（二）阴病行阳，阳病行阴

脏病取背俞，腑病取腹募，可以视为阴病治阳，阳病治阴。《素问·阴阳应象大论》：“审其阴阳，以别柔刚，阳病治阴，阴病治阳，定其血气，各守其乡。”② 无论是脏腑病还是经脉病，治疗时远离病所，反其道而行之，可谓针灸临床的一种独特思路。除了脏病取背俞、腑病取腹募之外，以下几种治法都可以被划入“阴病治阳，阳病治阴”的范畴。

上病下取，下病上取。《灵枢·终始》：“病在上者下取之，病在下者高取之。”③ 这是临床上常用的针刺方法。如头痛常取足临泣、内庭、京骨诸穴，失眠多梦可在涌泉穴贴敷中药。又如痿痹诸症病位在下，常取天柱、睛明等穴位；脱肛、子宫下垂等病症常用百会。

左病右取，右病左取。经典中左病右取、右病左取有两种刺法：巨刺与缪刺，《灵枢·官针》“巨刺者，左取右，右取左”④；《素问·缪刺论》“夫邪客大络者，左注右，右注左，上下左右与经相干，而布于四末，其气无常处，不入于经俞，命曰缪刺”⑤。同时，《素问·缪刺论》分析了两者的区别：“邪客于经，左盛则右病，右盛则左病，亦有移易者，左痛未已而右脉先病，如此者，必巨刺之，必中其经，非络脉也。故络病者，其痛与经脉缪处，故命曰缪刺。”⑥ 两者均为左、右互刺，但缪刺针对络病，巨刺针对经病，相对而言，缪刺治疗的病症较为轻浅，故“有痛而经不病者缪刺之”⑦。（《素问·缪刺论》）临床上缪刺治络病，多用刺络放血法，巨刺治经病则用针刺，亦有医者喜用巨针

① 田代华等整理《灵枢经》，第23页。
② 田代华整理《黄帝内经素问》，第13页。
③ 田代华等整理《灵枢经》，第29页。
④ 田代华等整理《灵枢经》，第23页。
⑤ 田代华整理《黄帝内经素问》，第121页。
⑥ 田代华整理《黄帝内经素问》，第121页。
⑦ 田代华整理《黄帝内经素问》，第124页。

巨刺以通利经气治疗中风后的肢体活动不利等症。

内病外取，中病傍取。内病外取是针灸最一般的治疗思路，由中医学“有诸内形诸外”思维方向所致。针灸治疗脏腑病的方面都是内病外取，脏腑病症形之于外，可以在体表找到反应病症的腧穴，在穴位上施以针艾，就是针灸的常规治疗方法。中病傍取，此论出自《素问·五常致大论》：“气反者，病在上，取之下；病在下，取之上；病在中，傍取之。”① 中病傍取可被视为一种内病外取，如胃病取四肢穴位足三里、内关，前阴病取双下肢蠡沟、三阴交等腧穴治疗，都是范例。

由上可见，《难经·六十七难》之“五藏募皆在阴，而俞皆在阳”可被视为阴阳互根互用原理在针灸临床上的理论应用，由此所体现的“阳病治阴，阴病治阳”的治疗法则在针灸临床上应用广泛。

五 下合穴

《灵枢·九针十二原》中有“十二原者，主治五脏六腑之有疾者也”。实际上，十二原的主治主要在脏病，“五脏有疾当取之十二原”②，而六腑病的主治腧穴是下合穴，“合治内府”即对这一取穴治疗思路的总结。

（一）原穴治脏，合治内府

《灵枢·九针十二原》中提出了五脏病的取穴思路，列举了五脏之原：肺之原太渊，心之原大陵，肝之原太冲，脾之原太白，肾之原太溪；五脏原穴之后又举出膏之原鸠尾与肓之原脖胦，“凡此十二原者，主治五脏六腑之有疾者也”③。五脏之原主治五脏之疾没有疑问，由此可以推测，这里的“膏之原”与“肓之原”应该可以治六腑病。从膏之原与肓之原的部位看，二者一在上腹部，一在下腹部，邻近六腑，而且，《内经》有“肓之原”的用例，《灵枢·四时气》：“腹中常鸣，气上冲胸，喘不能久立，邪在大肠，刺肓之原、巨虚上廉、三里。小腹控

① 田代华整理《黄帝内经素问》，第152页。

② 田代华等整理《灵枢经》，第3页。

③ 田代华等整理《灵枢经》，第4页。

睾，引腰脊，上冲心。邪在小肠者，连睾系，属于脊，贯肝肺，络心系。气盛则厥逆，上冲肠胃，熏肝，散于肓，结于脐。故取之肓原以散之，刺太阴以予之，取厥阴以下之，取巨虚下廉以去之，按其所过之经以调之。"[①] 膏之原的用例未见于《内经》。虽然《灵枢·四时气》中"肓之原"作为大肠病的主治腧穴之一，可被视为《灵枢·九针十二原》中原穴治疗六腑病的例证，但通观《灵枢·九针十二原》中的原穴主治主要针对的还是五脏病。主治六腑的腧穴被记录在《灵枢·邪气脏腑病形》中：

> 黄帝曰：荥俞与合，各有名乎？岐伯答曰：荥俞治外经，合治内府。黄帝曰：治内府奈何？岐伯曰：取之于合。黄帝曰：合各有名乎？岐伯答曰：胃合于三里，大肠合入于巨虚上廉，小肠合入于巨虚下廉，三焦合入于委阳，膀胱合入于委中央，胆合入于阳陵泉。[②]

（二）合穴与下合穴

《灵枢·邪气脏腑病形》中"合治内府"所言6个合穴是指的上巨虚、足三里、下巨虚、委阳、委中、阳陵泉，即现在一般所称的"下合穴"。"下合穴"与五输穴的"合穴"不同，五输穴中的合穴是分布于肘膝关节附近的一类腧穴，出于《灵枢·本输》，是基于五脏六腑之气"出""溜""注""行""入"的流注特点而分布的一组腧穴，脏腑之气"所入为合"。这一组合穴分布于经脉循行路线上，所以，大肠、小肠、三焦的合穴位于上肢。但是分布于上肢的腑之合穴更多体现的是其理论意义，所谓"五脏六腑之腧，五五二十五腧，六六三十六腧也"[③]。在实践中六腑病的取穴方向主要在膝关节附近，所以，《灵枢·本输》为大肠、小肠、三焦分别在下肢设了一个合穴，而且给出了理论依据："三焦下腧，在于足太阳之前，少阳之后，出于腘中外廉，名曰委阳，

① 田代华等整理《灵枢经》，第56页。

② 田代华等整理《灵枢经》，第15页。

③ 田代华等整理《灵枢经》，第7~8页。

是太阳络也。手少阳经也。[①]”“复下三里三寸，为巨虚上廉，复下上廉三寸，为巨虚下廉也，大肠属上，小肠属下，足阳明胃脉也。大肠、小肠皆属于胃，是足阳明经也。[②]”

这样，六腑就在下肢膝关节附近各有一个合穴，用以主治六腑病，《灵枢·邪气脏腑病形》《灵枢·四时气》等篇中有其主治的具体病候。1964年南京中医学院主编的《针灸学讲义》将这一组合穴称为“下合穴”[③]，遂成为一组腧穴的专门称谓。

（三）从原穴与合穴看类穴的部位特点

“五脏有疾，当取之十二原”，“合治内府”，脏腑各有其主治类穴。考察之，原穴分布于腕踝关节附近，下合穴分布于膝关节附近。从病症的深浅看，五脏属阴，六腑属阳，脏病较之腑病的病位深。《素问·阴阳应象大论》曰：“故邪风之至，疾如风雨，故善治者治皮毛，其次治肌肤，其次治筋脉，其次治六腑，其次治五脏。治五脏者，半死半生也。”[④] 同样位于关节附近，腕踝关节附近的腧穴主治较膝关节附近的腧穴要深，再看井穴，位于肢端，其主治多为神昏、高热等危症，部位更深。可以推测，腧穴有一种主治规律，越靠近肢端主治病症越危重，越靠近躯干主治病症越局限。赵京生先生对此有精到论述，认为腧穴的位置相似则主治相似，离身体轴线中心越远的腧穴则主治病症越接近中心。[⑤]

六　背俞穴与夹脊穴

一般认为，背俞穴与夹脊穴均是位于身体背部的一组腧穴，两者位置接近，主治相似，而且，在某些文献中，两者并无区别，故在此一起讨论。

---

① 田代华等整理《灵枢经》，第7页。

② 田代华等整理《灵枢经》，第6页。

③ 南京中医学院主编《针灸学讲义》，上海科学技术出版社，1964，第14页。

④ 田代华整理《黄帝内经素问》，第12页。

⑤ 赵京生：《另一种对称——论腧穴部位与主治关系的规律》，《中国针灸》2005年第25卷第5期，第366～368页。

（一）夹脊穴与背俞穴异名同类

夹脊穴被认为是一组奇穴，从第一胸椎到第五腰椎椎旁各旁开半寸，一侧17穴，分布于背部椎旁。另有分布于足太阳经上的一组背俞穴，属于经穴。两组腧穴本来各有定位名称，一属经穴，一属奇穴。然而，经过对古典文献的分析，我们发现，背俞穴与夹脊穴名异实同。

夹脊穴，是从部位言，夹脊两侧的一组穴。背俞穴，主要从功能言，亦及部位，是脏腑之气输注于背部的一组穴，《灵枢·背腧》“五脏之腧出于背者”[①]，“皆挟脊相去三寸所，则欲得而验之，按其处，应在中而痛解，乃其俞也”[②]。该篇中言背俞穴“挟脊相去三寸所”，如果单从部位言，亦可以将背俞穴称为夹脊穴。

历代文献对夹脊的记述较多，如《素问·刺疟》：“十二疟者……又刺项已下侠脊者，必已。”[③]《太素·量缪刺》杨上善注：“脊有二十一椎，以两手侠脊当椎按之，痛处即是足太阳之络，其输两傍，各刺三痏也。”[④] 晋代葛洪《肘后备急方》中载：“夹背脊大骨空中，去脊各一寸。”[⑤] 此法后为《备急千金要方》《千金翼方》转录，不过将“去脊各一寸”改为“去脊各一寸半”[⑥]。《医心方》卷二引《华佗针灸经》“凡诸槌（椎）侠脊相去一寸也”[⑦]，又，《华佗别传》曰：“有人病脚躄不能行，佗切脉，便使解衣，点背数十处，相去一寸或五寸（分），从邪不相当，言灸此各七壮，灸创（疮）愈即行也。”[⑧] 可见夹脊的取穴法自《内经》即有，后世诸家各有取夹脊法，不过诸家取夹脊的定位不尽相同。1955年，针灸学家承淡安先生在《中国针灸学》中对华佗夹脊穴的定位确定为[⑨]：自第一胸椎之下至第五腰椎之下为止，每椎

① 田代华等整理《灵枢经》，第107页。

② 田代华等整理《灵枢经》，第107页。

③ 田代华整理《黄帝内经素问》，第74页。

④ （隋）杨上善撰注《黄帝内经太素》，第378～379页。

⑤ （晋）葛洪：《肘后备急方》，人民卫生出版社，1956，第28页。

⑥ （唐）孙思邈著《备急千金要方》，第369页。

⑦ 〔日〕丹波康赖：《医心方》，人民卫生出版社，1955，第58页。

⑧ （南朝宋）范晔撰，（唐）李贤等注《后汉书》，中华书局，1965，第2739页。

⑨ 承淡安：《中国针灸学》，人民卫生出版社，1955，第189页。

从脊中旁开五分，计左、右共三十四点，并将之列入经外奇穴的范畴。鉴于该书的影响力，现一直沿用此法。

与夹脊穴相似，背俞穴的定位也众说纷纭，《内经》中除了《灵枢·背俞》言背俞穴“皆挟脊相去三寸所”，《素问·血气形志篇》也有背俞穴的取法：“欲知背俞，先度其两乳间，中折之，更以他草度去半已，即以两隅相拄也，乃举以度其背，令其一隅居上，齐脊大椎，两隅在下，当其下隅者，肺之俞也。复下一度，心之俞也。复下一度，左角肝之俞也。右角脾之俞也。复下一度，肾之俞也。是谓五脏之俞，灸刺之度也。”[①]《内经》之后对背俞穴的取法各有不同，黄龙祥先生对宋以前《明堂经》《扁鹊针灸经》《华佗针灸经》《龙衔素针经》，以及僧匡及彻云氏《佚名灸方》《中藏经》等各家对背俞穴的定位方法做了比较[②]，诸家取穴方法不同，脏腑背俞穴有位于脊中者，但多夹脊而取，从夹脊一寸到夹脊四寸半者均见。同时认为，在古代诸家背俞穴取法中，只有“华佗夹脊”沿用至今。

古人取背俞穴多夹脊而取，夹脊尺寸亦不尽相同。夹脊是从部位而言，背俞多从功能而言，二者名异实同，近世将夹脊穴与背俞穴分属奇穴与经穴，遂成泾渭，如此，虽然在腧穴的取法上趋于标准，易于教学，但却将本质相同的一组穴分于两组，影响了对夹脊穴功能的理解。

（二）夹脊穴的取法

如上所述，夹脊穴与背俞穴名异实同，同时，对于两者的定位历代各家都不尽相同。历观诸家对夹脊穴的取法，主要有以下几种：

> 《灵枢·背腧》：胸中大俞在杼骨之端，肺俞在三椎之傍，心俞在五椎之傍，膈俞在七椎之傍，肝俞在九椎之傍，脾俞在十一椎之傍，肾俞在十四椎之傍。皆挟脊相去三寸所，则欲得而验之，按其处，应在中而痛解，乃其俞也。[③]

---

① 田代华整理《黄帝内经素问》，第 50 ~ 51 页。

② 黄龙祥：《中国针灸学术史大纲》，第 629 页。

③ 田代华等整理《灵枢经》，第 107 页。

《素问·骨空论》：大风汗出，灸譩譆，譩譆在背下夹脊傍三寸所，厌之令病人呼譩譆，譩譆应手。[①]

《肘后备急方》：夹背脊大骨空中，去脊各一寸。[②]

《太素·量缪刺》：脊有二十一椎，以两手侠脊当椎按痛之，痛处即是足太阳络，其输两傍，各刺三痏也。[③]

《华佗别传》：点背数十处，相去一寸或五分。[④]

《备急千金要方》：令病人合面正卧，伸两手着身，以绳横量两肘尖头，依绳下夹脊骨两边相去各一寸半。[⑤]

上海中医学院编写的《针灸学》：夹脊穴定位是第一颈椎至第五腰椎，每椎下正中旁开半寸至一寸，第一骶椎至第四骶椎两旁夹脊穴，可以八髎穴代之。[⑥]

近代针灸家王乐亭《金针王乐亭》：自第1胸椎至第5腰椎，各椎棘突下旁开三分，从第二胸椎开始到第四腰椎为止，且隔一椎取一穴，共八对十六穴。[⑦]

后针灸教育的教材与经穴国家标准等均宗承说。由此看来，夹脊穴的取法肇始就不确定，《灵枢·背俞》《素问·骨空论》都是根据触诊时病人的阳性感觉而定穴，其“挟脊三寸”仅供参考。《太素》也是据压痛取穴，《华佗别传》中华佗取夹脊穴法是在去脊中一寸或五分，后上海中医学院《针灸学》将夹脊定位正中旁开半寸至一寸，可见夹脊穴的取法并不严格。同时，对于夹脊穴的数目诸家认识亦不相同，现一般认为是位于胸椎腰椎两侧，计十七对穴，但上海中医学院编写的《针灸学》认为包含颈椎夹脊，骶部亦当有夹脊穴，可用八髎穴代之。现在

---

① 田代华整理《黄帝内经素问》，第111页。

② （晋）葛洪：《肘后备急方》，第28页。

③ （隋）杨上善撰注《黄帝内经太素》，第378~379页。

④ （南朝宋）范晔撰，（唐）李贤等注《后汉书》，第2739页。

⑤ （唐）孙思邈著《备急千金要方》，第369页。

⑥ 上海中医学院编《针灸学》，人民卫生出版社，1974，第168页。

⑦ 王乐亭：《金针王乐亭》，北京出版社，1984，第66页。

亦有专家认为八髎穴是骶段夹脊与膀胱经的重叠部分[①]。杨上善注《太素》认为脊有 21 椎，所以夹脊穴当有 42 穴，其他文献中观点也各有不同。

由上，笔者认为，夹脊穴是古人夹脊而取的一组腧穴，没有明确的分寸定位，取穴时多依据背部夹脊两侧的压痛而定，在夹脊 3 寸之间区带内，可以将夹脊穴视为一个区带内的穴位群。背俞穴与夹脊穴实同，用李鼎先生的表达就是："华佗夹脊穴，其实就是华佗对脏腑背俞的特殊定位法。"[②]

七　八脉交会穴

八脉交会穴是临床上很常用的一组穴，一般认为分别与奇经八脉络属，可以上下配合应用，主治范围甚广。该组穴首见于宋元时期针灸名家窦汉卿所著的《针经指南》中。

窦汉卿是元代著名的针灸家，首创交经八穴，即后世所谓八脉交会穴：公孙，内关，临泣，外关，后溪，申脉，照海，列缺。据其《流注八穴序》所言："（交经八穴）乃少室隐者之所传也，近代往往用之弥验。予少时尝得其本于山人宋子华，子华以此术行于河淮间四十一年。起危笃患，随手应者，岂胜数哉！予嗜此术，亦何啻伯伦之嗜酒也"[③]，可见窦氏对交经八穴十分重视。窦氏在《标幽赋》中又对八穴的功效进行了高度的概括："阳蹻、阳维并督带，主肩背腰腿在表之病；阴蹻、阴维任冲脉，去心腹胁肋在里之疑。"[④]

针灸歌赋名篇《标幽赋》亦出于窦氏的《针经指南》，赋文中提

① 金百仁：《华佗夹脊穴的临床应用及作用机理探讨》，《上海针灸杂志》1987 年第 1 期，第 16 页。

② 李鼎：《针灸学释难》，上海中医药大学出版社，1998，第 107～109 页。

③ （元）窦汉卿著，黄龙祥、黄幼民校注《针经指南》，载黄龙祥主编《针灸名著集成》，第 374 页。

④ （明）杨继洲原著，黄龙祥、黄幼民点校《针灸大成》，载黄龙祥主编《针灸名著集成》，第 820 页。

到："但用八法五门，分主客而针无不效。八脉始终连八会，本是纪纲。"① 这里的"八脉始终连八会"可以视为八脉交会穴名称的出处。《标幽赋》后世被多种医书收录，流传甚广，并有多家注。较早给《标幽赋》作注的王国瑞将此处之八会与《难经》的八会穴混淆，并随文强解："八会者，腑会中脘，脏会章门，筋会阳陵泉，髓会阳辅，血会膈俞，骨会大杼，脉会太渊，气会膻中。此八穴，阴通八脉，相符而用。"② 此后，《针灸大全》《杨敬斋针灸全书》《针灸大成》等书中对《标幽赋》的注文亦沿此误。汪机甚至将两个没有任何关联的"八会"合为一首"八会歌"，其误更甚："八脉始终连八会，腑会太仓中脘内，脏会季肋是章门，骨杼血膈（骨会大杼，血会膈俞）都在背，气会三焦在膻中，筋会阳陵居膝外，髓会绝骨脉太渊（脉会太渊），学者当知其所在。"③ 唯吴崑注《标幽赋》才符合窦氏原意："此复言八法八穴通于奇经八脉，与之始终，是为八会，本是针家纪纲，诸经变病，不能出其范围也。尝见一注云：八会者，血会膈俞，气会膻中，脉会太渊，筋会阳陵泉，骨会大杼，髓会绝骨，脏会章门，腑会中脘，谓之八会。言似是而实非，有何始终连属？悖甚悖甚！"④

明代医家刘纯《医经小学》始载《经脉交会八穴一首》，歌曰："公孙冲脉胃心胸，内关阴维下总同，临泣胆经连带脉，阳维目锐外关逢；后溪督脉内眦颈，申脉阳蹻络亦通，列缺任脉行肺系，阴蹻照海隔（膈）喉咙。"⑤ 即所谓公孙通冲脉，内关通阴维脉，足临泣通带脉，外关通阳维脉，后溪通督脉，申脉通阳蹻脉，列缺通任脉，照海通阴蹻脉。

《针灸甲乙经》中明确指出八脉交会穴中的申脉和照海分别为"阳

---

① （明）杨继洲原著，黄龙祥、黄幼民点校《针灸大成》，载黄龙祥主编《针灸名著集成》，第821页。

② （元）王国瑞编集，黄龙祥、黄幼民校注《扁鹊神应针灸玉龙经》，载黄龙祥主编《针灸名著集成》，第432页。

③ （明）汪机编撰《新安医籍丛刊·针灸问对》，安徽科学技术出版社，1992，第80页。

④ （明）吴崑编撰，黄龙祥、董秀琴点校《针方六集》，载黄龙祥主编《针灸名著集成》，第1071页。

⑤ （明）刘纯撰《珍本医书集成6·医经小学》，上海科学技术出版社，1985，第42页。

蹻所生”[①] 和“阴蹻脉所生”[②]，王冰《素问·调经论》注亦谓：“阴蹻之脉出于照海。阳蹻之脉出于申脉。”[③]《素问·缪刺论》“邪客于足阳蹻之脉……刺外踝之下半寸所各二痏，左刺右，右刺左，如行十里顷而已”[④]，这里亦说明了申脉与阳蹻脉的联系。后世言及阴阳蹻脉，亦多指照海、申脉二穴。如《标幽赋》“二陵、二蹻、二交，似续而交五大”，杨继洲、吴崑均注为“二蹻者，阴蹻、阳蹻也”[⑤]。其余六穴与六奇经的相通关系大抵是医家根据腧穴的主治部位参合奇经的循行路径所发挥的。

八脉交会穴在应用时多上下配合，形成四组对穴，分别为：公孙、内关，足临泣、外关，后溪、申脉，照海、列缺。同时，每组对穴的解剖位置在上下肢的相应部位也很相似，如列缺和照海都位于大指（趾）内侧的腕踝关节处，后溪、申脉皆属于太阳经穴，位于小指（趾）外侧。具有相似解剖位置的腧穴往往具有相似的主治，这是临床上很重要的一个规律，往往被一般针灸书籍忽略，八脉交会穴即一经典例证，四组对穴上下配合可以主治某几个效应部位的疾病，如公孙配内关主治“胃心胸”的病症。相似的腧穴还有合谷与太冲，配合应用称为“开四关”，《标幽赋》：“寒热痹痛，开四关而已之。”[⑥]

所以，八脉交会穴实际是宋元时期医家对腧穴协同治疗效应经验的总结，其内涵是对相似解剖位置的四肢腧穴具有相似主治部位的规律的提示。同时，八脉交会穴均位于腕踝关节上下，主治效应广泛，上下配合应用，主治既广且效佳，窦氏云：“起危笃患，随手应者，岂胜数

① 黄龙祥校注《黄帝针灸甲乙经》，第 199 页。

② 黄龙祥校注《黄帝针灸甲乙经》，第 191 页。

③ （唐）王冰撰，范登脉校注《重广补注黄帝内经素问》，第 415 页。

④ 田代华整理《黄帝内经素问》，第 122 页。

⑤ （明）杨继洲原著，黄龙祥、黄幼民点校《针灸大成》，载黄龙祥主编《针灸名著集成》，第 820 页。

⑥ （明）杨继洲原著，黄龙祥、黄幼民点校《针灸大成》，载黄龙祥主编《针灸名著集成》，第 819 页。

哉！”[①] 执此八穴，可以简驭繁，故明代医家李梴《医学入门》云：“周身三百六十穴，统于手足六十六穴，六十六穴，又统于八穴。”[②]

八　八会穴

（一）《难经》八会

八会出于《难经·四十五难》，原文为：“经言八会者，何也？然：腑会太仓，脏会季胁，筋会阳陵泉，髓会绝骨，血会鬲俞，骨会大杼，脉会太渊，气会三焦外一筋直两乳内也。热病在内者，取其会之气穴也。”[③]

对于这段文字，《难经》注家的理解大体一致，八会为八个腧穴，分别是腑、脏、筋、髓、血、骨、脉、气之会，合称为八会穴。少数注家对其中的具体会穴有歧义，如：

> 滑寿引四明陈氏曰：髓会绝骨，髓属于肾，肾主骨，于足少阳无所关。脑为髓海，脑有枕骨穴，则当会枕骨，绝骨误也。[④]（《难经本义》）
>
> 〔日〕滕万卿《难经古义》：督脉大椎穴，非背部第二行大杼穴，杼古脊骨名，故杼椎皆通用。[⑤]

虽有对具体腧穴的不同看法，但注家对八会的基本理解没有分歧，即八个腧穴，《难经·四十五难》“热病在内者，取其会之气穴也”[⑥]，《难经经释》“会，聚也。气之所共聚，有八穴也”[⑦]，正此之谓。部分注家还分别对八会的腧穴做出解释，如滑寿《难经本义》：

---

① （元）窦汉卿著，黄龙祥、黄幼民校注《针经指南》，载黄龙祥主编《针灸名著集成》，第374页。

② （明）李梴著，金嫣莉注《医学入门》，中国中医药出版社，1995，第106页。

③ 高丹枫、王琳校注《黄帝八十一难经》，第140～141页。

④ （元）滑寿著，傅贞亮、张崇孝点校《难经本义》，第63页。

⑤ 〔日〕滕万卿：《难经古义》，上海科学技术出版社，1985，第40页。

⑥ 高丹枫、王琳校注《黄帝八十一难经》，第141页。

⑦ （清）徐大椿释，廖平补正《难经经释·难经经释补正》，卷下第5页。

"太仓，一名中脘，在脐上四寸，六府取禀于胃，故为府会。"[①] 据《难经》文义，"经言八会者，何也?"八会的说法出自比《难经》还要早的文献，徐大椿谓："八会，于经无所见。然其义确有所据，此必古经之语，今无所考也。"[②] 叶霖亦语："此八会，《内经》无考，然其义甚精，必古医经之语也。"[③] 古经之八会，是否是《难经》所谓的八会穴，也不可考了。

八会穴在后世被作为一组重要的腧穴来对待，临床应用也较广泛。但后世一直没有医家对八会穴的实质内涵做出解读，不能不说是一个遗憾。唯日本学者滕万卿《难经古义》："按内经载热病五十九刺法，各处热邪，随分取之。此篇由是立八会法以适简约，盖此八会十三穴。诸热在身内者，各随其部分而治之。"[④] "立八会法以适简约"，这一见解很有见地，其隐含的意思是，立八会或许是一种理论需要，其真实意义是："诸热在身内者，各随其部分而治之。"八会是针对八种组织而设的八个腧穴，其建立的基础是古人对人体组织的认知体系。从八会理论反向上溯古人对人体组织的认识观念（限于《难经》该篇代表的某一流派），可以得到这样的推论：古人认为人体由腑、脏、筋、髓、血、骨、脉、气八种组织构成，或者至少主要由此八种组织构成。所以，八会穴的概念体现了古人的某种人体组织结构观念。

进一步思考，古人为什么具有这样的组织结构观念？当然，朴素的解剖实践是古人认识人体的基本方法，但是在解剖因素之外尚有不被注意的观念因素在起作用，也就是说，为什么是八会？在古人的观念体系里，八这个数字是具有特殊意义的。八与音律有关，古人用律管候气，古制是用四律四吕八律管主候四气，而后用八律八吕十六律管主候八节，音律在上古时期绝不单纯意味着音乐，既然能够以音律来候天地之节气，其原理就同天地之道相通，所以，音律的原理几乎涉及一切

① （元）滑寿著，傅贞亮、张崇孝点校《难经本义》，第62页。

② （清）徐大椿释，廖平补正《难经经释·难经经释补正》，卷下第5页。

③ （清）叶霖著，吴考槃点校《难经正义》，第77页。

④ 〔日〕滕万卿：《难经古义》，第40页。

领域。[1]

《内经》中涉及与“八”相关的人体结构是“八节”，《灵枢·九针论》：“风者，人之股肱八节也。”[2] 同时，按照这一术数思维，古人将人体组织分为八种结构不是不可以理解的。古人在五行术数思想下形成的皮、肉、筋、脉、骨的组织结构观念与此十分相似，没有理由肯定五行观念是影响古人对人体组织分类的唯一思维来源。按照这一思维逻辑，如果有其他术数思想影响，数字大于八，古人很可能创造出“皮会”“肉会”等概念，所以，“八会”不是古人观察与实践过程中产生的概念。注家对八会穴的理论解释也并不能令人信服，《难经本义》之“太仓……六府取禀于胃，故为府会”说法尚勉强可通，但“绝骨，一名阳辅，在足外踝上四寸，辅骨前，绝骨端，如前三分，诸髓皆属于骨，故为髓会”[3]，则完全是附会了。当然，我们并不能因此而完全抹杀八会穴的临床价值，八会穴的每一个穴位本身都有其特定的主治病候，将八会归为一类穴也是腧穴理论发展与传承的需要。

《子午流注针经》的《流注指微针赋》有“躁烦药饵而难拯，必取八会”[4]，注曰：“躁烦热盛在于内者，宜取八会之气穴也。谓腑会太仓中脘穴，脏会季胁章门穴，筋会阳陵泉穴，髓会绝骨穴，血会膈俞穴，骨会大杼穴，脉会太渊穴，气会三焦膻中穴，此是八会穴也。”[5] 该赋及注文后世在《普济方》《针灸大全》《针灸节要聚英》《针灸大成》《针方六集》等书中都有引用，为八会穴的临床应用起到重要的推动作用。

（二）《备急千金要方》八会

《备急千金要方·风癫》记载了一个腧穴名为八会：“狂走易骂，

① 本段观点引自冯时《中国天文考古学》，第267～269页。

② 田代华等整理《灵枢经》，第158页。

③ （元）滑寿著《难经本义》，傅贞亮、张崇孝点校，第62页。

④ （金）阎明广编著，李鼎、李磊校订《子午流注针经》，上海中医学院出版社，1986，第14页。

⑤ （金）阎明广编著，李鼎、李磊校订《子午流注针经》，第14页。

灸八会，随年壮，穴在阳明下五分。”①（本段亦见于《千金翼方》《针灸资生经》）该处八会为一主治狂易的腧穴，由于文献不足，无法考证该腧穴的具体位置。

九 郄穴

郄穴是一组特殊的特定穴，不见于《内经》，传世文献中首见于《针灸甲乙经》。现一般认为，十二正经每经一个郄穴，加之奇经中阴蹻脉、阳蹻脉、阴维脉、阳维脉也各有一个郄穴，合计十六郄穴，郄穴为本经经气深聚之处，阳经的郄穴多主急性痛症，阴经的郄穴主血症。这也是中医药院校教科书的叙述，也仅限于此。笔者检索了近年来的文献报道，除了临床应用郄穴的报道之外，有关郄穴的理论阐述文章也寥寥无几。所以，郄穴理论在特定穴理论体系中非常单薄。

郄，意为间隙，《逸周书·宝典》“喜怒不郄”，孔晁注：“郄，间也。”②《内经》中提到郄，多指郄中，即腘中纹隙处，如《素问·刺疟》：“足太阳之疟，令人腰痛头重，寒从背起，先寒后热，熇熇暍暍然，热止汗出，难已。刺郄中出血。”③《素问·刺腰痛》“足太阳脉令人腰痛，引项脊尻背如重状，刺其郄中太阳正经出血，春无见血”④，王冰注：“郄中，委中也，在膝后屈处腘中央约文中动脉，足太阳脉所入也。”⑤《素问·刺腰痛》：“会阴之脉令人腰痛……刺直阳之脉上三痏，在蹻上郄下五寸横居，视其盛者出血。”⑥《素问·刺禁论》“刺郄中大脉”⑦，张志聪集注：“同隙。”⑧ 郄中的意义很明朗，指腘中间隙，即委中，是很形象的名称。

---

① （唐）孙思邈著《备急千金要方》，第262页。

② （晋）孔晁：《逸周书》，中华书局，1906，该卷第10页。

③ 田代华整理《黄帝内经素问》，第72页。

④ 田代华整理《黄帝内经素问》，第81页。

⑤ （唐）王冰撰，范登脉校注《重广补注黄帝内经素问》，第274页。

⑥ 田代华整理《黄帝内经素问》，第82页。

⑦ 田代华整理《黄帝内经素问》，第101页。

⑧ （清）张志聪：《黄帝内经素问集注》，裘沛然主编《中国医学大成·黄帝内经素问集注·卷六》，本卷第5页。

十六郄穴始见于《针灸甲乙经》，按，《针灸甲乙经》的腧穴内容基本上源于《黄帝明堂经》，郄穴之说应出于《黄帝明堂经》，《黄帝明堂经》何所本，不可考。郄的本义是间隙，据此推测，再验证十六郄穴的位置，可以看出，郄穴是在四肢肘膝关节以下位于肌肉缝隙中的一组腧穴，“郄”是从腧穴部位的形态而言。现在认为郄穴的意义是指经气深聚之处，大概是由郄穴的形态特点推测而来。

曾有研究者①对《针灸甲乙经》中郄穴的主病进行分析，提出郄穴的主治大部分属于急症、痛症，部分阴经郄穴涉及血症。现代教科书中郄穴主急性病症、痛症或血症这样的主治特点，在《针灸甲乙经》中未有明言，实际上，早期的腧穴主治大多是急症，不限于郄穴，所谓郄穴主急病、痛症、血症的认识缺乏充分的依据，或与“郄者，急也”这一谐音有关。

十　奇穴

《穴有奇正策》是明代针灸家杨继洲的一篇著名针灸医论，其中阐述了部分奇穴的证治。同时，杨氏在《针灸大成》中专列“经外奇穴”一门，载经外奇穴 35 个。现在一般将奇穴与经穴、阿是穴并举，指不隶属于十四经，又有具体定位与名称的一类穴，又称经外奇穴。

（一）腧穴本无奇正

《内经》中对腧穴的称谓有多种，节之交、气府、气穴、骨空等，这些称谓从字面意义上看，便有凹陷、藏气之所等形态或功能意味，而且，《内经》中多数针刺部位仅注明位置而未明确命名，即使有名称，腧穴名称也多以局部解剖特点命名，朴素直观，如缺盆、舌下两脉、肩解、髀枢、十指间等，有些名称一直沿用。所以，《内经》中的腧穴概念并没有脱离具体的体表解剖部位的一般意义。虽然《素问·气府论》有某某脉“脉气所发”的说法，可以认为是腧穴归经的雏形，但总的来说，《内经》中腧穴是没有归经的。腧穴不归经，就无所谓经穴，也就无所谓与之对应的奇穴。有观点认为《灵枢·刺节真邪》中“彻衣

① 王湃、孙瑜、高碧霄：《浅析皇甫谧对郄穴的贡献》，《四川中医》2001 年第 19 卷第 4 期，第 5～6 页。

者，尽刺诸阳之奇腧也”① 是奇穴的出处，显然不妥。

《黄帝明堂经》《针灸甲乙经》开始将四肢部位的腧穴归经，此时，腧穴的名称与定位渐趋固定。宋代王惟一编修的《铜人腧穴针灸图经》，在这两本书的基础上增补5穴，成354穴，全部归于十二经脉与任督二脉，因其影响，后世一直沿用。所以，所谓腧穴归经主要指的是将《黄帝明堂经》的腧穴归经。《黄帝明堂经》之外，宋以前还有诸家著作中有腧穴内容，如《肘后备急方》《备急千金要方》《千金翼方》《外台秘要》，不录于《黄帝明堂经》的腧穴即奇穴。其中，《备急千金要方》中载奇穴187个，均散见于各类病证的治疗篇中。南宋王执中在编写《针灸资生经》时补充了不少民间用之有效的腧穴，分列于各篇中。其后，明代董宿所辑《奇效良方》始列专论，载奇穴26个，明杨继洲《针灸大成》在《奇效良方》的基础上增添所收集的奇穴，载35穴，命之曰“经外奇穴”。自此，“奇穴”或“经外奇穴”便成为腧穴分类之一。

由是，所谓奇穴，主要指的是不录于《黄帝明堂经》的腧穴。《黄帝明堂经》作为第一部腧穴经典，其中所载腧穴成为后世经穴的主体，但一部《黄帝明堂经》远不能尽赅诸穴。腧穴归经之后即为经穴，未归经的腧穴被称为奇穴。所以，腧穴本无奇正，经过不同时期的医家的归纳而渐分为奇穴、经穴。由于经穴归属经脉后有较强的系统性，易于传承，故渐成腧穴体系的正统。

（二）归经影响了对腧穴本质的理解

奇穴与经穴都是古人对身体体表特定部位的认识，其发生过程经历了很长的时期，研究腧穴，不可能避开奇穴，更不能忽视经穴归经这一人为地将腧穴分类的过程对腧穴观念的影响。所以，施针疗疾本无所谓正穴奇穴，执着于归经的经穴，尤其执着于法天而定的腧穴三百六十五的数目，对于临证而言均失于呆滞。也可以说，腧穴归经的过程与经穴数目的趋于固定，对于理解腧穴的本质是有障碍的。

杨继洲《穴有奇正策》所谓“夫有针灸，则必有会数法之全，有数

① 田代华等整理《灵枢经》，第146页。

法则必有所定之穴，而奇穴者，则又旁通于正穴之外，以随时疗症者也”，又云，“此皆迹也，而非所以论于数法奇正之外也。圣人之情，因子以示，而非数之所能拘，因法以显，而非法之所能泥，用定穴以垂教，而非奇正之所能尽，神而明之，亦存乎其人焉耳。……治法因乎人，不因乎数，变通随乎症，不随乎法，定穴主乎心，不主乎奇正之陈迹”。[①] 是语然。

十一　四总穴

四总穴出自明代徐凤的《针灸大全》，原文为一首歌诀：“肚腹三里留，腰背委中求。头项寻列缺，面口合谷收。”[②] 这一歌诀简明扼要，易于记诵，而且临床颇为实用，所以流传甚广。四总穴歌不仅是四个腧穴的主治总结，更体现针灸临床的独特思维模式，即辨位论治。

辨证论治是中医临床核心观念，其中脏腑、八纲辨证是最为常用的辨证方法。临床上首辨阴阳、表里、寒热、虚实，后辨脏腑病位，是一般中医诊断常规思路，这一思路极大地影响了针灸临床。目前，针灸临床尤其是面对内科疾患时，针灸医生往往遵循脏腑、八纲辨证的方法来制订治疗方案，处方用穴，这一思路与方脉医生处方用药的过程很相似，无非是将药物换成了腧穴。这一过程或有裨助于临床，但在一定程度上掩盖了针灸临床的最重要特点，即辨位论治。

所谓辨位论治，是指针对某一病位而取某个或某组腧穴进行治疗，着重于患病的部位，而对于寒热虚实等病性的关注相对较少。在施术部位（或曰腧穴）上施以针灸，有双向调节的作用，所以无论虚实寒热，所定处方腧穴并无二致。在施术方法上或有不同，如虚证、寒证多施灸法，实证、热证多施针法，若见菀陈多以刺血法等。

辨位论治的施治思路或与经脉循行有关，抑或无关，“经脉所过，主治所在”的临床取穴思路仅仅是针灸临床的一种取穴方法而已，许多

---

① （明）杨继洲原著，黄龙祥、黄幼民点校《针灸大成》，载黄龙祥主编《针灸名著集成》，第846页。

② （明）徐凤编撰，黄幼民、黄龙祥校注《针灸大全》，载黄龙祥主编《针灸名著集成》，第500页。

效果明显的腧穴主治特点不好用经脉循行解释，如少泽通乳、至阴纠正胎位等都具有确切效应，但若以经脉循行解释显然难以令人满意。在很多时候效穴的发现与古人的经验积累有关，许多弥足珍贵的用穴经验以歌赋的形式传承下来。如本节所讨论的四总穴歌。四总穴歌典型地体现了针灸临床辨位论治的理念。“肚腹三里留，腰背委中求。头项寻列缺，面口合谷收”，四个腧穴分别对应四个部位，提示的是治疗点与效应部位的对应关系。

一般而言，对于四总穴治疗效应的解释也多从经脉理论上着眼，如足三里是足阳明胃经的合穴，又是胃之下合穴，所属经脉与肚腹关系密切，如此解释，可以帮助理解四总穴主治部位，但类似解释多无特异性价值，只是想当然地用经脉循行解释腧穴主治而已。若排除此习惯的影响，我们可以更为直接地对腧穴与效应部位的关系做出对应，无须过多解释曲折的临床思路是目前针灸临床所更应关注的。与四总穴歌相类似的还有八脉交会穴歌：“公孙冲脉胃心胸，内关阴维下总同，临泣胆经连带脉，阳维目锐外关逢；后溪督脉内眦颈，申脉阳蹻络亦通，列缺任脉行肺系，阴蹻照海隔（膈）喉咙。”阐述了四组腧穴相互协同对于不同效应部位的对应治疗关系。

第四章　论刺法

第一节　镵针之由来与早期经脉思想

“九针者，天地之大数也，始于一而终于九”。[①] 九针体系的形成过程明显有术数因素的影响。根据《灵枢·九针十二原》《灵枢·九针论》，排在九针中第一位的是镵针。这是古人的随机排列，还是另有深意？

九针中，圆针、锋针、铍针、圆利针、毫针、长针、大针等均以形制命名，其功能也大约可以从其形制中推测出来。“鍉针”，亦是以形制命名。据《汉书·陈胜项籍传》：“收天下之兵聚之咸阳，销锋鍉，铸以为金人十二，以弱天下之民。”[②] 颜师古注：“鍉与镝同，即箭镞也。”[③] 由此看来，鍉针的形制当与箭镞相类。兵器亦是针具的来源之一，如《灵枢·玉版》“夫大于针者，惟五兵者焉”[④]，但本节讨论的重点不在于此，置而不论。

值得探讨的是“镵针”。根据《灵枢·九针十二原》《灵枢·九针论》的叙述，我们能得到关于镵针的基本信息（见表上-4-1）。

表上-4-1　《内经》中镵针形制与功能

篇次	取法	形制	作用
九针十二原		长一寸六分，头大末锐	去泻阳气
九针论	巾针	去末寸半，卒锐之，长一寸六分	主热在头身

① 田代华等整理《灵枢经》，第157页。

② （汉）班固撰，（唐）颜师古注《汉书》，第1823页。

③ （汉）班固撰，（唐）颜师古注《汉书》，第1823页。

④ 田代华等整理《灵枢经》，第118页。

笔者预设以下问题：镵针“头大末锐”的形制来源于什么器具？其“取法于巾针”，“巾针”又是什么工具？其“去泻阳气”的治疗作用与其形制有怎样的内在关联？这种关联与古人对经脉的认识思想有关吗？这些都要从“镵”说起。

一 镵、镵石，镵针

《说文·金部》：“镵，锐也，从金，毚声。”[①]《玉篇·金部》：“镵，刺也。”[②]《新唐书·韦绶传》：“（韦绶）有至性，然好不经，丧父，镵臂血写浮屠书。”[③] 镵本是一种尖锐的金属器具，用作动词，作刺解。其在医学上的重要用途，即以“镵血脉”，称之为“镵石”，见《鹖冠子·世贤》：“若扁鹊者，镵血脉，投毒药，副肌肤，间而名出，闻于诸侯。”[④] 更多的有关“镵石”的资料见于《史记·扁鹊仓公列传》中。扁鹊治虢太子案中，中庶子言上古医有俞跗，治病不以“镵石挢引，案杌毒熨，一拨见病之应”[⑤]，司马贞索隐：“镵，谓石针也。”[⑥] 仓公在曹山跗病案中论及：“形弊者，不当关灸镵石及饮毒药也。”[⑦] 在齐王侍医遂病案里，仓公还引用了一则古文献：“论曰‘阳疾处内，阴形应外者，不加悍药及镵石’”[⑧]，同时，淳于意将“镵石”作为与经脉腧穴密切关联的一项重要技术工具传授给弟子：“济北王遣太医高期、王禹学，臣意教以经脉高下及奇络结，当论俞所居，及气当上下出入邪逆顺，以宜镵石，定砭灸处，岁余。”[⑨] 可见，镵石与毒药、熨、案杌等治疗方式多并举，应该是当时外治法的一般称谓，类似于砭石或针法。

针刺治疗疾病之前，有一个以砭刺脉的过程，砭石是早期的针具。

---

① （汉）许慎撰《说文解字》，第 296 页。
② （南朝梁）顾野王：《宋本玉篇》，第 324 页。
③ （宋）欧阳修、宋祁撰《新唐书》，中华书局，1975，第 4976 页。
④ 黄怀信：《鹖冠子汇校集注》，第 337 页。
⑤ （汉）司马迁：《史记》，第 2788 页。
⑥ （汉）司马迁：《史记》，第 2789 页。
⑦ （汉）司马迁：《史记》，第 2802 页。
⑧ （汉）司马迁：《史记》，第 2811 页。
⑨ （汉）司马迁：《史记》，第 2816 页。

据山田庆儿考，镵、砭所指示的形状相同，一方面像枝头开着的花蕾，另一方面模拟匙。同时，砭在古代写作“祀”，“毚”与“巳”通，所以，镵石是砭石的一种别名。[①] 这一推论是可信的。按，镵与砭的古音同属谈部，且同为开口呼，两者叠韵，发音相似，有互借的可能。另据新校正《素问·宝命全形论》引全元起注：“砭石者，是古外治之法，有三名：一针石，二砭石，三镵石，其实一也。古来未能铸铁，故用石为针，故名之针石……黄帝造九针以代镵石。”[②]《素问·汤液醪醴论》：“必齐毒药攻其中，镵石针艾治其外也。”[③] 针艾之外的“镵石”，应当是指“以石刺病”（《说文·金部·砭》）的砭石。

又据，周秦文献中将刺破血脉或痈肿写作“弹”。“秦医虽善除，不能自弹也。”[④] “夫痤疽之痛也，非刺骨髓，则烦心不可支也；非如是，不能使人以半寸砥石弹之。”[⑤] “夫弹痤者，痛饮药者苦。”[⑥] 按，弹古音属定纽元部，镵在崇纽谈部，根据音韵学中“古无舌上音”的规律，两者同为舌音，可视为双声，又同属阳声韵，可旁转，为叠韵，故两者音谐可以互假，是镵以刺病的又一例证。

由此推敲，镵最早是刺脉的石制工具，后来随着金属应用于医疗用具，就改为《灵枢·九针十二原》中的“镵针”，镵针当是金属制成的砭石。如此看来，镵针应该是联系砭石与后世针灸工具的重要桥梁，在一定时期，是外治针具的统称，或者至少应该是当时的主要外治工具。

后世的针法，以补泻针法为主流，针刺的术式渐趋复杂，工艺更为精细的毫针成为主要的针刺用具，镵石与镵针在后世渐被弃置不用。然而，《灵枢·九针十二原》中将镵针列为九针之首，顽强地昭示着镵针在针灸工具发展史上的重要地位。

---

① 〔日〕山田庆儿：《针灸的起源》，载山田庆儿著《中国古代医学的形成》，台北：东大图书公司，2003，第81~82页。

② （宋）高保衡、林亿等注《黄帝内经》，浙江书局据明武陵顾氏影宋嘉祐本刻，光绪三年，卷八。

③ 田代华整理《黄帝内经素问》，第26页。

④ （战国）韩非著，郑之声、江涛编《韩非子》，第172页。

⑤ （战国）韩非著，郑之声、江涛编《韩非子》，第303~304页。

⑥ （战国）韩非著，郑之声、江涛编《韩非子》，第403页。

二 农具的镵与针具的镵

查考文献，镵的另一重要用途是镵土，用作农具。《广韵·衔韵》："镵，吴人云犁铁。"[①] 《广韵·鉴韵》："镵，镵土具。"[②] 元代王祯《农书》卷十三："长镵，踏田器也。比之犁镵颇狭。制为长柄……柄长三尺余，后偃而曲，上有横木如拐。以两手按之，用足踏其镵，柄后跟，其锋入土，乃捩柄以起墢也……古谓之踉桦，今谓之踏犁，亦耒耜之遗制也。"[③] 清代郝懿行《证俗文》卷三："今东齐呼耜下铁叶为犁，犁下铁刺土者为镵。"[④]

农耕工具与医家所用工具居然名称相同，二者是否存在彼此相互影响的因素呢？农具的镵的形制如何呢？农业科技史家徐中舒先生考证了古农具耒耜的形制，认为传世古钱币圆足布、方足布、尖足布者，即古农具的仿制品，其形见图上－4－1[⑤]。

《考工记·匠人》郑玄注："古者耜一金，两人并发之……今之相，歧头两金，象古之耦也。"[⑥] 亦即古农具在早期并非歧头，而是只有一个扁阔的用以掘地的头。这样的形制，与"头大末锐"的镵针就很相似了。如果查考后世对镵针的绘图，镵针的形制与未歧头的耒耜可能只有大小的不同了。笔者曾询问胶东半岛一带的农人，当地直呼犁地的铁制犁头为"chan（镵）头"，其形亦是"头大末锐"。

又《灵枢·九针论》中："镵针者，取法于巾针，去末半寸卒锐之，长一寸六分。"[⑦] 巾针是什么，古今未详其义。按，《灵枢·九针

---

① （宋）陈彭年等撰《广韵》（上册），商务印书馆，1912，第134页。

② （宋）陈彭年等撰《广韵》（下册），商务印书馆，1912，第147页。

③ （元）王祯：《农书》，中华书局，1956，第182页。

④ （清）郝懿行撰《证俗文》，广陵书社，2003，卷三第30页。

⑤ 徐中舒：《耒耜考》，《农业考古》1983年第1期，第65页。

⑥ 《十三经注疏》整理委员会整理《十三经注疏·周礼注疏》，第1157页。

⑦ 田代华等整理《灵枢经》，第158页。该本中为"取法于布针"，据河北中医学院《灵枢经校释》改，该本以四部丛刊影印明赵府居敬堂刊本为底本，并参考多种《灵枢经》版本校勘，见河北中医学院《灵枢经校释》（第2版），人民卫生出版社，2009，第781页。

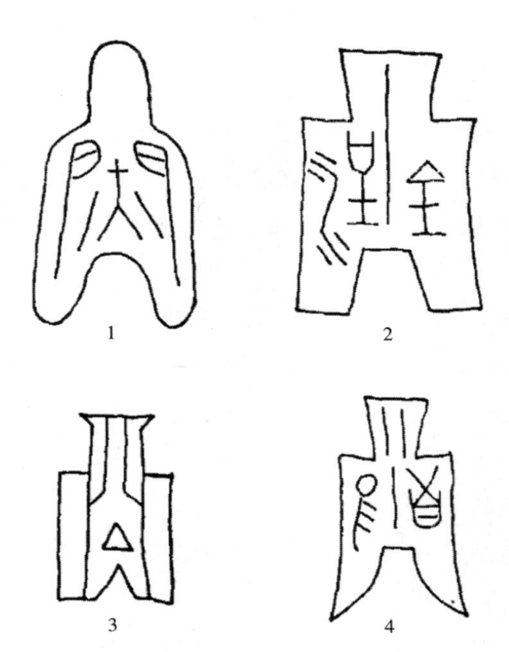
1. 圆足布；2/3. 方足布；4. 尖足布

图上 -4 -1

论》中九针有取法于“絮针”“綦针”者，两者当与织物有关。巾为束发之物，《玉篇·巾部》：“巾，佩巾也，本以拭物，后人著之于头。”[①]“巾针”是否即束巾持冠的器物，证据不足，存考。又《说文》：“布，从巾，父声。”[②] 上图刀布之形制与古农具相类，则“巾针”是否是一种形制类似于刀布的工具？文献亦未足征，俟后人考证。

由此，从形制上看，镵针当与农具耒耜十分相似。不仅如此，针灸的早期方法是刺脉，用镵针刺脉与用耒耜刺土是否有联系？医学器械与农具形似的背后是否有着共同的理念基础？

三　镵针与经脉思想

“镵血脉”是早期针刺的主要手段，镵石亦是与经脉与腧穴密切相

① （南朝梁）顾野王：《宋本玉篇》，第 498 页。

② （汉）许慎撰《说文解字》，第 160 页。

关的一种技术工具。而如今我们能够回溯到的最早的关于脉的文献恰是一篇农业文献。

> 《国语·周语上》：夫民之大事在农……古者，太史顺时覛土，阳瘅愤盈，土气震发，农祥晨正，日月底于天庙，土乃脉发。先时九日，太史告稷曰："自今至于初吉，阳气俱蒸，土膏其动。弗震弗渝，脉其满眚，谷乃不殖。"[①]

太史，大约是精通地理物候方面的专家；覛土，是观测地表的意思。该篇文献所记史事系周宣王时期，太史根据季节观测土地，然后根据地脉的气的情况决定耕作农事。认为"阳气俱蒸，土膏其动"，需要及时耕作，以疏泄地气，否则会影响谷物的收成。

在经脉概念形成的早期，古人对经脉形态的认识除了对身体的触诊与解剖之外，与自然界的沟渠互相比附也是认识经脉形态的重要方法。由《灵枢·刺节真邪》中的一段文字可见这一天人同构的观念对古人认识"脉"的影响："当是之时，善行水者，不能往冰；善穿地者，不能凿冻；善用针者，亦不能取四厥；血脉凝结，坚搏不往来者，亦未可即柔。故行水者必待天温冰释，穿地者必待冻解，而水可行、地可穿也。人脉犹是也。"[②]

由此，经脉不仅在形态上与地脉相类，而且，在生理上是受到地脉流行其气疏泄为良好状态的观念影响。气的壅滞不通成为地脉与经脉共同的病态。这种思维倾向甚至影响到国家与民众的领域："夫民气纵则底，底则滞，滞久而不振，生乃不殖。其用不从，其生不殖，不可以封。"[③] 掘地耕作的工具当是镵或耒耜一类的农具，在同一种思维方式下的人体经脉的疏通工具，以农具的镵直接赋形而来是很容易被接受的思维。同时，"阳气俱蒸，土膏其动"，然后以工具以疏泄之，而镵针在《灵枢·九针十二原》中的作用为"去泻阳气"，医疗用具与农具不

---

① 上海师范大学古籍整理组校点《国语》，第15～17页。

② 田代华等整理《灵枢经》，第149页。

③ 上海师范大学古籍整理组校点《国语》，第567页。

仅形制相类，而且疏泄阳气的作用亦相似，不过是作用的对象不同。

所以，镵针不仅是针具在某一特定时期的代表，而且揭示了早期人们对经脉的形态、生理、病理与治疗的基本思想。脉与地脉形态相类，其常态当然是以通行为顺，而以壅塞不通为病态，而泄气通脉的工具，是与农具形制和功能相类的镵。

四　小结

针具的由来有多种假说，农具、兵器、缝纫器具、宰膳用具等都可能是针具的来源。[①] 笔者认为，农具作为针具肇始的可能性较大，不仅是因为形制的相似，更重要的是经脉与地脉概念的互通，才促使针具的形制与功能由农具导源。

镵是刺的意思，也是早期农耕时代用以刺土开掘的尖锐的工具。古者，太史观测地表，发现阳气蒸腾，土膏其动，便令农耕者疏通地脉，认为这样才会令谷物蕃熟。由于地脉与人体经脉形态上的相似性，促使掘土疏泄阳气这一理念影响到功能领域，仿制类似于刺土之镵的工具制作刺脉之镵，以疏泄人体的阳气，令脉气通达，当是最为直接的思维。这一思维方向渐成为后世针灸医学的重要治疗理念。

在金属未得到广泛应用的时候，无论是农具还是医疗用具，大都为石制的。又经考察，镵石与砭石其实一也，是早期外治的代表工具。当金属应用广泛，金属之镵，即镵针自然成为针刺的主要工具，《灵枢·九针十二原》中将其列为九针之首，恐怕是对镵针在实际应用中重要性的暗示。同时，镵针的由来与地位的发现亦揭示了早期医者对经脉形态、生理、病理认识的思维取向，决脉通行的观念亦由此引发。

第二节　“损益”思想与针刺补泻

《内经》时代金属针具已经得到广泛应用了，以精细的金属针具为基础的复杂的补泻方法业已形成。同时，作为《内经》中最为重要的

① 李建民：《发现古脉》，社会科学文献出版社，2007，第233~248页。

治疗方法，针刺补虚泻实的治疗思想不仅是后世针灸治则的渊薮，也奠基了中医学最基本的治疗原则。今日之临床，补虚泻实仍然是最具中医学思维特征的法则之一。

虚者补之，实者泻之，这一极具直观性的治疗观念，似乎不必要去深究其思维来源。然而，越是平平无奇的地方往往越值得探索。有学者[①]指出，针刺补泻的指导思想基于中国古代“损有余，益不足”的哲学观点。技术思想离不开社会哲学思想的背景，这一推断显然有其合理性。但“损有余，益不足”的思想在早期社会中的地位如何，又如何能够成为针刺补泻的依据？在补泻刺法赖以实施的金属针具发明之前，早期的医学治疗实践中存在补泻吗？是金属针具催生补泻刺法，还是补泻思想借助金属工具表达呢？

对于补泻，过去我们更多关心的是其具体的术式，然而，对这一于针灸理论与临床都至关重要的范畴，缺乏对其思想肇始的深度理解，仅谈论技术层面上的操作术式，则不免失去根基。

一 损益的思想

古人将符合自然界本质特征的规律称为“天之道”。“损有余，益不足”即这样一个终极规律：

> 天之道，其犹张弓欤？高者抑之，下者举之；有余者损之，不足者补之。天之道，损有余而补不足。人之道则不然，损不足以奉有余。[②]（《老子·第七十七章》）
>
> 天之道，裒多益寡，地之道，损高益下。[③]（《文子·卷六》）

这种认识源于古人对自然现象的观察，而且，中国地理上西北高东南低的地理特征与星体西移的天文现象被古人以神话描述：

---

① 赵京生：《针灸经典理论阐释（修订本）》，第112页。

② （汉）河上公注，严遵指归，（三国）王弼注，刘思禾校点《老子》，上海古籍出版社，2013，第204页。

③ （春秋）辛妍著，（元）杜道坚注《文子》，上海古籍出版社，1989，第47页。

> 天之道，抑高而举下，损有余奉不足，江海处地之不足，故天下归之奉之。[①]（《文子·卷三》）
>
> ［天不足］于西北，其下高以强；地不足［于东南，其上低以弱。不足于上］者，有余于下；不足于下者，有余于上。[②]（郭店楚简《太一生水》）
>
> 昔者共工与颛顼争为帝，怒而触不周之山。天柱折，地维绝。天倾西北，故日月星辰移焉；地不满东南，故水潦尘埃归焉。[③]（《淮南子·天文训》）

古代思想世界向来是以“天”作为基本参照的，自然界具体的现象规律渐渐升华为具有普遍性的观念。在天人同构的思维逻辑下，这些观念自然成为古人对社会与人体亦须遵循的规律。“损有余益不足”的“天之道”由此便成为社会规范与人体生理解释的依据：

> 天之道，损有余而补不足。人之道则不然，损不足以奉有余。[④]（《老子·第七十七章》）
>
> 大夫各运筹策，建国用，笼天下盐铁诸利，以排富商大贾，买官赎罪，损有余，补不足，以齐黎民。是以兵革东西征伐，赋敛不增而用足。夫损益之事，贤者所睹，非众人之所知也。[⑤]（《盐铁论·轻重》）
>
> 天不足西北，故西北方阴也，而人右耳目不如左明也。地不满东南，故东南方阳也，而人左手足不如右强也。[⑥]（《素问·阴阳应象大论》）

要之，“损有余益不足”在早期的中国社会中被作为一种不证自明

---

① （春秋）辛妍著，（元）杜道坚注《文子》，第20页。

② 李柏武、石鸣著《郭店楚简》，中国三峡出版社，2009，第65页。

③ （汉）刘安撰《淮南子》，第17页。

④ （汉）河上公注，严遵指归，（三国）王弼注，刘思禾校点《老子》，第204页。

⑤ （汉）桓宽著《盐铁论》，上海人民出版社，1974，第31页。

⑥ 田代华整理《黄帝内经素问》，第12页。

的公理，损与益作为一对相互对立的概念范畴，其应用领域非常广泛。同时，损益的关系并非简单地相互对立，善于思辨的古代哲学家将两者的关系做了进一步的发挥，将两者凝练成《周易》中的一对卦象。一般认为《损》《益》为二卦，有学者研究，该篇称“《损》《益》一卦”，其中的“一”非“二”之误，古代易学是以《损》《益》为一卦的。孔子告诫弟子，要通过正反观察《损》《益》一卦，领会吉凶祸福同出于一个卦象，从而明白吉凶相伏、祸福相倚的道理[①]。同时，古人将损益视为相互依存的辩证关系，二者互为依据，而且互相转化，损益的目的是一致的，即达到一种平和的状态，从此意义上说，“损益一也”。如《文子·卷第十二》：“天地之道，极则反，益则损，故圣人治弊而改制，事终而更为，其美在和，其失在权。”[②]《淮南子·泰族训》：“天地之道，极则反，盈则损。五色虽朗，有时而渝；茂木丰草，有时而落；物有隆杀，不得自若。”[③]

综之，损益是古人在观察自然界的基础上总结出的一对概念范畴，二者既彼此对立又互为依据。这一观念被深深植入了古代中国的思想风土之中。

二 损益与中医治疗思想

“损有余益不足”的观念被较为广泛且深入地引入医学思想中，汉代的知识分子甚至可以较为熟练地应用其原理说明扁鹊的医疗思想，并进一步引申到社会分配领域：

> 文学曰：“扁鹊抚息脉而知疾所由生，阳气盛则损之而调阴，寒气盛则损之而调阳，是以气脉调和，而邪气无所留矣。夫拙医不知脉理之腠，血气之分，妄刺而无益于疾，伤肌肤而已矣。今欲损有余，补不足，富者愈富，贫者愈贫矣。严法任刑，欲以禁暴止

① 刘彬：《论帛书〈要〉篇“〈损〉〈益〉说”的两个问题》，《中国哲学史》2008 年第 2 期，第 17 ~ 20 页。

② （春秋）辛妍著，（元）杜道坚注《文子》，第 97 页。

③ （汉）刘安撰《淮南子》，第 153 页。

奸，而奸犹不止，意者非扁鹊之用针石，故众人未得其职也。”①（《盐铁论·轻重》）

医学典籍中多见以损益作为治疗原则的论述：“皮肉筋脉，各有所处，病各有所含（舍），针各有所宜，各不同形，各以任其所宜，无实实，无虚虚，无损不之（足）而益有余，是谓重病，病益甚。”②（《太素·九针要道》）“损有余，益不足，反者益甚。”③（《灵枢·寒热病》）又《素问·奇病论》中引《刺法》曰：“无损不足，益有余，以成其疹。”④《素问·调经论》同样引用同一篇古文献《刺法》：“余闻《刺法》言，有余泻之，不足补之。”⑤ 这里“无损不足，益有余”的表达已置换成“有余泻之，不足补之”了，在《内经》中补泻与损益，无论在语境上还是在词汇意义上，基本上可以互换，医学文献中对于损益的表述，渐渐转化为补泻。在早期中医学治疗手段中，无论针刺抑或汤液，均较早应用了补泻的原则，如：“伯高曰：补其不足，泻其有余，调其虚实，以通其道而去其邪。饮以半夏汤一剂，阴阳已通，其卧立至。黄帝曰：善。此所谓决渎壅塞，经络大通，阴阳和得者也。”⑥

但是，《内经》中涉及的主要治法乃是针刺，补泻作为刺法的重要理念在《内经》中尤为突出，“虚实之要，九针最妙，补泻之时，以针为之”。⑦ 而且，《内经》有大量关于补虚泻实的针法的叙述，并形成了复杂的补泻针法的术式，此不赘述。

“损益”在哲学层面上的统一关系对医学思想的影响不著，毕竟医学治疗作为一种技术手段，不可能完全与哲学概念相契合。有个别《内经》的篇章援用了“损益相从”的概念：“黄帝问曰：太虚寥廓，五运

---

① （汉）桓宽著《盐铁论》，第31页。

② 李克光、郑孝昌主编《黄帝内经太素校注》，人民卫生出版社，2005，第629页。

③ 田代华等整理《灵枢经》，第60页。

④ 田代华整理《黄帝内经素问》，第92~93页。

⑤ 田代华整理《黄帝内经素问》，第116页。

⑥ 田代华等整理《灵枢经》，第136页。

⑦ 田代华等整理《灵枢经》，第2页。

回薄，衰盛不同，损益相从，愿闻平气何如而名？何如而纪也？”①（《素问·五常政大论》）

三　针刺补泻思想

回到本节导语中的问题，补泻的术式，需要金属工具的依托，但是在金属针具得以普遍运用之前，是否存在补泻的方法呢？看张家山出土汉简《脉书》的两段文字：

> 治病者取有徐（余）而益不足，故气上而不下，则视有过之脉，当环而久（灸）之。病甚而上于环二寸冷益为一久（灸）。气一上一下，当胳（郄）与胕（跗）之脉而砭（砭）之。②
>
> 脉盈而洫之，虚而实之，諍（静）则侍（待）之。③

“治病者，取有余而益不足”，损益的思想在《脉书》中已经成为治疗原则了，接下来的文字，阐述了两种治法：灸法与砭法，明显有补泻的观念。更为重要的是，《脉书》中的“取有余而益不足”已不仅仅限于中医学的一般治疗原则补虚泻实了，因为治疗的对象是“脉”。同时，脉的“盈虚”作为“洫之”与“实之”的依据。洫为沟渠，这里是用作疏通之义。另外比较张家山汉简《脉书》与《灵枢·官针》的两段有关联的文字：

> 《脉书》：砭（砭）有四害，一曰农（脓）深而砭（砭）浅，胃（谓）之不遝；二曰农（脓）浅而砭（砭）深，胃之泰（太）过；三曰农（脓）大而砭（砭）小，胃（谓）之澰（敛），澰（敛）者恶不毕；四曰农（脓）小而砭（砭）大，胃（谓）之泛，泛者伤良肉殹。④
>
> 《灵枢·官针》：病浅针深，内伤良肉，皮肤为痈；病深针浅，

① 田代华整理《黄帝内经素问》，第145页。

② 张家山二四七号汉墓竹简整理小组编著《张家山汉墓竹简（二四七号墓）》，第244页。

③ 张家山二四七号汉墓竹简整理小组编著《张家山汉墓竹简（二四七号墓）》，第243页。

④ 张家山二四七号汉墓竹简整理小组编著《张家山汉墓竹简（二四七号墓）》，第244页。

病气不泻，反为大脓。病小针大，气泻太甚，疾必为害；病大针小，气不泄泻，亦复为败。夫针之宜。大者大泻，小者不移。①

前者当为后者的祖本，从而提示了砭法向针法的过渡，而简文中的砭法的效应在《灵枢》中以“气泻”来表述，亦说明简文中的砭法被认为是“泻”，亦即上文中与“实之”对举的“洫之”。可见，《脉书》中的损益已经具体到根据脉的虚实状态，对“脉”施以不同的治疗手段以“取有余益不足”了，这一思想可以说是《内经》中针刺补泻的先声。

从“损有余益不足”的一般治疗原则到对“脉”进行具体的砭灸施治以补泻的过程中，脉诊起了重要的桥梁作用。进一步可以设想，当脉诊实践遇到损益思想，观念的影响令古人在脉诊实践中主动探求脉之盈虚，又在脉之盈虚的诊断基础上，对脉施以砭灸以“损有余益不足”，在金属工具被发明并得以广泛使用之后，继而发明了复杂的针刺补泻术式。

四　结语

损益是中国古代一般社会观念中既对立又统一的范畴。古人根据对天文、地理现象的观察，认为天倾西北、地陷东南，故日月西行、江河东流，这是“损有余益不足”的“天之道”。古人将“天之道”作为终极依据，以规范社会分配制度，同时医学用以解释补虚泻实的治疗方法及其机理。补虚泻实的原则在早期中医学针刺、砭灸与汤液等诸治中均有体现，而在针刺临床中表现最为突出。《内经》中已经形成了针刺补泻的具体操作术式，但补泻的思想却在出土医学文献中即有启源。损益在哲学层面上尚有彼此统一、可以互相转化的性质，《内经》中亦有“损益相从”的记述，但这一观念对医学思想影响不著。

《内经》中针刺补虚泻实的依据多来自脉诊，按照一般的思维逻辑，当是先有了对脉的虚实体察，然后才会产生针刺的补泻观念。然而

① 田代华等整理《灵枢经》，第22页。

经本节分析，笔者设想：是在“损有余益不足”思想影响下，古代医者才会去探求脉的虚实，后又借助金属针具的发明，才渐渐形成了针刺补泻的操作术式。一般观念对技术的影响可谓深矣。

第三节　守神、本神、治神

“神”作为先秦重要的哲学范畴，其哲学意义与一般观念对《内经》理论中“神”的相关概念无疑有着深远的影响。笔者试从古代“神”的观念出发，探讨针刺临床的重要原则——“守神”的理论内涵，并兼及《内经》中“治神”“本神”等与“神”相关的概念的形成观念基础。

一　古代“神”的观念

“神”字源于“申”，系闪电的象形，申是“电”的本字。由于古代的人们对于“电”这种自然现象感到神秘，认为这是由“神”所主宰的力量，或者是“神”的化身[①]，该字源被大多数学者所认可。“神”从一开始就与神秘的自然现象有关，所以“神”的本义是莫测的变化。《周易·系辞上传》云：“阴阳不测谓之神。”王弼、韩康伯注云：“神也者，变化之极，妙万物而为言，不可以形诘者也，故曰阴阳不测。”[②]《素问·天元纪大论》亦直接援引此语：“故物生谓之化，物极谓之变，阴阳不测谓之神，神用无方谓之圣。”[③] 面对“阴阳不测”的万物，古人一方面积极地探索，越来越多地掌握着其中的必然规律；另一方面将“神”置于高坛而顶礼膜拜。具化与抽象、科学认识与原始崇拜相融合，“神”渐渐成为天地间至高无上的法则。“神”本来与自然界有关，所以，神与天的观念极其相似，二者重合形成了“天神”的观念。许慎径言：“神，天神，引出万物者也。”（《说文·示部》）[④] 朱熹亦曰：

---

① 于省吾主编《甲骨文字诂林》，中华书局，1996，第1172页。

② 《十三经注疏》整理委员会整理《十三经注疏·周易正义》，北京大学出版社，1999，第272页。

③ 田代华整理《黄帝内经素问》，第128页。

④ （汉）许慎撰《说文解字》，第8页。

"天曰神。"[①]（《论语·述而》"祷尔于上下神祇"朱熹集注）

在一般语境中，"天神"多被人格化，但《内经》时代的医生基本上是反对人格化的神灵观念的，"拘于鬼神者，不可与言至德"[②]；《史记·扁鹊传》中亦语"信巫不信医，六不治也"[③]，所以本节不讨论人格化的神灵或鬼神。这里的天神，是自然界的法则，或者说是自然界万物变化的内在根据。从某种意义上说，"神是天之别体"[④]。（《礼记·礼器》"鬼神之祭"孔颖达疏）这个"神"，与《老子》的"道"概念很接近了。其实，在先秦时代，神、天、道等用语概念常互相交叉，其实质都是古代哲学家对天人关系的内在规律、自然万物普遍法则的表达。在《内经》中神的本层含义多被表达为"神明"。"天地之动静，神明为之纲纪"。[⑤]（《素问·阴阳应象大论》）

"神"无形无象，独立不改，却又支配着天地间的万般变化，具化而言之，即是万物的主宰。《庄子·齐物论》中将其称为"真宰"或"真君"。由此，笔者将古人"神"的观念表述为三个方面：莫测之变化；天地之法则；万物之主宰。

二　守神

"粗守形，上守神。"[⑥] 此语一出，"守神"即成为针灸医者百世不移的临床追求，而今依然。然而，对于"守神"的理解，自古以降，均没有详细的探析，其原因是对"神"这一概念范畴缺乏深入认识。

（一）古今对"守神"的理解

《灵枢·小针解》应是最早对"守神"做出解释的文献，由于同被收录于《灵枢》，所以该篇的解释亦被历代医家奉为经典。篇中言：

---

① （宋）朱熹集注，郭万金编校《论语集注》，商务印书馆，2015，第156页。

② 田代华整理《黄帝内经素问》，第23页。

③ （汉）司马迁：《史记》，第2794页。

④ 《十三经注疏》整理委员会整理《十三经注疏·礼记正义》，北京大学出版社，1999，第720页。

⑤ 田代华整理《黄帝内经素问》，第12页。

⑥ 田代华等整理《灵枢经》，第1页。

“上守神者，守人之血气有余不足，可补泻也。”[①] 观历代《内经》注家，对“守神”的注解多宗《灵枢·小针解》：

> 杨上善：守血气中神明，故工也[②]（《太素》“上守神”作“工守神”）。（《太素·九针要解》）
>
> 张景岳：上工察神气于冥冥也。[③]（《类经·九针之要》）
>
> 张志聪：上守神者，守血气之虚实而行补泻也。[④]（《灵枢集注·九针十二原》）
>
> 马莳：上工则守人之神，凡人之血气虚实，可补可泻，一以其神为主。[⑤]（《黄帝内经灵枢注证发微·九针十二原》）

其中，张志聪与马莳的注解，直接遵循《灵枢·小针解》，杨上善提出“守血气中神明”，将“神”理解为神明，但未对神明做进一步的解释。除却张介宾略有些语焉不详的注解外，历代对“守神”的解释，多未离气血变化的层面，忠实于《灵枢·小针解》的主旨，亦未对“守神”的确切含义做出更为深入的解答。

现代医者对“守神”解释渐呈多元，中医院校教材《针灸医籍选读》的解释：“上守神，指要把握病人的气血变化，神即血气，古人看来，气血是人体生命的根本，病人的疾病均可反映到气血变化上来，针刺就是要了解病人气血变化情况，以判断疾病的虚实。”[⑥] 此观点与古代医家一脉相承，与《灵枢·小针解》的解释相去未远。但教材中将神直接理解为血气，似非真诠。而更多医者对于“守神”的理解多与“治神”“本神”等同，将“神”理解为精神活动。谈到针刺“守神”，多理解为精神集中、心无旁骛、用心体察针下感觉与病人反应等，临床中更有医者将“神”延展到患者之神与医者之神的两重含义，此与

① 田代华等整理《灵枢经》，第9页。

② 李克光、郑孝昌主编《黄帝内经太素校注》，第634页。

③ （明）张景岳：《类经》，第615页。

④ （清）张隐庵集注《黄帝内经灵枢集注》，第2页。

⑤ （明）马莳著，王洪图、李砚青点校《黄帝内经灵枢注证发微》，第3页。

⑥ 吴富东主编《针灸医籍选读》，中国中医药出版社，2003，第22页。

《灵枢·九针十二原》篇中“守神”的确切含义大相径庭。

《灵枢·小针解》之“守人之血气有余不足”，在当时的语境中已经是十分明确的解释了。这里的“守神”是通过脉诊实现的，笔者称之为“脉神”。

（二）脉神

当人类开始学会思考，其思考的直接对象，在某种程度上也是终极对象，就是自然界与身体。无论思考对象是自然界还是人体，微妙莫测的变化被认为是“神”。一方面，人们对“神”顶礼膜拜，另一方面，人们从未间断过对“神”的探索。医家虽言“神”，但是没有对“神”产生崇拜，反而不断努力去探求“神”的客观指征。早期的医学实践中，通过对脉的诊察以找寻“神”的规律，就是典型的例子。

早期的脉与后世的经脉概念不同，在很大程度上，早期的脉是指可以度量与切循的具体组织。而且，脉诊与针刺是密切相关的，在中医理论的形成阶段，诊察之脉与经脉之脉是同一所指。[1] 脉的变动不居的微妙状态，符合古人对“神”的认识，笔者拙见，可将这一状态命名为“脉神”，即脉的微妙变化。对脉的微妙变化的触诊与体察，就是“守神”。进一步思考，古人通过“守神”，诊察到什么具体的内容呢？又对临床有什么样的启示呢？

“守神”的直接对象是脉，目的是探索脉的精微变化。脉是血气之舍，脉动的原因与动力是血气的变化，所以，诊脉的实质是诊察血气之变化。由此看来，血气的变化是“脉神”的具体内容。《灵枢·小针解》对“守神”的解释，即“守人之血气有余不足”，其立意根据是血气的“有余不足”之变化，深得“守神”之要。古人通过“守神”的脉诊过程，得到了血气“有余不足”的结果，然后，“可补泻也”，与针刺临床实践联系起来。这是《灵枢·小针解》解释的思维过程。

《灵枢·九针十二原》中与“上守神”含义和句式均相似的是“上守机”。机，本意指弩机的机栝，在这里当指“神机”，与“神”意相通。下文曰：“机之动，不离其空，空中之机，清静而微，其来不可逢，

① 相关讨论见赵京生《经脉与脉诊的早期关系》，第168～171页。

其往不可追。”[①] 此处的“往”“来”亦当指血气的往来，描述的是对脉中血气变化之神机十分微妙的体察。“守机”与“守神”前后印证，文意畅达。后文又言“凡将用针，必先诊脉，视气之剧易，乃可以治也”[②]，本句亦不离脉诊，几乎与《灵枢·小针解》对“守神”的解释意义完全相同。

古人对脉的变动不居的微妙状态以及脉所藏血气的精微变化难以把握，故称之为“神”，同时，古人在积极地通过脉的诊察去捕捉此变化之神机，以探索气血的虚实，确定针刺补泻。“神”由神秘莫测到渐渐可以被体察，而其变化的规律成为临床治疗的依据。这一过程即“守神”，亦即《灵枢·小针解》之解释：“上守神者，守人之血气有余不足，可补泻也。”

三 心神、本神、五藏（脏）神、治神

（一）心神

心神，一般指的是精神活动，在医学领域和一般社会语境中都是很基础的概念。《内经》中的“神”，与心联系最为密切。翟双庆等认为，因为心的解剖位置的特殊性，在古人尚中思想的主导下，心有了主宰形体的功能，也具备了“神”的位置[③]。同时，心与脉相通，脉的变动不居的状态，符合“神”莫测变化的特征，所以，脉的变化便被认为是“神”。由此，心由主血脉而自然地主“神”了，而且，血脉成了“神”游行出入的通道。所以，心之“神”兼具“神”的变化与主宰两重内涵。心神的概念与社会一般意义相互渗透，成为中医学理论的重要基石之一。

（二）本神与五藏（脏）神

“本神”，出于《灵枢·本神》：“凡刺之法，先必本于神。”[④] 该篇

---

① 田代华等整理《灵枢经》，第1页。

② 田代华等整理《灵枢经》，第3页。

③ 翟双庆、王洪图：《试论心主神志活动观念的形成》，《北京中医药大学学报》2001年第24卷第1期，第13~16页。

④ 田代华等整理《灵枢经》，第24页。

的主旨是探讨五脏功能与精神活动的关系，将“神”理解为精神活动当无不可。然而，该处的“神”却不是“心神”。本句而下，“血、脉、营、气、精神，此五脏之所藏也。至其淫泆离藏则精失，魂魄飞扬，志意恍乱，智虑去身者，何因而然乎”[①]，然后是岐伯对“神”的淫泆离藏而致的病理变化的解释。全篇讨论了五藏（脏）与精神活动之间的病理影响，并未对“心神”格外重视。

所以，这里的“神”非指“心神”，而是指“五藏（脏）之神”，有学者认为，“五藏（脏）神”的含义在于把五脏看成一个整体，把神志活动（主要指认知、思维、意志过程）看成一个密不可分的整体，理解为五脏整体协调配合而完成对人精神活动的主宰作用，其形成依据与心主神相类，与古人尚中思想有关[②]。所以，“本神”之“神”的深层含义与“心神”相同，来自“神”作为万物主宰的观念。只不过“心主神”在社会医疗实践与文本诠释的过程中渐居主流，“五藏（脏）神”理论的影响渐微。

杨上善在《太素·知针石》中对《素问·宝命全形论》“凡刺之真，必先治神”的注解云：“凡得针真意者，必先自理五神。”[③] 据杨峰研究，杨上善对该篇的注文在注释资源与诠释倾向上均与《灵枢·本神》密切相关[④]。这里的“五神”，即《灵枢·本神》的“五藏神”，但杨上善以“五神”释“治神”之“神”，则有不妥。下文详述。

（三）治神

“治神”在《内经》中凡两见，均出于《素问·宝命全形论》。其一为“凡刺之真，必先治神”[⑤]。王冰注曰：“专其精神，寂无动乱，刺之真要，其在斯焉。”[⑥] 该句下文接着阐述了针刺前具体的“治神”过程：“五藏（脏）已定，九候已备，后乃存针。众脉不见，众凶弗闻。

① 田代华等整理《灵枢经》，第 24 页。

② 翟双庆、孔军辉、王长宇：《论心主神与五脏藏神的异同》，第 9 ~ 11 页。

③ （隋）杨上善撰注《黄帝内经太素》，第 329 页。

④ 杨峰：《〈素问〉杨王注比较与针灸理论传承》，南京中医药大学博士学位论文，2008。

⑤ 田代华整理《黄帝内经素问》，第 53 页。

⑥ （唐）王冰撰，范登脉校注《重广补注黄帝内经素问》，第 190 页。

外内相得，无以形先。可玩往来，乃施于人。”① 可见，“治神”的过程主要体现在精神活动，王冰所注为妥。后世乃至如今，对此多有发挥，但对神的理解多未有歧义。“必先治神”，是从心神的概念出发引申出的术语，是针刺时的具体原则。“神”的内涵还是从主宰的意义而来，是为“心神”。杨上善以“自理五神”释该处之“治神”，显然模糊了“五藏（脏）神”与“心神”之概念的区别。赵京生先生对“治神”的概念、条件、方法、目的等有专论，是迄今对针刺“治神”较为全面与深入的研究。②

较易有歧义的是“故针有悬布天下者五……一曰治神，二曰知养身，三曰知毒药为真，四曰制砭石小大，五曰知腑脏血气之诊”。③ 此处“治神”与“凡刺之真，必先治神”同在一篇中出现，文句相去未远，一般多作同一意义理解。如王冰注：“专精其心，不妄动乱也。所以云手如握虎，神无营于众物。盖欲调治精神，专其心也。”④ 涵泳文句，将该处“治神”理解为治理“心神”似未得本义，两处“治神”的含义显然是不同的。这里岐伯提出了五个法则，是指“宝命全形”的五个重要方面，包含养生、诊断、治疗等多个方面，非独针石然。其一曰“治神”，其二曰“知养身”，符合先秦哲学中形神观的一般顺序。值得注意的是杨上善的注解：“存生之道，知此五者以为摄养，可得长生也。”⑤ 同时，下文杨氏注有“玄元皇帝曰：太上养神，其次养形”。杨峰研究了杨上善对该段文本的注文，认为杨上善系从养生角度注解“治神”⑥，颇有见地。但杨上善注文又言：“魂神意魄志，以神为主，故皆名神。欲为针者，先须理神也。”又将该处之“神”与“五藏（脏）神”混淆了，与达训仅一步之遥。其实，紧接的《素问·宝命全

① （唐）王冰著，范登脉校注《重广补注黄帝内经素问》，第190页。

② 赵京生：《“治神”精义》，《南京中医学院学报》1999年第7卷第3期，第164～165页。

③ 田代华整理《黄帝内经素问》，第53页。

④ （唐）王冰著，范登脉校注《重广补注黄帝内经素问》，第189页。

⑤ （隋）杨上善撰注《黄帝内经太素》，第328页。

⑥ 杨峰：《〈素问〉杨王注比较与针灸理论传承》，南京中医药大学博士学位论文，2008。

形论》下文已经将“治神”的意义解答了，“今末世之刺也，虚者实之，满者泄之，此皆众工所共知也。若夫法天则地，随应而动，和之者若响，随之者若影，道无鬼神，独来独往”。作者批评了末世之刺法，认为“虚者实之，满者泄之”而徒守“刺”法（亦可以理解为“粗守形”）则落于下乘，真正的针法是“法天则地，随应而动，和之者若响，随之者若影”。“法天则地”，是对“治神”的真正诠释。结合本节前述“神”的一般观念，此处的“神”意义层面较高，指的是自然法则。“治神”，是“宝命全形”的首要方面。

对此，高士宗的解释亦有识见：“宝命全形者，宝天命以全人形也。形之疾病，则命失其宝，形不能全。若欲全形，必先治神，治神，所以宝命；宝命，则能全形矣。”①

四　小结

由上可知，从古代“神”的观念的基本内涵——莫测之变化、自然的最高法则——万物的主宰出发，分别形成了《内经》中不同的“神”的相关概念。其中，“上守神”，指的是守脉中血气的变化，其概念内涵系从“神”的基础含义——“莫测之变化”引申而来。心与“神”的结合有两层思维途径：一是由于心的解剖位置居身之中，古人的尚中观念与“神”为万物之主宰的观念结合，引发出心系形体之主宰的含义；另一来源可能与心主血脉有关，脉动的变动不居为“神”，两者可能结合而形成“心神”的概念。“五藏（脏）神”亦与古人的尚中观念有关，只不过将心的功能视为五脏统一的功能。“凡刺之法，先必本于神”的“神”在《本神》篇中系指“五藏（脏）神”。《素问·宝命全形论》中二见之“治神”内涵不同，“凡刺之真，必先治神”的“神”指“心神”，古今认识无较大分歧；“一曰治神”的“神”，其认识来自“神”的重要观念：自然界的最高法则，所以，“治神”是“法天则地”的养生原则。

① （清）高士宗：《黄帝素问直解》，第193页。

第四节 从律管候气到针刺候气

得气一向被认为是针刺取效的关键。今人所注重的针刺得气，大约等同于针感，而将针感等同于得气是民国时期才有的。[①]《内经》中一般将得气称为“气至”，所谓“刺之要，气至而有效”[②]。气不至，则需要“候气”。《内经》中涉及候气理论的主要篇章有：

《素问·八正神明论》：凡刺之法，必候日月星辰、四时八正之气，气定乃刺之。[③]

《灵枢·卫气行》：卫气之在于身也，上下往来不以期，候气而刺之奈何?。[④]

《素问·离合真邪论》：帝曰：候气奈何？岐伯曰：夫邪去络入于经也，舍于血脉之中，其寒温未相得，如涌波之起也，时来时去，故不常在。[⑤]

我们预设以下问题：三篇所述的“候气”是否一致？其间是否有着内在的联系，所候的是什么气？其思想渊源在哪里？

一 律管候气

候气不独出现在医学文献中，它也是一个古代天文学的名词。我们先考察这一种似乎与医学毫不相涉的候气法。《史记·律书》：“王者制事立法，物度轨则，壹禀于六律，六律为万事根本焉。”[⑥] 在中国传统文化中，几乎任何领域都与律历有关，这一点毋庸置疑。《汉书·律历

---

① 谭源生：《民国时期针灸学之演变》，中国中医科学院硕士学位论文，2006。

② 田代华等整理《灵枢经》，第3页。

③ 田代华整理《黄帝内经素问》，第53页。

④ 田代华等整理《灵枢经》，第152页。

⑤ 田代华整理《黄帝内经素问》，第56页。

⑥ （汉）司马迁：《史记》，第1239页。

志上》："天地之气合以生风，天地之风气正，十二律定。"[①] 至于天地之风气以生律的原理，在《后汉书·律历志》中："夫五音生于阴阳，分为十二律，转生六十，皆所以纪斗气，效物类也。天效以景，地效以响，即律也。"[②]

"天效以景，地效以响"，是天地之气以生音律的原因，反之，可以通过声律以候天地之气。以律候气的工具是律管，是一种乐器，所候之气是天之节气。律管候气由来已久，20 世纪 80 年代中期，河南省舞阳县的贾湖新石器时代遗址出土了 22 支用丹顶鹤腿骨制作的骨笛，制作年代距今逾 9000 年。[③]

以律候气是为了授时，授时则是贯穿整个古代社会生活的核心。准确的授时不仅直接关系到农业生产，而且是统治者代天行令的证明。古来授时的方法有多种，如观星、物候、测景、候气等，都是早期巫史的工作。观察天道的仪器，当是以圭表之类的仪器，而对地气的测定则需要乐器，所谓"天效以景，地效以响"。

律管候气与中医学中针刺候气的内在联系，以下将详细论述。但古来医书中鲜见对律管候气的说明。唯张介宾《类经图翼·律原·候气辨疑》对此有记述：

> 候气之说，古之所无，埋管飞灰以候十二月之气，不经之谈也，学者惑之久矣，自宋元以来，诸儒皆未尝辨论，近赖本朝二三儒臣，渐得辨明，今采其略，以解后世之疑，或有不无少补者。[④]
>
> 又按刘氏《乐经元义》曰：六律为阳，阳数九而始于子，故黄钟象阳，以次而短，至无射而极；六吕为阴，阴数六而始于未，故林钟象阴，以次而短，至仲吕而极。此十二律取象取义于十二月

① （汉）班固撰，（唐）颜师古注《汉书》，第 959 页。

② （南朝宋）范晔撰，（唐）李贤等注《后汉书》，第 3016 页。

③ 萧兴华：《中国音乐文化文明九千年——试论河南舞阳贾湖骨笛的发掘及其意义》，《音乐研究》2000 年第 1 期，第 3～14 页。

④ （明）张介宾著《类经图翼》，人民卫生出版社，1965，第 417 页。

之微旨也。后世既不识月令肇造之原，又不识圣王造律简易之心，遂以十二律为神物，真可以通天地而合神明。[①]

张氏以律管候气，“古之所无，为不经之谈也”，但又说“此十二律取象取义于十二月之微旨也”，承认十二律取义于十二月。殊不知，十二律候十二时节的微旨正是古人所信奉的，以十二律为神物，可以通天地、合神明，这一制律思想已经渗透进医学观念中，这是张氏所未能洞明的。

二　候气、望气、风占

《吕氏春秋·音律》也记述了音律与节气的关系原理：“天地之风气正，则十二律定矣。”[②] 古籍中“风”“气”常同用，候管所候不同时节的气，实际就是不同时节的风。由十二律候十二月的节气，因古音有阳律阴吕的不同，所以，古制是十二律应二十四节气之变，冯时认为，这是在一种更原始的形式基础上发展起来的。原始的候气形式很可能是在阴阳律管数量相等的情况下以律吕匹配主候一气。准确地说，古人最初的做法应是用四律四吕八律管主候四气，而后用八律八吕十六律管主候八节，八节即所谓八风。[③]

《灵枢·九宫八风》《吕氏春秋》《淮南子》《史记》篇中均有对八风的记述，查证之，八风名称不同（见表上-4-2）：

表上-4-2　不同文献中的八风

文献	东北	东方	东南	南方	西南	西方	西北	北方
《灵枢·九宫八风》	凶风	婴儿风	弱风	大弱风	谋风	刚风	折风	大刚风
《吕氏春秋·有始览》	炎风	滔风	熏风	巨风	凄风	飂风	厉风	寒风
《淮南子·坠形训》	炎风	条风	景风	巨风	凉风	飂风	丽风	寒风
《史记·律书》	条风	明庶风	清明风	景风	凉风	阊阖风	不周风	广莫风

看一下《灵枢·九宫八风》的记述：“是故太一入徙，立于中宫，

① （明）张介宾著《类经图翼》，第418页。

② （汉）高诱注，（清）毕沅校，徐小蛮标点《吕氏春秋》，第114页。

③ 冯时：《中国天文考古学》，第267页。

乃朝八风，以占吉凶也。……此八风皆从其虚之乡来，乃能病人。”[①]据山田庆儿考证，《灵枢》中的八风与兵家之风占一脉同源，认为《灵枢》中“能病人的八虚风”的病理原亦与兵家风占的主客胜负有关，此是医家之风占，可能是兵家风占派生的支流。[②]

张介宾语“与冬至登台望云物以占吉凶，盖同一意也”[③]，颇有识见。按《说文·人部》：候，伺望也。[④] 候的基本含义是望，秦汉典籍中用例多矣，此不赘述。候气与望气、风占的目的也是一致的，无非是占候凶吉，在兵家常用，如《史记·律书》：“（六律）于兵械尤所重，故云‘望敌知吉凶，闻声效胜负’，百王不易之道也。武王伐纣，吹律听声，推孟春以至于季冬，杀气相并，而音尚宫。同声相从，物之自然，何足怪哉？”[⑤]

候气、风占等技术的目的相同，但操作上或有不同，用律管候气是一法，登台望气是一法，闭户占算也算一法。闭户占算所用的工具是占盘，1977 年，从安徽省阜阳县的西汉汝阴侯墓中出土了天文学与占星术用的三种器具[⑥]，其中包括太一九宫占盘。由方形的天盘支撑着地盘组成，天盘上有数字排列，占盘上根据方位有一些文字，据山田庆儿考察，占盘上的文字与《灵枢·九宫八风》中太一游居的相关内容非常相似，甚至可以将《灵枢·九宫八风》径视为太一九宫占盘的解说，或者说不定完全取材于当时有关这种占法或占盘的文章。[⑦]

结合前面所述，《灵枢·九宫八风》确是与古代占术关系密切。太一之神在一年中八个时段分居八宫，将时间与方位结合起来，实际表现了古代的一种宇宙图式。以《灵枢·九宫八风》为代表的篇章，将这一图式引入人体的疾病与治疗理论中来。

---

① 田代华等整理《灵枢经》，第 156 页。

② 〔日〕山田庆儿：《古代东亚哲学与科技文化——山田庆儿论文集》，第 283 ~ 285 页。

③ （明）张介宾著《类经图翼》，第 419 页。

④ （汉）许慎撰《说文解字》，第 165 页。

⑤ （汉）司马迁：《史记》，第 1240 页。

⑥ 安徽省文物工作队等：《阜阳双古堆西汉汝阴侯墓发掘简报》，《文物》1978 年第 8 期，第 12 ~ 31 页。

⑦ 〔日〕山田庆儿：《古代东亚哲学与科技文化——山田庆儿论文集》，第 271 页。

三 八风、八节与身形

《灵枢·九宫八风》篇在《太素》有同名篇，不同的是《太素》中绘有九宫八风图，该图将人体的九个部位分别配属九宫[①]（见图上-4-2）。

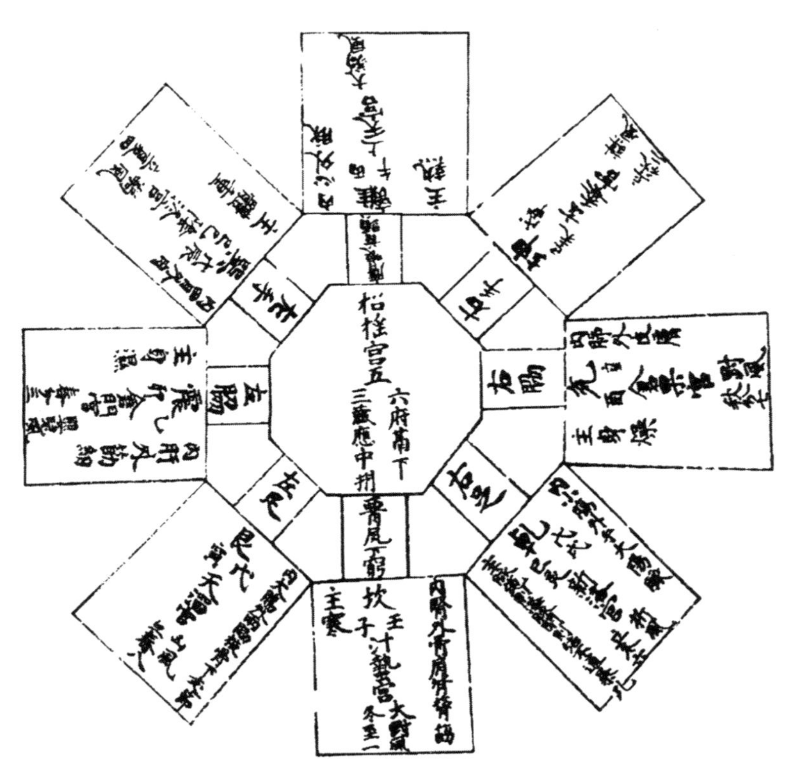

图上-4-2 九宫八风示意

《灵枢·岁露论》："人与天地相参也，与日月相应也。"[②] 四时八风的宇宙时空观与人体被机械地联系起来，图中人体部位与九宫配属的文字说明在《灵枢·九针论》：

请言身形之应九野也，左足应立春，其日戊寅己丑；左胁应春

① （隋）杨上善撰注《黄帝内经太素》，第527页。

② 田代华等整理《灵枢经》，第162页。

分，其日乙卯；左手应立夏，其日戊辰己巳；膺喉首头应夏至，其日丙午；右手应立秋，其中戊申己未；右胁应秋分，其日辛酉；右足应立冬，其日戊戌己亥；腰尻下窍应冬至，其日壬子。六腑、膈下三脏应中州，其大禁，大禁太一所在之日及诸戊己。凡此九者，善候八正所在之处。①

细究身体部位与九宫、时节的联系规律，不难发现，这是古人想象人体头南足北俯卧，然后太一所向的方位即是所连属的身体部位。关于"太一"，有多种说法，这里指的是北斗。古人掌握时节的方法，日间是观察日影，所谓"天效以景"，夜间则以观察北斗为主。由此，天之八节、地之八风与人体的八个部位就联系起来了。

《灵枢·九宫八风》中"太一移日，天必应之以风雨，以其日风雨则吉，岁美民安少病矣。先之则多雨，后之则多旱"② 与下文"是故太一入徙，立于中宫，乃朝八风，以占吉凶也"③ 仍然是占术家言。

直到《灵枢·岁露论》(同见于《太素·三虚三实》)："黄帝问于少师曰：余闻四时八风之中人也，故有寒暑，寒则皮肤急而腠理闭，暑则皮肤缓而腠理开。贼风邪气因得以入乎？将必须八正虚邪乃能伤人乎？"④ 本段已摆脱了占风的理论，向实质性的病理迈近。

人与天地相参也，与日月相应也。故月满则海水西盛，人血气积，肌肉充，皮肤致，毛发坚，腠理郄，烟垢著，当是之时，虽遇贼风，其入浅不深。至其月郭空，则海水东盛，人气血虚，其卫气去，形独居，肌肉减，皮肤纵，腠理开，毛发残，膲理薄，烟垢落，当是之时，遇贼风则其入深，其病人也卒暴。⑤（《灵枢·岁露论》）

乘年之衰，逢月之空，失时之和，因为贼风所伤，是谓三虚。

---

① 田代华等整理《灵枢经》，第159页。
② 田代华等整理《灵枢经》，第155页。
③ 田代华等整理《灵枢经》，第155页。
④ 田代华等整理《灵枢经》，第162页；(隋) 杨上善撰注《黄帝内经太素》，第530页。
⑤ 田代华等整理《灵枢经》，第162页。

故论不知三虚，工反为粗……逢年之盛，遇月之满，得时之和，虽有贼风邪气，不能危之也。[①]（《灵枢·岁露论》）

这里所讨论的邪风致病的原理，虽然还没有完全离开节令的因素，但关注点已经改变，将致病因素归结到人体与自然界节律的互相影响上来，这一观点显然是进步的。

与此相仿，以下两段阐述，八正之虚风与人有八虚，其观念来源亦与时节方位有关，但应用到人体病理层面，则非常具体，与占风术的距离很远了：

《灵枢·九针论》：九针者……八以法风……八者风也，风者人之股肱八节也，八正之虚风伤人，内舍于骨解腰脊节腠之间。为深痹也。[②]

《灵枢·邪客》：黄帝问于岐伯曰：人有八虚，各何以候？岐伯答曰：以候五脏。黄帝曰：候之奈何？岐伯曰：肺心有邪，其气留于两肘；肝有邪，其气流于两腋；脾有邪，其气留于两髀；肾有邪，其气留于两腘。[③]

四　针刺候气

最后，回到候气的概念。“岐伯曰：凡刺之法，必候日月星辰、四时八正之气，气定乃刺之”[④]，这是《内经》中提到刺法候气的一个重要方面，此处的候气当如何理解呢？下文：“星辰者，所以制日月之行也。八正者，所以候八风之虚邪以时至者也。四时者，所以分春秋冬夏之气所在，以时调之也。八正之虚邪，而避之勿犯也。以身之虚，而逢天之虚，两虚相感，其气至骨，入则伤五脏，工候救之，弗能伤也。故曰：天忌不可不知也。”[⑤] 显然，这里的候气与《灵枢·九宫八风》的

① 田代华等整理《灵枢经》，第 162 页。

② 田代华等整理《灵枢经》，第 157 ~ 158 页。

③ 田代华等整理《灵枢经》，第 138 页。

④ 田代华整理《黄帝内经素问》，第 53 页。

⑤ 田代华整理《黄帝内经素问》，第 54 页。

风占还是有联系的，所候之气，来源于前文所述的律管所候的天地之节气。然而，与上述《灵枢·岁露论》相似，这里的四时八正已经与机械的节气虚风以及风占中的主客胜负分离了：

> 是故天温日月，则人血淖液而卫气浮，故血易泻，气易行；天寒日阴，则人血凝泣而卫气沉。月始生，则血气始精，卫气始行；月郭满，则血气实，肌肉坚；月郭空，则肌肉减，经络虚，卫气去，形独居。是以因天时而调血气也。是以天寒无刺，天温无疑。月生无泻，月满无补，月郭空无治，是谓得时而调之。因天之序，盛虚之时，移光定位，正立而待之。故日月生而泻，是谓脏虚；月满而补，血气扬溢，络有留血，命曰重实；月郭空而治，是谓乱经。[①]（《素问·八正神明论》）

本段与《灵枢·岁露论》文字有同源的成分。风占中的四时八正已经被转化为人体与自然界的节律相应了。所以，虽然医学上的针刺候气与天学的律管候气有着内在渊源，但在具体技术上却革命性地进步了。

同样，《灵枢·卫气行》："刺实者，刺其来也；刺虚者，刺其去也。此言气存亡之时，以候虚实而刺之。是故谨候气之所在而刺之，是谓逢时。病在于三阳，必候其气在于阳而刺之；病在于三阴，必候其气在阴分而刺之。"[②] 本段所候之气是卫气，其医学本身的意义比《素问·八正神明论》又进了一步，卫气，被古人认为是一种日行于体表、夜行于体内的气："故卫气之行，一日一夜五十周于身，昼日行于阳二十五周，夜行于阴二十五周，周于五脏。"[③] 这里所候的是人体本身的气，从这种意义上说，《灵枢·卫气行》的候气法较《素问·八正神明论》的候气，离天地的节律又远了一步，而且有了人体生理观的意义。然而，究之卫气的运行规律，却还是来自天地的度数：

> 岁有十二月，日有十二辰，子午为经，卯酉为纬，天周二十八

---

① 田代华整理《黄帝内经素问》，第54页。

② 田代华等整理《灵枢经》，第152～153页。

③ 田代华等整理《灵枢经》，第151页。

宿，而一面七星，四七二十八星，房昴为纬，虚张为经。是故房至毕为阳，昴至心为阴。阳主昼，阴主夜。故卫气之行，一日一夜五十周于身，昼日行于阳二十五周，夜行于阴二十五周，周于五脏。[①]（《灵枢·卫气行》）

虽然卫气的运行规律是天道的反映，但“刺实者，刺其来也；刺虚者，刺其去也。此言气存亡之时，以候虚实而刺之。是故谨候气之所在而刺之，是谓逢时”[②]，将所候之气由天气向人体之气转变了。

最后，谈一谈《素问·离合真邪论》的候气：

帝曰：候气奈何？岐伯曰：夫邪去络入于经也，舍于血脉之中，其寒温未相得，如涌波之起也，时来时去，故不常在。故曰方其来也，必按而止之，止而取之，无逢其冲而泻之。真气者，经气也。经气太虚，故曰其来不可逢，此之谓也。故曰候邪不审，大气已过，泻之则真气脱，脱则不复，邪气复至，而病益蓄，故曰其往不可追，此之谓也。不可挂以发者，待邪之至时而发针泻矣。若先若后者，血气已虚，其病不可下，故曰知其可取如发机，不知其取如扣椎。故曰知机道者不可挂以发，不知机者扣之不发，此之谓也。[③]

《素问·离合真邪论》的主旨是讨论针刺补泻的术式，在讨论针刺补泻之前，本篇有一段这样的叙述：“夫圣人之起度数，必应于天地，故天有宿度，地有经水，人有经脉。天地温和，则经水安静；天寒地冻，则经水凝泣；天暑地热，则经水沸溢；卒风暴起，则经水波涌而陇起。夫邪之入于脉也，寒则血凝泣，暑则气淖泽，虚邪因而入客，亦如经水之得风也，经之动脉，其至也亦时陇起，其行于脉中循循然，其至寸口中手也，时大时小，大则邪至，小则平，其行无常处，在阴与阳，不可为度，从而察之，三部九候，卒然逢之，早遏其路。”[④] 作者阐述

① 田代华等整理《灵枢经》，第151页。

② 田代华等整理《灵枢经》，第152~153页。

③ 田代华整理《黄帝内经素问》，第56~57页。

④ 田代华整理《黄帝内经素问》，第56页。

了人体经脉与天地的关系，与《素问·八正神明论》的观点近似，但该篇比《素问·八正神明论》的进步在于不仅将停留于天地与人体的节律对应，而且进一步将气候条件对人体血脉的影响提了出来，这样，天地节律与气候就成为纯粹的外部条件，而脉诊成为诊断血气的关键因素。脉诊的引入也令候气有了具体的操作条件，为针刺补泻的实施提供了依据，“候气”真正成为可以具体操作的医学技术，与占风观念渐行渐远了。

五　小结

候气本指古人用律管候四时八节之气，是古人授时的方法之一。气与风异名而同类，八节之气即八节之风。早期的候气与望气、风占等有涉。根据古人对天文物候的观察，斗柄指向可以反映时节变化，在天人相应的观念系统里，时节、方位与人体的身形被联系起来。因为风是中医学中的重要病因，邪风袭于虚乡而中人，则身疾病，所以，候八节之风这一天文与风占意义上的候气法便有了医学的意义。

《内经》中讨论的针刺候气，其文化的始基意义来源于天文学的候气，候气即候风，古人的风占同时有兵家的意义，望气以占凶吉，与中医学中的八风致病的观念亦有同源的思想成分。作为《内经》的核心治法，针刺是针对风气致病的病因治疗，必然需要候气乃刺之。然而，毕竟针刺是具体的技术，在临床的应用过程中，“候气”的概念内涵渐渐地由初始的文化意义，转向技术层面的操作，以符合临床实际。由是，“候气”这一概念在医学语境下悄然发生变化，成了医者可以掌握的具体临床技术。

第五节　治乱—导气

《内经》中的主要针刺方法大抵是刺血与补泻针法。刺血，在某种程度上也属泻法。补泻刺法是基于脉或者是机体状态“有余不足”而设，其基本思想与古人“损有余益不足”的思想有关，可以说是针法中的主流。然而，《灵枢·五乱》中提出了“五乱”的病症，其病机“非有余不足”，是气机逆乱于心、肺、肠、胃、臂胫、头等处，这种情况不宜再用补泻的刺法了，本篇为此设了“导气”针法：

黄帝曰：补泻奈何？岐伯曰：徐入徐出，谓之导气。补泻无形，谓之同精。是非有余不足也，乱气之相逆也。黄帝曰：允乎哉道，明乎哉论，请著之玉版，命曰治乱也。[①]

导气针法的立意与操作，有学者做了精审的分析。[②] 本节不打算对其具体术式再作讨论，仅拟对导气的目的“治乱”做探析。一般而言，治乱多指社会的状态，为古代明君良臣、贤达之士所特别关心。那“导气”的治乱思维与社会的治乱有内在的联系吗？对此的解答，将有助于澄清导气治乱思想的来源与立意基础。

一　治乱

治乱是一组对举的范畴，表示事物的顺达与混乱。“五行有序，四时有分，相顺则治，相逆则乱。”（《灵枢·五乱》）[③] “顺则治，逆则乱”这一表达还是较为本质的。然而，古今多用“治乱”来表达社会的状态。政治清明、社会稳定为治，反则为乱。治世是古代明主、良臣与知识分子的一致追求。先秦时代，诸子争鸣，大家对治国方略的主张有别，但是对治国的目的并无二致：

君子曰：“德，德成而教尊，教尊而官正，官正而国治，君之谓也。”[④]（《礼记·文王世子第八》）

教不善则政不治。[⑤]（《国语·齐语》）

始乎治，常卒乎乱。[⑥]（《庄子·人间世》）

---

① 田代华等整理《灵枢经》，第79页。

② 赵京生：《针灸经典理论阐释（修订本）》，第118～122页。

③ 田代华等整理《灵枢经》，第78页。

④ （元）陈澔注，金晓东校点《礼记》，第238页。

⑤ 上海师范大学古籍整理组校点《国语》，第238页。

⑥ 方勇译注《庄子》，第61页。

今用义为政于国家，人民必众，刑政必治，社稷必安。[①]（《墨子·耕柱》）

君实欲天下之治而恶其乱也，当为宫室不可不节。[②]（《墨子·辞过》）

那么，《灵枢·五乱》导气针法的治乱与国家治乱有联系吗？进一步说，导气治乱是否受到了国家治乱思想的启发？

二 身国同治

（一）天人同构

天人同构是古人的基本思维，古人的天人同构的对象包括三个主体，天即自然界、国家与人体。西汉著名的儒生董仲舒的论述：

天地之符，阴阳之副，常设于身，身犹天也，数与之相参，故命与之相连也。天以终岁之数，成人之身，故小节三百六十六，副日数也；大节十二分，副月数也；内有五藏，副五行数也；外有四肢，副四时数也；乍视乍瞑，副昼夜也；乍刚乍柔，副冬夏也；乍哀乍乐，副阴阳也；心有计虑，副度数也；行有伦理，副天地也。此皆暗肤著身，与人俱生，比而偶之弇合。于其可数也，副数；不可数者，副类。皆当同而副天，一也。[③]（《春秋繁露·人副天数》）

此段内容与《灵枢·邪客》中有关文字很相似。许多观念一脉相承，而这里更为全面具体，所谓“人与天地相参也，与日月相应也”[④]的观点在当时的知识分子中间，是作为一般背景的。又：

王者制官：三公、九卿、二十七大夫、八十一元士，凡百二十

---

① （清）毕沅校注，吴旭民校点《墨子》，上海古籍出版社，2014，第221页。

② （清）毕沅校注，吴旭民校点《墨子》，第19页。

③ （汉）董仲舒撰，曾振宇注说《春秋繁露》，河南大学出版社，2009，第311～312页。

④ 田代华等整理《灵枢经》，第162页。

人，而列臣备矣。吾闻圣王所取，仪金天之大经，三起而成，四转而终，官制亦然者，此其仪与……求天数之微，莫若于人。人之身有四肢，每肢有三节，三四十二，十二节相持而形体立矣。天有四时，每一时有三月，三四十二，十二月相受而岁数终矣。官有四选，每一选有三人，三四十二，十二臣相参而事治行矣。以此见天之数，人之形，官之制，相参相得也。人之与天多此类者，而皆微忽，不可不察也。[①]（《春秋繁露·官制象天》）

"天之数，人之形，官之制，相参相得也。"此句点明主旨，自然界、国家与人体三者被古人互相比附，彼此解释。当时是一般知识，在此基础上思考，早期医学原理中的许多问题便可迎刃而解。

（二）治国与治身

国家机构与人体结构均与天相参，天作为国家与人体的参照对象，其地位在互相联系与感应的天、国、人三端之中，是作为解释原点的，政事与人体都要遵循天之道。所以无论是医者还是一般知识分子，均将治身与治国视为一理之术：

凡人主必审分，然后治可以至，奸伪邪辟之涂可以息，恶气苛疾无自至。凡治身与治国，一理之术也。（高诱注：身治则国治，故曰一理之术也。）[②]（《吕氏春秋·审分》）

以身为家，以家为国，以国为天下。此四者，异位同本。[③]（《吕氏春秋·执一》）

所以，董仲舒又在《春秋繁露·通国身》中，阐述了治国与治身的原理，可以为《吕氏春秋》的"一理之术"张本："气之清者为精，人之清者为贤。治身者以积精为宝，治国者以积贤为道。身以心为本，国以君为主。精积于其本，则血气相承受；贤积于其主，则上

① （汉）董仲舒撰，曾振宇注说《春秋繁露》，第220～223页。
② （汉）高诱注，（清）毕沅校，徐小蛮标点《吕氏春秋》，第376页。
③ （汉）高诱注，（清）毕沅校，徐小蛮标点《吕氏春秋》，第406页。

下相制使。血气相承受，则形体无所苦；上下相制使，则百官各得其所；形体无所苦，然后身可得而安也；百官各得其所，然后国可得而守也。夫欲致精者，必虚静其形；欲致贤者，必卑谦其身。形静志虚者，精气之所趣也；谦尊自卑者，仁贤之所事也。故治身者务执虚静以致精，治国者务尽卑谦以致贤。能致精则合明而寿，能致贤则德泽洽而国太平。"①

医家著作中同样体现了这种思想："夫九针者，始于一而终于九，然未得其要道也。夫九针者，小之则无内，大之则无外，深不可为下，高不可为盖，恍惚无窍，流溢无极，余知其合于天道、人事、四时之变也，然余愿杂之毫毛，浑束为一，可乎？岐伯曰：明乎哉问也！非独针道焉，夫治国亦然。黄帝曰：余愿闻针道，非国事也。岐伯曰：夫治国者，夫惟道焉，非道，何可小大深浅杂合而为一乎？"②（《灵枢·外揣》）

（三）上医医国

古人身国同治，不仅互相借喻，对于古代医家而言，治身确是能够影响到国的，这也是班固所言方技为"王官之一守"的意义吧："方技者，皆生生之具，王官之一守也。太古有岐伯、俞拊，中世有扁鹊、秦和，盖论病以及国，原诊以知政。汉兴有仓公。今其技术晻昧，故论其书，以序方技为四种。"③（《汉书·艺文志》）

看春秋时秦国良医医和的一则案例：

> 平公有疾，秦景公使医和视之，出曰："不可为也。是谓远男而近女，惑以生蛊；非鬼非食，惑以丧志。良臣不生，天命不佑。若君不死，必失诸侯。"赵文子闻之曰："武从二三子以佐君为诸侯盟主，于今八年矣，内无苛慝，诸侯不二，子胡曰'良臣不生，天命不佑'？"对曰："自今之谓。和闻之曰：'直不辅曲，明不规暗，拱木不生危，松柏不生埤。'吾子不能谏惑，使至于生疾，又

---

① （汉）董仲舒撰，曾振宇注说《春秋繁露》，第 208 页。

② 田代华等整理《灵枢经》，第 94 页。

③ （汉）班固撰，（唐）颜师古注《汉书》，第 1780 页。

不自退而宠其政，八年之谓多矣，何以能久！”文子曰：“医及国家乎?”对曰：“上医医国，其次疾人，固医官也。”文子曰：“子称蛊，何实生之?”对曰：“蛊之慝，谷之飞实生之。物莫伏于蛊，莫嘉于谷，谷兴蛊伏而章明者也。故食谷者，昼选男德以象谷明，宵静女德以伏蛊慝，今君一之，是不飨谷而食蛊也，是不昭谷明而皿蛊也。夫文，‘虫’‘皿’为‘蛊’，吾是以云。”文子曰：“君其几何?”对曰：“若诸侯服不过三年，不服不过十年，过是，晋之殃也。”是岁也，赵文子卒，诸侯叛晋，十年，平公薨。[①]（《国语·晋语八》）

李建民针对“医及国家”提出两种解释：一是医者经由诊断国君的疾病来推知国情政事，二是从论病的道理类推及治理政事的原则[②]。李氏认为二者似乎都通。同时，李氏认为，国君的身体状况与国运有关，这可能是当时的一般观念。另一个隐含的观念是：国君的身体与国家本身存在一种内在的感应联系。所以，医国君的身体便具有医国的意味。这里不只是由国君的疾病来推知政事这样单纯。

“上医医国”同时出现在汉代《潜夫论》，这里的“上医医国”的原理比较明显，指的是治国与养寿的道理相类：“是故养寿之士，先病服药；养世之君，先乱任贤，是以身常安而国脉永也。上医医国，其次下医医疾。夫人治国，国治身之象。疾者身之病，乱者国之病也。身之病待医而愈，国之乱得贤而治。治身有黄帝之术，治世有孔子之经。”[③]

本层含义比较容易被一般知识分子理解和运用：

颜回见仲尼，请行。曰：“奚之?”曰：“将之卫。”曰：“奚为焉?”曰：“回闻卫君，其年壮，其行独，轻用其国，而不见其过。轻用民死，死者以国量乎泽若蕉，民其无如矣！回尝闻之夫子曰：

① 上海师范大学古籍整理组校点《国语》，第474页。

② 李建民：《发现古脉》，第127页。

③ （汉）王符撰著，高新民、王伟翔释注《王符〈潜夫论〉释读》，宁夏人民出版社，2009，第54～55页。

'治国去之，乱国就之，医门多疾。'愿以所闻思其则，庶几其国有瘳乎？"[①]（《庄子·人间世》）

颜回适卫，是准备去治理卫国，希望通过他的努力，令"国有瘳"，在颜回的心目中卫国好比一位病人，需要他去治疗，似乎可以将颜回视为"医国之上医"。典型的如《盐铁论》，御史与贤良文学在治国方略上虽有不同政见，但俱借用扁鹊之医理说理：

扁鹊抚息脉而知疾所由生，阳气盛则损之而调阴，寒气盛则损之而调阳，是以气脉调和，而邪气无所留矣。夫拙医不知脉理之腠，血气之分，妄刺而无益于疾，伤肌肤而已矣。今欲"损有余，补不足"，富者愈富，贫者愈贫矣。严法任刑，欲以禁暴止奸，而奸犹不止。意者，非扁鹊之用针石，故众人示得其职也。[②]（《盐铁论·轻重》）

御史曰："……用针石调，均有无，补不足，亦非也。上大夫君与治粟都尉管领大农事，灸刺稽滞，开利百脉，是以万物流通，而县官富实。当此之时，四方征暴乱，车甲之费，克获之赏，以亿万计，皆赡大司农。此者扁鹊之力，而盐铁之福也。"[③]（《盐铁论·轻重》）

三　导气治乱

医理可以用来表达治国方略，反之，对于"疾者身之病"[④]，医者也能够自然地运用国家治乱思想来思考，认为其病为"乱"，身之治乱思想与国之治乱理念相通。对于"身之乱"，医者是如何察知并治理的呢？

察知"身乱"主要有两个途径——诊察症状与脉。《灵枢·五乱》

---

① 方勇译注《庄子》，第51页。

② （汉）桓宽著《盐铁论》，第31页。

③ （汉）桓宽著《盐铁论》，第32页。

④ （汉）王符撰著，高新民、王伟翔释注《王符〈潜夫论〉释读》，第55页。

中判断“逆则乱”的主要依据是症状：“故气乱于心，则烦心密嘿，俯首静伏。乱于肺，则俯仰喘喝，接手以呼。乱于肠胃，则为霍乱。乱于臂胫，则为四厥。乱于头，则为厥逆，头重眩仆。”[①] 扁鹊判断赵简子的病情的良好预后则是通过脉诊，扁鹊对脉的判断是“治”，也就是非乱：“简子疾，五日不知人，大夫皆惧，于是召扁鹊。扁鹊入视病，出，董安于问扁鹊，扁鹊曰：血脉治也，而何怪！昔秦穆公尝如此，七日而寤……”（《史记·扁鹊传》）[②] 扁鹊此案说明，在对脉的诊察过程中，除了判断脉气的虚实，即“守人之血气有余不足”[③]，还需体会一种乱或治的状态。《灵枢·五乱》中将气乱描述为“清气在阴，浊气在阳，营气顺脉，卫气逆行，清浊相干”[④]。因为气乱非有余不足，所以该文设了导气针法，“徐入徐出，谓之导气；补泻无形，谓之同精”。“相顺则治，相逆则乱”，所谓治乱，就是将逆的状态调整到顺的状态，这是治乱的目的，也是导气针法的基本立意。

《灵枢·师传》有一段关于治民治身的讨论：“黄帝曰：余闻先师，有所心藏，弗著于方。余愿闻而藏之，则而行之，上以治民，下以治身，使百姓无病，上下和亲，德泽下流，子孙无忧，传于后世，无有终时，可得闻乎？岐伯曰：远乎哉问也！夫治民与自治，治彼与治此，治小与治大，治国与治家，未有逆而能治之也，夫惟顺而已矣。顺者，非独阴阳脉论气之逆顺也，百姓人民皆欲顺其志也。”[⑤] 本段很能说明古代医者的抱负，治国的本质是顺达民意，而医患的本质是令气顺，最终的目的是一致的，即“惟顺而已矣”。

四　小结

天是身国共同的参照，在此观念基础上，人之形、国之制均象天，同时，人体之生理与病理状态与国之治乱亦被相互借喻，由此，治国与

---

① 田代华等整理《灵枢经》，第 79 页。

② （汉）司马迁：《史记》，第 2786～2787 页。

③ 田代华等整理《灵枢经》，第 9 页。

④ 田代华等整理《灵枢经》，第 79 页。

⑤ 田代华等整理《灵枢经》，第 73 页。

治身就成了“一理之术”了。疾病是身体之乱，疾病诊断过程的基本理路是观察身体状态或判断血脉治乱与否。《灵枢·五乱》即在这一思想影响下产生的一篇著述。

《灵枢·五乱》对乱的状态的诊断是通过一系列症状的观察实现的，与针法理论重视脉诊以探求脉之虚实的观念不同，本篇提出了一种对病理状态的诊断思路。既非“有余不足”，所以治疗思路也不是补泻了，而是一种“治乱”的导气方法。由此，从身国同构到身国同理，再到相同的治理观念，在一定程度上，可以折射出古人针灸治疗思想的形成思路。

第六节　驱邪—守机

一　守机

“守机”出自《灵枢·九针十二原》：“粗守关，上守机，机之动，不离其空，空中之机，清静而微，其来不可逢，其往不可追。知机之道者，不可挂以发。不知机道，叩之不发。”[①] 看历代的注释：

> 《灵枢·小针解》：上守机者，知守气也。[②]
>
> 《太素·九针要解》：工（《太素》“上”作“工”）守机者，知守气也。杨上善注：机，弩牙也。主射之者，守于机也。知司补写（泻）者，守神气也。[③]
>
> 《灵枢集注·九针十二原》：上守机者，守其空而当刺之时，如发弩机之速也。[④]
>
> 现代针灸专业教材《针灸医籍选读》：上守机，此以弓弩之机比喻守气之机。[⑤]

---

① 田代华等整理《灵枢经》，第1页。

② 田代华等整理《灵枢经》，第9页。

③ 李克光、郑孝昌主编《黄帝内经太素校注》，第635页。

④ （清）张隐庵集注《黄帝内经灵枢集注》，第2页。

⑤ 吴富东主编《针灸医籍选读》，第17页。

可见，对“上守机”的认识古今并没有较大歧义，查气至之动静，掌握针刺的时机。当刺之时，如发弩机。“查气至之动静”的方法是脉诊，下文“空中之机，清静而微，其来不可逢，其往不可追”的微妙状态也是由脉诊来体察的。笔者对“守机”的认识与前人亦无不同，然而所关注的是概念本身形成的理由：为什么用弩机来比喻针刺的时机？弩机作为兵器，与针刺之间存在着内在关联吗？

二　弩机、兵家与刺法

无独有偶，《素问·宝命全形论》中也用弩机比喻针刺的时机：“凡刺之真，必先治神，……静意视义，观适之变，是谓冥冥，莫知其形，见其乌乌，见其稷稷，徒见其飞，不知其谁，伏如横弩，起如发机。”① 相似的比喻出现在兵家书中，《孙子·兵势》：“激水之疾，至于漂石者，势也；鸷鸟之疾，至于毁折者，节也。故善战者，其势险，其节短。势如扩弩，节如发机。”② 弩是一种兵器，原始木弩在远古时已经出现，但其杀伤力较小，只有装备金属弩机后，它才成为一件强有力的武器③。弩机是兵器的关键构件，兵家书中用以比喻是很自然的。

再看兵家书中另一段与医学著作相似的语句，《鬼谷子·飞箝》：“用之于人，则量智能、权财力、料气势，为之枢机，以迎之、随之，以箝和之，以意宣之，此飞箝之缀也。用之于人，则空往而实来，缀而不失，以究其辞，可箝可横，可引而东，可引而西，可引而南，可引而北，可引而反，可引而覆，虽覆能复，不失其度。”④ 该段中数句与《灵枢·九针十二原》“往者为逆，来者为顺，明知逆顺，正行无问。逆而夺之，恶得无虚，追而济之，恶得无实，迎之随之，以意和之，针道毕矣”⑤ 之口气与用语均非常相似，思维方式也有相通之处。《鬼谷

---

① 田代华整理《黄帝内经素问》，第 53 页。

② （春秋）孙武著，（汉）曹操等注，袁啸波校点《孙子》，上海古籍出版社，2013，第 61 页。

③ 相关研究见孙机《汉代物质资料图说》，上海古籍出版社，2008，第 165 页。

④ （南朝梁）陶弘景注《鬼谷子》，中国书店，1985，卷中第 2 页。

⑤ 田代华等整理《灵枢经》，第 1 页。

子》被《隋书·经籍志》收录，成为正式典籍，后世兵家以之为兵书，然兵家与纵横家颇有渊源，二者本难以区别。以上似乎提示，《内经》刺法理论与兵家有一定的关系。实际上也的确如此，所以《灵枢·逆顺》直接援引兵法作为刺法的依据：“《兵法》曰：无迎逢逢之气，无击堂堂之阵。《刺法》曰：无刺熇熇之热，无刺漉漉之汗，无刺浑浑之脉，无刺病与脉相逆者。”①

三　针具与兵器

刺法以兵法为依据，针刺时机以兵器为比喻，那么针刺工具与兵器之间是否也有渊源呢？《灵枢·玉版》透露出这一信息：“黄帝曰：余以小针为细物也，夫子乃言上合之于天，下合之于地，中合之于人，余以为过针之意矣，愿闻其故。岐伯曰：何物大于针乎？夫大于针者，惟五兵者焉。五兵者，死之备也，非生之具。且夫人者，天地之镇也，其可不参乎？夫治民者，亦唯针焉。夫针之与五兵，其孰小乎？”②

早期的医疗器具来源多方，兵器也是针具的来源之一。对此，已有学者研究③。笔者再做一次梳理。

其一，从字形上看，针早期写作咸，根据《易经》的记录，其已有多次被用作治病，甲骨文作[illegible]，是一种斧形的武器，与砭相类，有砍破、决破的作用。④

其二，从形制上看，《灵枢·九针十二原》《灵枢·九针论》之九针中，铍针、锋针与鍉针是与兵器有一定关系的，锋针与铍针的形制与先秦兵器相类似⑤，“鍉针”与箭镞相类（见表上-4-3）：

① 田代华等整理《灵枢经》，第111页。

② 田代华等整理《灵枢经》，第118页。

③ 黄龙祥：《黄龙祥看针灸》，人民卫生出版社，2008，第10页。

④ 相关研究见范行准《中国医学史略》，中医古籍出版社，1986，第15页。

⑤ 相关研究见黄龙祥《黄龙祥看针灸》，第12页。

表上-4-3 《内经》中的铍针、锋针、鍉针

	取法	形制	尺寸	用途
铍针	剑锋	末如剑锋	广二分半，长四寸	以取大脓 主大痈脓，两热相争也
锋针	絮针	1. 筩其身，锋其末 2. 刃三隅	长一寸六分	以发痼疾 主痈热出血
鍉针	黍粟之锐		长三寸半	主按脉勿陷，以致其气 主按脉取气，令邪出

兵器与针具的形制相似，《内经》针刺理论多次援用兵家用语说理，不禁让人进一步去思索，医家与兵家是否存在更深的沟通呢?

四 早期病因论

人类的早期活动，难以摆脱鬼神观念的纠缠，对于疾病的认识，也难以摆脱鬼神致病说。《玉篇·疒部》“疫，疠鬼也”[①]，《释名·释天》“疫，役也，言有鬼行役也”[②]，范行准先生也有对医疫的文字考证，认为，矢、殳为逐鬼之器物[③]。已有研究表明，在殷人眼里（更不用说殷前先民），疾病或由鬼怪所致，或由祖先神灵作祟，或由蛊等异物引起，总之，多源于超自然因素[④]。

《左传·成公十年》记载了一则早期医事：

> 晋侯梦大厉，被发及地，搏膺而踊，曰：“杀余孙，不义。余得请于帝矣!”坏大门及寝门而入。公惧，入于室。又坏户。公觉，召桑田巫。巫言如梦。公曰：“何如?”曰：“不食新矣。”公疾病，求医于秦。秦伯使医缓为之。未至，公梦疾为二竖子，曰：“彼，良医也。惧伤我，焉逃之?”其一曰：“居肓之上，膏之下，若我

① （南朝梁）顾野王：《宋本玉篇》，第219页。

② （汉）刘熙撰《释名》，商务印书馆，1939，第9页。

③ 范行准：《释医》，《医史杂志》1951年第3期，第5页。

④ 相关研究见严一萍《中国医学之起源考略》，《大陆杂志》1951年第2卷第8期，第917页。此处转引自何裕民、张晔《走出巫术丛林的中医》，第148页。

何?”医至，曰：“疾不可为也。在肓之上，膏之下，攻之不可，达之不及，药不至焉，不可为也。”公曰：“良医也。”厚为之礼而归之。[①]

这里虽然疾病化身鬼怪是在梦中，也反映了这一时期人们对疾病的一般认识，而且，晋侯病后先找到桑田巫，也期许巫能够驱除鬼祟。这是成公十年的事，到了鲁昭公元年，即是近40年之后，晋侯有疾，卜人认为是山川星辰之神作祟，当时郑国名臣公孙侨（子产）与秦国良医医和则分别阐述了较为进步的病因论，公孙侨云：

若君身，则亦出入饮食哀乐之事也，山川星辰之神，又何为焉？侨闻之，君子有四时：朝以听政，昼以访问，夕以修令，夜以安身。于是乎节宣其气，勿使有所壅闭湫底，以露其体。兹心不爽，而昏乱百度。今无乃一之，则生疾矣。[②]（《左传·昭公元年》）

医和则论述了六气致病论：

天有六气，降生五味，发为五色，征为五声，淫生六疾。六气曰阴、阳、风、雨、晦、明也。分为四时，序为五节，过则为灾。阴淫寒疾，阳淫热疾，风淫末疾，雨淫腹疾，晦淫惑疾，明淫心疾。[③]（《左传·昭公元年》）

将医和与公孙侨分论的病因结合起来，似乎就是《素问·调经论》的病因论：“夫邪之生也，或生于阴，或生于阳。其生于阳者，得之风雨寒暑；其生于阴者，得之饮食居处，阴阳喜怒。”[④]一般认为，医和的六气致病论是后世以气为中心的病因论之滥觞，这标志着人类理性的进步。

然而，六气致病的观念本身也是根植于鬼神致病的观念土壤的。风

① 杨伯峻编著《春秋左传注》，第849页。

② 杨伯峻编著《春秋左传注》，第1220页。

③ 杨伯峻编著《春秋左传注》，第1222页。

④ 田代华整理《黄帝内经素问》，第118页。

雨寒暑等外因致病，在《内经》中主要强调的是“风”，“风者百病之长也”[①]（《素问·玉机真脏论》）。“风者，百病之始也”[②]（《素问·生气通天论》）。风气致病的观念，由来已久，也与鬼神观念有瓜葛，甲骨文卜辞中即有“祸风有疾”，严一萍引叶玉森说，风乃天气变化之风，连同雪、䨘（夜色昏），认为是医和所论六气致病的渊薮。[③] 何星亮研究，中国古人对风的观念中，风有善恶两端，善风给人们带来温暖、凉爽和甘雨，恶风则带来灾难。所以，人们对风既崇敬，又畏惧。[④]《内经》中对风的论述也有善恶两个方面：“风从其所居之乡来为实风，主生长养万物；从其冲后来为虚风，伤人者也，主杀主害者。”[⑤]所以，何裕民等认为，《内经》中“风者，百病之始”“风者百病之长”的重要观点，尽管已明显带有自然主义的病因解释，但它很可能仍是早期风神致病的巫术观念渗透进医学领域的结果[⑥]。

事实上，人类文明的早期，任何医学几乎都将疾病视为魔鬼[⑦]。医学从原始观念的丛林中跋涉出来，对于病因的认识也不断地由鬼祟致病说向更为真实的气血病因论转变。《内经》中的病因学说已经从鬼神之域走出来，其基本病因论是以气血为核心的病因学说，然而，疾病仍然以“邪”这一带有原始思维色彩的名词冠名。

五　驱邪的观念

具有朴素自然意义的邪风致病观念仍然无法摆脱早期鬼祟致病的干系，所以，在治病的工具上与驱鬼的工具之间产生关系，亦不足为怪了。从驱鬼到驱邪，必然要用到武器，引入兵家器具是很自然的思维，

① 田代华整理《黄帝内经素问》，第 39 页。

② 田代华整理《黄帝内经素问》，第 5 页。

③ 严一萍：《殷契征医》，1951 年，载氏著《严一萍先生全集》，台北：艺文印书馆，1991，此处转引自杜正胜《从眉寿到长生》，台北：三民书局，2005，第 13 页。

④ 何星亮：《中国自然神与自神崇拜》，第 310 页。

⑤ 田代华等整理《灵枢经》，第 155 页。

⑥ 何裕民、张晔：《走出巫术丛林的中医》，第 151 页。

⑦ 〔意〕卡斯蒂廖尼著，程之范、程振嘉、马堪温等译《医学史》，广西师范大学出版社，2003，第 15 页。

所以黄龙祥先生说："驱邪逐鬼的观念应当是针法产生的初始因素之一。"[①] 前文已述，从形制上看，早期的针具与兵戈相似，而兵戈之器也与鬼神有涉，赵晋忠等认为，原始战争与巫术关系密切，干戚既是"玉兵"中理想化的颇具威力的神性器具，在进行军事征战的过程中，不免会充当战争巫术的有效工具[②]。又据胡新生的研究[③]，周代傩礼[④]有军人参与，带有某种军事性质。汉代大傩中宫门卫士与五营骑士依次传递火炬遣送疫鬼的仪式就是继承了军人驱疫的传统。可见，兵戈的发端与原始思维亦难分解，针刺治病与巫者驱鬼、兵家制敌在思维观念上应有着某种关联。在以针驱邪的观念下，医者是如何具体操作的呢？又是在哪里寻找病邪的呢？其实，风气致病的病因观念形成后，风便与人体的气相结合，医者以脉候气以捕捉病机，认为邪客于脉，便直接在脉上施以针砭。

六　小结

早期的病因论未离鬼神致病的观念领域，医者疗疾、巫者驱鬼、兵家制敌亦有观念上的因缘，其使用的工具也有渊源，针具与兵器在形制上的相似就是体现。原始战争与巫术关系也很密切，执戈而舞兼具巫术与战争的双重意义。

据本节分析，针刺以驱邪的治疗思想或与巫术及兵家思想有关。同时，兵家的作战思想在影响医家的治疗观念，《灵枢·逆顺》直接将兵法作为刺法思想的依据，所以，医家用兵器机弩作为比喻说明针刺的时机也非常自然了。

针以刺脉在向更精微的针刺方法发展的过程中，工具的革新无疑起

---

① 黄龙祥：《黄龙祥看针灸》，第15页。

② 赵晋忠、爱华、英子：《夏商"干戚武舞"考辨》，《体育文化导刊》2004年第5期，第73页。

③ 胡新生：《中国古代巫术》，山东人民出版社，1998，第334页。

④ 傩礼，一种流传广泛的巫术活动，多于岁末举行，为驱逐疫鬼的仪式，做法各地不一，常见的有巫师击鼓吹长笛，一人装扮成疫鬼状，众人以兵器或棍棒设法驱逐之，此仪式后来演化成节日演戏等民间活动。

了很大的作用，后世的主流针刺工具是微针，针刺的部位也渐由刺脉向刺神气所游行出入的腧穴发展。这一过程在《灵枢·九针十二原》中即有发端："余欲勿使被毒药，无用砭石，欲以微针通其经脉，调其血气，营其逆顺出入之会。"[①] 脉的变动不居本身即被视为有神妙的变化，同时，脉动与腧穴被认为是风气出入之所，脉诊的过程其实是一个探求神机、体会气之逆顺出入的过程，"守机"是在这一思维层面上形成的概念，其思维的起点受到持兵戈驱鬼邪观念的影响。这里虽然借用了兵家用具弩机作为说理工具，但是针刺实践与理论已走出了原始思维的泥淖。守机，守的是神机，即气血的微妙变化与针刺治疗稍纵即逝的时机，已经是具有实践价值的医学概念了。

① 田代华等整理《灵枢经》，第1页。

第五章　针灸理论与概念的观念再识与解析

第一节　针灸理论概念的基本观念再识

> 古者包牺氏之王天下也，仰则观象于天，俯则观法于地，观鸟兽之文与地之宜，近取诸身，远取诸物，于是始作八卦，以通神明之德，以类万物之情。[1]（《周易·系辞下》）

人类从远古走向近世，从蛮荒走向文明。在这漫长的过程中，最令古人感到神秘，也最被关注的课题便是我们身处的自然界与人体本身，即太史公所谓"究天人之际，通古今之变"。人们对自然界与人体现象的观察及其规律的思考，贯穿于人类文明的历史。

对于身体结构和功能的观察与思考是医学产生的基础，对天人关系的探究、天地法则与生命规律的交互思考，则促进了医学观念的形成。而其中，气作为天人同构的基础性物质，在天人之间形成了功能媒介；脉，作为人体与自然界共有的结构，也共同承担着气的储藏与运行的功能；神明，一个看似虚幻的概念，被视为冥冥中的主宰，也由于气的引入，以及与脉产生的关系，在针刺治疗的过程中可以被医者触摸。

社会是由于人类群居而形成的组织，作为人的群体，社会结构的组成及运动规律也与人体与自然界相类，同时，社会本身的运动特点也影响着古人对人体生理病理的认识。天地—社会—人体，三者交互影响，互相解释，形成了极具东方文化特点的观念系统。

① 宋祚胤注释《周易》，第346页。

《内经》是以经脉医学为主体的医学著作，针刺方法是早期医疗技术的主体。技术的发生和进步的主要动力当然是经验本身。然而，技术思想的系统化却在很大程度上依靠了观念的力量。正如韩建平所说："在人类的知性活动中，观念的力量往往让经验观察变成它的婢女。"[①]

所以，古人对天道、社会与人体交织的认识观念，被深深地植入医学理论的构建过程中。要想获得对早期医学理论深入的理解，必须对借以构建医学理论的观念思想进行解构。

一　经脉观念——针灸理论的核心命题

（一）多元的经脉认识方法

人们对于身体的认识，必然遵循由表及里的顺序。也就是说，先认识体表的器官，进一步认识体内的器官。这一点，可以从甲骨卜辞中找到端倪。根据甲骨学者的考察[②]，卜辞占问的疾病有 20 多种，名称多以头脸、五官、胸腹、四肢等体表部位命名，仅有"腹不安""疾[illegible]"可视为与体内器官有关的疾病，即只有"体病"，没有"藏（脏）病"[③]。这一规律与简帛医书的记述相吻合，马王堆与张家山出土的古脉书中，涉及的病候也是以"体病"为主，"藏（脏）病"仅占极小的比例。

对于体内脏器的认识，还是要借助解剖的技术，古人的解剖技艺最早的时候不是掌握在医者手里，多数还是在"庖丁"的群体中[④]。所以《汉书·王莽传》中解剖王孙庆尸体的是"尚方与巧屠"。加之当时解剖的技术比较朴素，不可能达成对人体结构的精细认识，所以，古人对人体的认识途径除了实证的解剖方法之外，还是要借助一些想象力的。

---

① 韩建平：《经脉学说的早期历史：气、阴阳与数字》，《自然科学史研究》2004 年第 23 卷第 4 期，第 326 ~ 333 页。

② 严一萍：《殷契征医》，载氏著《严一萍先生全集》，此处转引自杜正胜《从眉寿到长生》，第 83 页。

③ 藏病又见于《汉书·翼奉传》：人有五藏六体，"五藏象天，六体象地"，故藏病则气色发于面，体病则欠伸动于貌。另，《伤寒论》也沿袭了藏病的说法：病人藏无他病，时发热，自汗出，而不愈者，此卫气不和也。先其时发汗则愈，宜桂枝汤主之。

④ 范行准：《中国医学史略》，第 7 页。

由表及里的揣内法便是古代医者发挥智慧的首选方法：

> 《灵枢·外揣》：黄帝曰：窘乎哉！昭昭之明不可蔽。其不可蔽，不失阴阳也。合而察之，切而验之，见而得之，若清水明镜之不失其形也。五音不彰，五色不明，五藏波荡，若是则内外相袭，若鼓之应桴，响之应声，影之似形。故远者司外揣内，近者司内揣外，是谓阴阳之极，天地之盖，请藏之灵兰之室，弗敢使泄也。①

司外的方法有两端——察视与按寻，所以，异常的体表组织和脉动便率先进入了古人的观察范围。加之解剖所得到的脉的形态认识，一个“外可度量而切循之，其死可解剖而视之”的脉的知识体系便建立起来了。

脉的形态结构的特点足以令人产生联想，认为脉是沟通内外、遍布全身的，事实上也确是如此。古人对于经脉的循环观念并非来自实验，更多地与古人“天道圆”的观念有关②。不过是否来自实验并不重要，重要的是古人找到了一种可以联系脏腑表里的结构，这是中医学诠释生命现象的重要依据。

古人对人体之脉与自然界之脉的认识孰先孰后，文献不足，难以考证，但两者相互比附在早期却是非常常见的，《内经》以及先秦诸子的著作中有类似的证据。古人由对人体的解剖经验积累了血脉的一般知识，与此同时，对地表脉理的认识也经由细致的观察而得到，形态上的相似性、同样含有流动的液体，使人们很容易将两者联系起来。

张福利、李志平比较了《内经》与《希波克拉底文集》关于解剖学成就的差异，大约代表同时代东西方医学成就的两部经典医学名著显示出对解剖学不同的取向，《希波克拉底文集》取向于解剖学的实用价值，而《内经》的解剖研究在于使医者通晓经脉之气血多少，骨空所

---

① 田代华等整理《灵枢经》，第94页。

② 相关研究见朱玲《道家文献对〈内经〉针灸理论构建的影响》，南京中医药大学博士学位论文，2008。

在，明了骨度分寸，知晓内脏和血管之所，以便厘定穴位、针灸施治[①]。所以，其核心的结构还是在经脉。

《灵枢·九针十二原》篇首言："勿使被毒药，无用砭石，欲以微针通其经脉，调其血气，营其逆顺出入之会。"篇末又言，"夫善用针者取其疾也，犹拔刺也，犹雪污也，犹解结也，犹决闭也。疾虽久，犹可毕也。言不可治者，未得其术也"[②]，表达了作者对针法的信心。针法所施的具体部位，即经脉。"经脉者，所以能决死生、处百病，调虚实，不可不通。"[③] 可以设想，只有古人对经脉的认识程度相当全面时，才会建立这样的信心。

古人对脉的认识主要通过三个途径：解剖，诊察，以及比附自然界的脉，加以想象。脉遍及周身、内外沟通的特点，令古人对脉的诊察相对于其他组织而言更情有独钟，客观上也促进了对脉的认识。同时，古人对自然界朴素的崇拜令天与神的观念渗透到对人体变化状态的体察过程中。神本是自然界神秘莫测的变化，其微妙之处难以捉摸，而脉变动不居的状态最符合神的特性，《灵枢·九针十二原》中"上守神"，守的是脉的血气的微妙变化，其思维来源与古人对自然之神的崇拜有关。

脉可以沟通内外，守其变化可以诊察虚实，然后施以补泻就可以"处百病"了，如此美好的思维图景，足以令古人对脉这一特定的组织另眼相看。可以说，理解了脉在人体结构中的核心地位，也就理解了古人针法理念的基本观念。

（二）朴素的经脉命名思想

脉的发现是渐进地完成的，一开始发现的肯定是一些体表较为明显的动脉，据黄龙祥研究[④]，位于腕踝关节附近的动脉容易被发现，而且，这些动脉的异常搏动对于远端特定部位还具有明显的诊断意义，同时，对这些脉动部位施以灸刺，则有治疗远端部位疾患的作用，这些部

---

① 张福利、李志平：《论〈黄帝内经〉与〈希波克拉底文集〉解剖学成就的重大差异》，《医学与哲学》1998 年第 19 卷第 8 期，第 444～445 页。

② 田代华等整理《灵枢经》，第 1～4 页。

③ 田代华等整理《灵枢经》，第 31 页。

④ 黄龙祥：《中国针灸学术史大纲》，第 209 页。

位早期被冠以阴阳的名称，如太阴脉、少阴脉、太阳脉、少阳脉等，黄氏名之为“经脉穴”，后世则演变为原穴。盖当时阴阳的观念已经渗透医学领域，所以才有太少、阴阳的命名，将位于身体内侧的脉命名为阳脉，将位于身体外侧的脉命名为阴脉。

至于厥阴脉与阳明脉，这是阴阳观念在医学领域内的特例，查考古今文献，唯在医学文献中才有厥阴与阳明的概念，何故？其本质含义是什么？根据本章的研究，我们对厥阴与厥阴脉的来由似可以通过前阴这一具体部位去考察。至于阳明，韩建平发现了一个重要的证据：东汉经学家郑玄在《周礼》的注文有“脉之大候，要在阳明寸口”，而在《内经》中与寸口脉对举的部位只有人迎，而明、迎、亢在上古音中同属阳韵，可以互谐，亢是一个象形字，《说文》“象颈脉形”，与人迎所指实一。所以，阳明脉的早期含义与人迎脉同[①]。同样，与“厥阴”类似，对于阳明的来源问题也需要得到更多的证据之后才能回答。

本章以督脉为例说明了经脉的命名与意义演变，督脉的早期含义仅指脊中，是实体组织的反映，与此相类，任脉由妊娠得名（抑或与衽有关，留考），冲脉系指对腹主动脉的触诊所得，带脉抑或与衣物有关。另外，蹻脉的命名，据《太素·阴阳喬脉》杨上善注：“喬亦作蹻，禁娇反，皆疾健皃（貌）。人行健疾，此脉所能，故因名也。喬，高也。此脉从足而出，以上于头，故曰喬脉。”[②] 此脉名称意味朴素。维脉的命名与此相类，维的本义一指系物之绳，《楚辞·天问》：“斡维焉系？天极焉加？”[③] 又指角隅，《淮南子·天文训》：“东北为报德之维也。”[④] 提示阴阳维脉的命名意义系维络之脉。

联系到简帛医书《阴阳》中称上肢阳脉为“肩脉”“耳脉”“齿脉”，以局部部位命名，早期经脉的命名方式显示出了极大的具体性，即便有阴阳概念的渗透，也是对具体部位的区分。经脉的命名规律提示了早期人们对经脉认识的朴素观念。

---

① 韩建平：《马王堆古脉书研究》，第 28 页。

② （隋）杨上善撰注《黄帝内经太素》，第 146 页。

③ 林家骊译注《楚辞》，第 74 页。

④ （汉）刘安撰《淮南子》，第 19 页。

二 病因观念——针刺治疗思想的基础

（一）血气变动

“经脉者，所以行血气而营阴阳”[①]，这是经脉所以能够具有诊断与治疗的双重价值的依据。

《灵枢·经脉》中将经脉的病候名为“是动”“所生”（《阴阳》名之为“是动”“所产”），关于“是动”“所生”的理解，历代众说纷纭。最先对其做出诠释的是《难经·二十二难》：“邪在气，气为是动；邪在血，血为所生病。气主呴之，血主濡之。气留而不行者，为气先病也；血壅而不濡者，为血后病也。故先为是动，后所生也。”[②] 根据诠释学的观点，历代对“是动”“所生”的解释，是基于解释者的知识结构、历史背景、思维方式而不断生成的，同时前人的解释必然为后人造成“前理解”[③]。所以，《难经》在这里对“是动”“所生”的解释必然代表了《难经》作者的理解取向。据此，《难经·二十二难》的作者对经脉的病候是从气血层面上来理解的。实际上，这一取向也基本符合《内经》的精神。

血气的异常是《内经》中对疾病的主要认识。对于血气的常变状态的观察，是通过脉诊来实现的。脉一旦与血气结合，就成为中医学中无法分割的概念。血与脉的关系容易由解剖所见而得到，具有明显的实践特征。而气与脉的关系则需要考察。

（二）阴阳二气有沴

《说文》“气，云气也，象形”[④]，但是早期的“气”并不具备云气的意义。殷与周代早期的气多是以“乞”为构成要素，意指乞求与终讫[⑤]，

---

① 田代华等整理《灵枢经》，第 96 页。

② 高丹枫、王琳校注《黄帝八十一难经》，第 70 页。

③ 杨峰、赵京生：《中医经典文献研究的诠释学向度》，《医学与哲学》（人文社会医学版）2007 年第 28 卷第 7 期，第 70 ~ 71 页。

④ （汉）许慎撰《说文解字》，第 14 页。

⑤ 〔日〕小野泽精一、福永光司、山井涌编《气的思想——中国自然观与人的观念的发展》，李庆译，第 13 页。

但是在汉代文献中，人们却不约而同地将气作为自然与生命的重要元素提出来，独具中国特色的气一元论在这一时期形成。

小野泽精一等考察了战国诸子有关气的论述，提出当时气的一般思想是：万物皆由“气”形成，尤其是人的生死，被认为就是“气的聚散”；自然界之气，主要表现为“阴阳之气”或“天地之气”，天地之气和阴阳之气的交流消长，引起了四季的推移和气象上各种各样的变化；人之气，主要表现为“血气”“精气”“精”等，血气被认为比起与精神的关系来，与身体的关系更为密切。[①]《论语·季氏》孔子曰：“君子有三戒：少之时，血气未定，戒之在色；及其壮也，血气方刚，戒之在斗；及其老也，血气既衰，戒之在得。”[②]《管子·内业》：“精存自生，其外安荣，内藏以为泉原，浩然和平，以为气渊。渊之不涸，四体乃固，泉之不竭，九窍遂通，乃能穷天地，被四海。”[③]

而将气与生命联系得最为深入、影响也最为深远的还是医家。医和提出六气致病论，本来属于自然范畴的天之六气与疾病发生了关系，如前文所述，天之六气与早期对风神的崇拜抑或有关，但毕竟形成了自然主义病因论的开端。

天地阴阳之气致病的观念在战国时期已被多数学者接受，《庄子·大宗师》中对子舆有病的解释是“阴阳之气有沴”[④]，郭象注：“沴，陵乱。”[⑤]《汉书·五行志》：“气相伤，谓之沴。”[⑥]《文子·上德》：“天二气即成虹，地二气即泄藏，人二气即生病。阴阳不能常，且冬且夏，月不知昼，日不知夜。”[⑦] 李定生、徐慧君释：“二气，指阴阳二气。此谓

---

① 〔日〕小野泽精一、福永光司、山井涌编《气的思想——中国自然观与人的观念的发展》，李庆译，上海人民出版社，2007，第90页。

② 杨伯峻译注《论语译注》，第198页。

③ 黎翔凤撰，梁运华整理《管子校注》，第938～939页。

④ 方勇译注《庄子》，第108页。

⑤ （清）郭庆藩撰，王孝鱼点校《庄子集释》，中华书局，1961，第259页。

⑥ （汉）班固撰，（唐）颜师古注《汉书》，第1353页。

⑦ （春秋）辛妍著，（元）杜道坚注《文子》，第37页。

阴阳并立不和而为害也。”[1]《淮南子·说山》作“人二气则成病”[2]，高诱注：“邪气干正气，故成病。”[3]

如果追溯阴阳之气沴乱而为害的思想，可以溯及公元前780年，《国语·周语上》：“幽王二年，西周三川皆震。伯阳父曰：周将亡矣！夫天地之气，不失其序；若过其序，民乱之也。阳伏而不能出，阴迫而不能蒸，于是有地震。今三川实震，是阳失其所而镇阴也。”[4] 这是史书中首次对地震的记载，可以作为《文子》中“地二气即泄藏”的例解。可见阴阳之气“过其序”带来灾害的观念由来久矣。联系本书上编第四章对风与气的关系的研究，气与风异名而同形，气能致病的思维来源或与风有关。

殷商时期有风神崇拜，人们认为风具有神灵的力量，风被想象成一种大鸟，被称为“凤鸟”[5]，春秋时名为“蜚廉”，亦作飞廉，古代楚地以飞廉为风伯。《离骚》“前望舒使先驱兮，后飞廉使奔属”[6]。春秋以来，气的地位被加强了，被赋予了世界本原的意义。如《庄子·知北游》：“通天下一气耳，圣人故贵一。”[7] 同样，人体与所处的自然界一样，都是由气这一基本物质构成：

《庄子·知北游》：人之生，气之聚也；聚则为生，散则为死。[8]

《孟子·公孙丑上》：夫志，气之帅也；气，体之充也。夫志至焉，气次焉。[9]

---

① 李定生、徐慧君校释《文子校释》，上海古籍出版社，2004，第234页。

② （汉）刘安撰《淮南子》，第117页。

③ 何宁撰《淮南子集释》，中华书局，1998，第1116页。

④ 上海师范大学古籍整理组校点《国语》，第26～27页。

⑤ 何星亮：《中国自然神与自然崇拜》，上海三联书店，1992，第312页。

⑥ （宋）朱熹集注，（清）王箴补注，潘衍校订《离骚详解》，中华新教育社，1924，第35页。

⑦ 方勇译注《庄子》，第359页。

⑧ 方勇译注《庄子》，第359页。

⑨ 万丽华、蓝旭译注《孟子》，第56页。

《管子·心术下》：气者，身之充也。[①]

《淮南子·原道训》：夫形者，生之所也；气者，生之元也；神者，生之制也。[②]

《灵枢·刺节真邪》：真气者，所受于天，与谷气并而充身也。[③]

《素问·宝命全形论》：天地合气，命之曰人。[④]

阴阳之气的戾变会令“地气泄藏”而带来灾害，与天地同构的人体的疾病也可以由阴阳之气的变化而生，《文子》《淮南子》中有“人二气即生（成）病”。这里的由气致病的原因姑且被称作内因。恶风致疫疠，其袭人也会带来疾病，是为虚邪贼风，这一致病因素可被视为外因。

(三) 血脉菀陈

还要谈一谈血脉，虽然朴素的解剖能够得到“夫脉者，血之府也”[⑤] 这样的认识，但是血脉的病理还是需借助一些自然的知识才容易被认识。

地脉（河流）与血脉的形态相似，很早就被相互比附。河流阻塞则水不能行，需要通导才能令其正常，不致为害，而且，像周太史那样的物候专家还能观察到地脉眚郁，需要及时疏泄才能得到好的收成，这一观念原本是朴素的自然观，被引用到社会与身体领域，成为一般观念：

《国语·周语上》：防民之口，甚于防川。川壅而溃，伤人必多，民亦如之。是故为川者决之使导，为民者宣之使言。[⑥]

《国语·楚语下》：夫民气纵则底，底则滞，滞久而不振，生

---

① 黎翔凤撰，梁运华整理《管子校注》，第778页。

② （汉）刘安撰《淮南子》，第8页。

③ 田代华等整理《灵枢经》，第150页。

④ 田代华整理《黄帝内经素问》，第52页。

⑤ 田代华整理《黄帝内经素问》，第30页。

⑥ 上海师范大学古籍整理组校点《国语》，第9页。

乃不殖。其用不从，其生不殖，不可以封。[①]

《左传·昭公元平》：于是乎节宣其气，勿使有所壅闭湫底，以露其体。兹心不爽，而昏乱百度。[②]

气的概念的引入，令血气密不可分。《吕氏春秋·古乐》甚至将“筋骨瑟缩不达”的原因归结到水道壅塞：“昔陶唐氏之始，阴多滞伏而湛积，水道壅塞，不行其原，民气郁阏而滞着，筋骨瑟缩不达，故作为舞以宣导之。”[③] 另《管子·禁藏》：“当春三月，萩室熯造，钻燧易火，杼井易水，所以去兹毒也。”[④] 此段是说春天的时候要去疏浚井水以去毒，一般认为是一种医学预防观念。水是地之血脉，疏滩井水去毒的观念与医学上“去菀陈”亦有相通之处。

以脉诊为主要的诊断方法，判断血气的状态，成为中医学核心理念。治天下亦同理：“乐行而伦清，耳目聪明，血气和平，移风易俗，天下皆宁。”[⑤]（《史记·乐书》）

三　腧穴观念——病因与治疗的两端

（一）邪客气穴

风气致病是具有进步意义的病因论，但邪风中人的入所在哪里？

黄帝问于岐伯曰：《经》言夏日伤暑，秋必病疟，疟之发以时，其故何也？岐伯对曰：邪客于风府，病循膂而下，卫气一日一夜常大会于风府，其明日日下一节，故其日作晏。此其先客于脊背也，故每至于风府则腠理开，腠理开则邪气入，邪气入则病作，此所以日作尚晏也。卫气之行风府，日下一节，二十一日下至尾底，二十二日入脊内，注于伏冲之脉，其行九日出于缺盆之中，其气上行，故其病稍益早，其内搏于五脏，横连募原，其道远，其气深，

① 上海师范大学古籍整理组校点《国语》，第567页。

② 杨伯峻编著《春秋左传注》，第1220页。

③（汉）高诱注，（清）毕沅校，徐小蛮标点《吕氏春秋》，第101页。

④ 黎翔凤撰，梁运华整理《管子校注》，第1017页。

⑤（汉）司马迁：《史记》，第1211页。

其行迟，不能日作，故次日乃稸积而作焉。[①]（《灵枢·岁露论》）

从该段看，风之中人的门户是风府，“府”是古代藏书的地方，在医学中被引申为储藏气血、食物的处所。“夫脉者，血之府也”[②]（《素问·脉要精微论》），“六腑者，所以受水谷而行化物者也”[③]（《灵枢·卫气》），“风府”当是舍风之处，是风邪的客居之地。又《素问·风论》：“风中五脏六腑之俞，亦为脏腑之风，各入其门户所中，则为偏风。”[④]

腧穴在《内经》中有多种称谓，或称节，或称会，或称输，或称骨空，不同的名称反映出人们对腧穴本质的不同认识，《素问·气府论》《素问·气穴论》中称之为“气府”“气穴”，提示作者认为腧穴是气之所舍居之处，或者是气之门户。穴有两层含义：一为孔穴，一为居所。“气穴”的初始意义即包含这两层内涵。考察《气穴论》中的“气穴”，多数可在体表诊察到凹陷，说明体表的陷穴是古人对“气穴”的直观认识。

气穴、风府等名称揭示的思维特点在早期非医文献中亦可以找到关联。凤是风的化身，其“羽翼弱水，暮宿风穴”（《淮南子·览冥训》）[⑤]，又：

《庄子·齐物论》：夫大块噫气，其名为风。是唯无作，作则万窍怒号。而独不闻之翏翏乎？山林之畏隹，大木百围之窍穴，似鼻，似口，似耳，似枅，似圈，似臼，似洼者，似污者；激者，滈者，叱者，吸者，叫者，譹者，宎者，咬者。前者唱于，而随者唱喁。泠风则小和，飘风则大和，厉风济则众窍为虚。[⑥]

---

① 田代华等整理《灵枢经》，第161页。

② 田代华整理《黄帝内经素问》，第30页。

③ 田代华等整理《灵枢经》，第108页。

④ 田代华整理《黄帝内经素问》，第84页。

⑤ （汉）刘安撰《淮南子》，第41页。

⑥ 方勇译注《庄子》，第16页。

《诗经·大雅·桑柔》：大风有隧，有空大谷。[1]

穴是风的居处，其处为自然界的隧空，是为风穴，此观念与人体的腧穴惊人地相似[2]。风邪之中人也是从“风穴”，即气穴所入，所以说气穴既是风之出入之门户，也是邪之舍客之所。这是古人对腧穴的一种基本观念。

（二）八节之虚风

风是致病之因，出入于风穴。古人怎样去寻找这些风穴呢？在古人的观念世界里，天之八节、地之八风与人体四肢的大关节可以对应。人之肱股八节比较容易被认为是风出入的位置。古人可能会有意识地从这些部位去探求风的征象，当然，不可能在这些部位找到风、气，但是客观上却让古人触摸到了“脉”。脉的变动不居，被视作气之游行的部位，风与气本来就与上古自然崇拜相联系，其微妙的变化又被称作“神”，即本书上编第四章第三节所谓“脉神”，其最早发现的脉动可能是被黄龙祥先生命名的“经脉穴”，由此，节、脉、风、气、神、穴等概念即发生了内在的联系。“所言节者，神气之所游行出入也”[3]，这里的节，即指“气穴”。

（三）多种形态的腧穴

《素问·气穴论》言“气穴三百六十五”，是术数思想对古人腧穴数目观的影响。此外，该篇尚有“孙络三百六十五穴会”“溪谷三百六十五穴会”的说法，孙络是细小的络脉，“肉之大会为谷，肉之小会为溪，肉分之间，溪谷之会，以行荣卫，以会大气”[4]，除了有位置、有名称的“气穴三百六十五”之外，该篇作者将遍布体表的小的络脉、肉分之间的缝隙，也名之为“三百六十五穴会”。这说明在腧穴理论体系化之前，腧穴的形态是多样的，同时，没有固定的部位。后世腧穴数

① 程俊英译注《诗经译注》，第576页。

② 〔日〕小野泽精一、福永光司、山井涌编《气的思想——中国自然观与人的观念的发展》，李庆译，第275页。

③ 田代华等整理《灵枢经》，第3页。

④ 田代华整理《黄帝内经素问》，第108页。

量不断增加，络脉与肉分之隙也成为发现新腧穴的重要部位。“孙络三百六十五穴会，亦以应一岁，以溢奇邪，以通荣卫，荣卫稽留，卫散荣溢，气竭血著，外为发热，内为少气，疾泻无怠，以通荣卫，见而泻之，无问所会。”[①]

《内经》中对腧穴的形态呈多元认识，一般说来，腧穴被认为是体表的凹陷（穴、俞），包括骨节之间的凹陷（节之交、三百六十五节）；体表的动脉、络脉（三百六十五脉、三百六十五络）；肉分之间隙（溪谷三百六十五穴会）。同时，腧穴被认为是气的舍居与出入之会。

（四）气穴之处，游针之居

气穴是风气出入的门户，邪之所中之病位，也是守神之所，持针以驱邪的部位自然亦当此处，所以，“凡三百六十五穴，针之所由行也”[②]。

穴与脉在早期的形态有很大的交叉，刺脉与刺穴的立意本无二致。随着微针刺法的主流化与针刺安全的临床要求，以及导气、补泻等针刺立意的确立，刺穴渐渐成为临床上的主要针刺形式。

四　治疗观念——针刺的立意与工具

扁鹊齐桓公午案中[③]，扁鹊对齐桓公午说了一段话，“疾之居腠理也，汤熨之所及也；在血脉，针石之所及也；其在肠胃，酒醪之所及也；其在骨髓，虽司命无奈之何”[④]，将疾病由表入理的层次分为“腠理”“血脉”“肠胃”“骨髓”，《素问·阴阳应象大论》中亦有“故邪风之至，疾如风雨，故善治者治皮毛，其次治肌肤，其次治筋脉，其次治六腑，其次治五脏。治五脏者，半死半生也”[⑤]。邪风入侵的层次也是由表及里。在某一时期某一流派的医家的心目中，对于“血脉”“筋脉”的认识与皮毛、腠理、脏腑等组织等而视之，而且某一层组织的疾病有特定的方法来治疗。《素问·汤液醪醴论》：“必齐毒药攻其中，镵

① 田代华整理《黄帝内经素问》，第108页。

② 田代华整理《黄帝内经素问》，第108页。

③ 见《史记·扁鹊传》，同见于史料《韩非子》，彼书作蔡桓公。

④ （汉）司马迁：《史记》，第2793页。

⑤ 田代华整理《黄帝内经素问》，第12页。

石针艾治其外也。”① 一般而言，在体表的疾病施以针石，在脏腑的疾病施以毒药，这一观点与扁鹊相似。然而，在《内经》的理论体系中，必齐毒药、镵石针艾的治疗手段却并非平分秋色，《灵枢·九针十二原》开宗明义：“余子万民，养百姓，而收其租税。余哀其不给，而属有疾病。余欲勿使被毒药，无用砭石，欲以微针通其经脉，调其血气，营其逆顺出入之会。令可传于后世。必明为之法，令终而不灭，久而不绝，易用难忘，为之经纪；异其篇章，别其表里，为之终始；令各有形，先立针经。”② “先立针经”的目的是确立微针作为主要治疗工具，以通血脉、调血气作为治疗的核心原理，这一原则在《内经》中得以贯彻，正如山田庆儿所说：

> 在汉代文献中，言及砭石与针灸最多的当然是《黄帝内经》，《黄帝内经》向来被看成是中国医学的基础理论书，并且实际上也的确如此。但是，如果从医疗技术的观点来看，可以说它是一部彻头彻尾的针法书。中国医学的基础理论生长于针法领域，从中大概可以看到中国医学引人注目的特色。③

的确，《内经》的医学体系是以针法为主流的，“其为针灸而设的脏府经脉的篇幅，约占一半以上，大半见于现行的《灵枢》中”。④ 而《内经》时代的针法立意是建立在对经脉血气的诊断基础上的。古人对经脉血气的诊断可以得到的血气异常状态大抵有三端：其一是气血的虚实，这是《内经》中阐述最为丰富的概念；其二是气血的壅滞不行；其三则为“是非有余不足也，乱气之相逆也”。

（一）决渎通塞

脉的气血壅滞与沟渠地脉的责郁状态相似，古人对地脉的疏通是使用农具镵，相似的工具也被医者使用，是为镵针，笔者考察镵针与砭石

---

① 田代华整理《黄帝内经素问》，第26页。

② 田代华等整理《灵枢经》，第1页。

③ 〔日〕山田庆儿著《中国古代医学的形成》，廖育群、李建民编译，第87页。

④ 范行准：《中国医学史略》，第27页。

有传承关系，《灵枢·九针十二原》中“九针”之首即为镵针，恐非巧合。持针具以决脉通行，是早期针刺方法的主要治疗理念。无问腧穴，直接刺脉的方法，是《内经》中占据主导地位的刺法。这些治疗的脉，后来也渐变为腧穴，典型的就是十五络穴与十五络脉。黄龙祥提出，四肢诊络处后来演变为相应的络穴，络脉诊候也成为相应络穴的主治病候，原先的诊络处即成为相应络脉的起始处[①]。现在精于刺络放血的专家喻喜春教授拍摄了腕踝关节附近的十二经络穴照片，在经典所述的络穴位置确有明显的静脉[②]。

决渎通塞，以通经脉治疗气血瘀滞的方法在《内经》中多有叙述：

> 《素问·阴阳应象大论》：血实宜决之。[③]
>
> 《灵枢·九针十二原》：菀陈则除之。[④]
>
> 《灵枢·阴阳二十五人》：其结络者，脉结血不行，决之乃行。[⑤]

（二）导气治乱

气血的逆乱亦是致病之因，阴阳二气相干则致乱。乱的反面是治，血脉治则无病，所以扁鹊诊赵简子案中，从赵“血脉治”而断言赵“不出三日疾必间”[⑥]。

> 《左传·襄公二十一年》：叔豫曰：“国多宠而王弱，国不可为也。”遂以疾辞。方暑，阙地，下冰而床焉。重茧，衣裘，鲜食而寝。楚子使医视之，复曰：“瘠则甚矣，而血气未动。”乃使子南为令尹。[⑦]

---

① 黄龙祥：《中国针灸学术史大纲》，第565页。

② 喻喜春：《中医脉络放血》，中医古籍出版社，2003，第36~39页。

③ 田代华整理《黄帝内经素问》，第13页。

④ 田代华等整理《灵枢经》，第1页。

⑤ 田代华等整理《灵枢经》，第127页。

⑥ 事见《史记·扁鹊传》《扬子法言·重黎卷》《论衡·死伪篇》《风俗通义·六国》等古籍。

⑦ 杨伯峻编著《春秋左传注》，第1058页。

该医史传无名，诊病不以表象，没有依据叔豫在盛夏衣裘、卧冰、少食等现象而做出疾病的诊断，而是根据血气未动而诊为无病，可谓善守血气的上工了。

“疾者身之病，乱者国之病”①，身国同病的基础是乱。治乱这一对范畴更多是用在国家的治理上。自《尚书·洪范》九畴首立政治规范以来，追求治世是历史上明君贤臣的最高目标。“乱”则被视为国之病，而且，古人经常用医者治理身体来比喻治理国家。“治身与治国，一理之术”②，其思想根源来自身体与国家同构的观念，更进一步，则是天人同构思想在不同对象上的体现。

乱则需要治理，而乱的基本原因还是未离于气的郁滞，《后汉书·郎𫖮传》：“礼，天子一娶九女，嫡媵毕具。今宫人侍御，动以千计，或生而幽隔，人道不通，郁积之气，上感皇天，故遣荧惑入轩辕，理人伦，垂象见异，以悟主上。”③ 该段是郎𫖮上奏所论，《郎𫖮传》中言其“学《京氏易》，善风角、星算、六日七分，能望气占候吉凶，常卖卜自奉”④。“荧惑入轩辕”被星占家认为是灾异之象，所谓“天垂象，见吉凶”。而星占家对灾异之象的解释却是人道不通，其气郁积。所以，其治理的原则当是宣导郁积。

> 《国语·周语下》：川，气之导也；泽，水之钟也。夫天地成而聚于高，归物于下。疏为川谷，以导其气；陂塘污庳，以钟其美。是故聚不阤崩，而物有所归；气不沈滞，而亦不散越。是以民生有财用，而死有所葬。然则无夭、昏、札、瘥之忧，而无饥、寒、乏、匮之患，故上下能相固，以待不虞，古之圣王唯此之慎。昔共工弃此道也，虞于湛乐，淫失其身，欲壅防百川，堕高堙庳，以害天下。⑤

---

① （汉）王符撰著，高新民、王伟翔释注《王符〈潜夫论〉释读》，第55页。

② （汉）高诱注，（清）毕沅校，徐小蛮标点《吕氏春秋》，第376页。

③ （南朝宋）范晔撰，（唐）李贤等注《后汉书》，第1061～1062页。

④ （南朝宋）范晔撰，（唐）李贤等注《后汉书》，第1053页。

⑤ 上海师范大学古籍整理组校点《国语》，第102～103页。

"气不沈滞，而亦不散越"是古之圣王所慎。其本质还是强调气的通导。病为身之乱，其诊亦在血脉。其治疗方法与治理国之乱相类，在于"导气"。《灵枢·五乱》中专列"导气"针法："徐入徐出，谓之导气。补泻无形，谓之同精。"

（三）损实益虚

血气的虚实是古人诊脉得到的极为重要的结论，也是后世中医学中补泻治法的基础依据。虽然诊脉可以观察到脉的"盈虚""滑涩""动静"等状态（见张家山汉简《脉书》），然而将不同的脉的状态两分为虚实，却要从一般的哲学理念中得到启发。在古人的观念里，天倾西北，地陷东南，天地尚有虚实，则万事万物莫不如此。古人或许是带着这样的先见去诊断脉之血气的吧。

血气有余不足的对应治法当然是补泻。赵京生教授曾总结《内经》补泻针法的操作特点与思维来源[①]，补法：以静为主；纳入。泻法：以动为主；放出。而《内经》中有补方泻员（圆）的论述，其基本思维来源则是补方法地而静，泻圆法天而动。

（四）针刺工具

在人类文明的初始阶段，简单的工具往往一物多用，很难说一件石制的锐器是用于排脓泻血，还是用于开掘耕作，抑或是部落战争中的军事武器，还有可能用来驱鬼逐厉。

冶金技术得到广泛应用之后，渐有了金属针具，《内经》中的"九针"可以看作当时医疗器具的总和。至于为什么是"九针"，《灵枢·九针论》中解释："九针者，天地之大数也，始于一而终于九。"[②] 金属的医疗器具是从石制工具演变而来。古之大事无非在农、祀、戎三端，"民之大事在农"（《国语·周语上》）[③]，"国之大事，在祀与戎"（《左传·成公十三年》）[④]，农具与兵器在形制与运用目的上均与针具有渊源，祀礼与早期巫文化有关，巫术中的驱鬼之术所运用的工具与兵器也

---

① 赵京生：《针灸经典理论阐释》，第114页。

② 田代华等整理《灵枢经》，第157页。

③ 上海师范大学古籍整理组校点《国语》，第15页。

④ 杨伯峻编著《春秋左传注》，第861页。

当相类。

另外，从《灵枢·九针论》中镵取法于巾针、员（圆）针与锋针皆取法于絮针、长针取法于綦针的相关描述看，针具与缝织用的针当有亲缘，这是一条值得注意的线索。

第二节 构建针灸理论的观念基点——法天

人法地，地法天，天法道，道法自然。[①]（《老子·二十五章》）

古代医者对身体结构的认识、疾病病因的认识、治疗的观念以及治疗工具，都渗透着社会一般观念。古人在形成这些认识，又进一步凝结成《内经》中的文字、概念、术语，从而构建成医学理论的过程中，有没有一种通约的文化因素在起作用呢？也就是说，有没有一个终极的依据，作为古人共同的逻辑支点？答案是肯定的，那就是天道。对此，葛兆光先生论述："在古代中国的知识、思想与信仰世界中，'天'这种被确立的终极依据始终没有变化，'天不变道亦不变'，作为天然合理的秩序与规范，它不仅支持着天文与历法的制定，支持着人们对自然现象的解释，也支持着人们对于生理与心理的体验和治疗，还支持着皇权和等级社会的成立，政治意识形态的合法，祭祀仪式程序的象征意味，支持着城市、皇宫甚至平民住宅样式的基本格局，甚至支持着人们的游戏及其规则以及文学艺术中对美的感悟与理解……在这个根基上，人们运用思考、联想和表述，知识和思想通过语词似乎完美地表达着世界的秩序和存在的秩序。"[②]

"世界的秩序和存在的秩序"，当然也包括人体秩序。《内经》建立了一个近乎完美的人体秩序，人体的结构、生理、病理到治疗都被笼罩在一个庞大的体系内。这一体系的核心与古人构建社会等级体系的理念在本质上是共通的，其共同的依据就是天之道。古人对天的认识，有如下几重含义，首先是天空之天，是我们抬头就能看到的天空；其次引申

---

① （汉）河上公注，严遵指归，（三国）王弼注，刘思禾校点《老子》，第 52 页。

② 葛兆光：《中国思想史导论》，复旦大学出版社，2005，第 47 页。

为自然之天，即整个自然界的总体；再次引申为义理之天，即不言自明的天理；最后引申为万物的主宰，即神明。其中的核心含义是人们身处的自然。符合自然之道的规律被认为是一种不证自明的终极规律。

本编的研究，从微观角度印证了针灸经典概念形成与理论构建时非常自然地遵循了“法天”这一终极依据。古典人体观以经脉为核心，经脉沟通内外，渗灌诸节，无论在结构或是功能的观念上都明显地映出了天道的影子。经脉与水流之比附，前已详述。经脉的流通与壅滞，俱与地脉相类似，其治疗原则与开掘河道亦同理，甚至刺地脉与通经脉的工具都是镵，这一系列的内在联系给我们强烈的暗示，那就是所有理论的构建遵循着一个共同的观念。风之与气，异名同类，八风之邪，致病之因，风遂为“百病之长”，气之出入、所舍之处，渐成“三百六十五会”。天倾西北，地陷东南，有余不足，与生俱来，天道以其自身的运行特点以损益之。损益思想影响到针刺即成为补泻，补方泻圆亦是法于天地。

下编　学术史专题讨论

第一章　针灸的传统：历史与比较的视角

针灸是一项有着两千多年历史的中国古老的医学技艺，向来受到关注。2010年，联合国教科文组织通过审议，将“中医针灸”列入人类非物质文化遗产代表作名录，该消息宣布后，针灸更受世界瞩目。不过，这里有几个问题值得注意：为什么是“中医针灸”而不是“针灸”?“中医针灸”之外，还有什么样的“针灸”?“遗产”一词意味着传统，那么，什么是传统的针灸？什么是针灸的传统？如果如许多针灸从业者和研究人员所期望的那样，针灸有一个公认的传统，承载着公认的学理，它又来自哪里？甚至可以问：针灸传统真的存在吗?

为了回答以上问题，我们将中医针灸置入纵向的历史与横向的全球化语境中思考。秦汉、宋元、近代是针灸理论和实践嬗变的三个关键时期，所以本章立足于此三个时期来考察针灸传统的变迁过程。此外，还将讨论西方国家两种不同的针灸传统，以提供一个新的视角来理解针灸的学理变迁。

一　针灸的过去和现在

(一)《内经》时代

现在一般所指的传统针灸，是以阴阳五行学说为哲学基础、以中医理论（如经络腧穴理论、气血理论等）作为支持的一种中国技艺。几乎所有针灸从业者都认为针灸历史悠久，最早记录可追溯至《内经》。《内经》是中国最负盛名的经典医学著作，成书于秦汉时期（约公元前3世纪~公元3世纪)，由《灵枢》和《素问》两部分组成，其部分篇章中阐释了针具、刺法和经络、腧穴等知识。

《灵枢·九针十二原》中记载了9种针刺工具，与现今所见的不锈钢针具不同，根据针的长度、形制、功能及使用方法分为：镵针、员针、鍉针、锋针、铍针、员利针、毫针、长针和大针。严格来讲，有些针具，如镵针、员针、鍉针、锋针、铍针，无论是外形还是功能都不符合“针”的定义。员针通常用于按摩，锋针、铍针、镵针常应用于放血或皮下脓肿切开，准确来讲，它们属于外科手术器械。

《内经》中记载的刺法有多种，如针刺、放血、软组织松解（《内经》中称为“解结”法，出于《灵枢·刺节真邪》）等。针灸临床中有一种常用手法——补泻，这是毫针刺法的核心内容。补法是指通过特定的操作来鼓舞正气，泻法则反之。补泻是在《内经》中最先提出的，但只是本书讨论的刺法操作的一种。

经脉是针灸理论的基本概念，《内经》建构了较为系统的经络理论框架，包括十一经脉与十二经脉学说。对于现在许多针灸医师来说，十一经脉的理论较为陌生，因为这一理论在当今的教科书中较少涉及。十二经脉理论模式在后世成为标准，与脏腑理论相结合，并承载了阴阳五行学说，成为中医学标准的“传统”理论核心。

这部经典的中医学著作中所记载的针灸理论有着明显的实用性与多样化倾向，与现代的论述有明显出入，表明针灸是最古老也是最“传统”的理论，并不是如现今大多数针灸医师所理解或应用的。《内经》中的针灸理论可以说是最早的针灸传统，彼时的针灸在理论上虽然已经有了阴阳五行化的哲学色彩，但从其针具、刺法来看，还是很具体的，可以说是早期的外科技术。

（二）宋元时期的儒家针灸传统

如果说在《内经》时期，针灸理论和实践是多样化的，那就意味着针灸在萌芽时期并没有被完全束缚。宋元时期，它却呈现出相对固化的形式，并被沿用至今。它可以被定义为“儒家针灸”。

《内经》时期确立的针灸基本理论和实践形式，在宋代之前一直得以延续，而且基本是在民间传承。从宋代（10～13世纪）开始，归因于官方对医学的重视，医家地位渐有提高，而且宋代有医官制度，习医可以进入文官序列，这对于读书人来说是个不小的激励，许多文人开始留心医药。自此，儒医成长的土壤出现了，儒家学者开始有了投身医学去实现“不为良相即为良医”的抱负。儒医是中国历史上一类比较特殊的医生群体，这个群体在宋元之后不断成长壮大。当时一大批读书人在仕路上郁郁不得志，或转而从医，或编著医药书籍，遂在医学史上雁过留痕。随着儒医的兴起，医学文献的编著也蓬勃发展。几乎所有的编著者都受过儒家教育。宋元时期的主流儒学理论是理学，它是历史上最具影响力的哲学思潮之一。理学学者试图构建一个大一统的世界图式，所有的宇宙规律都可以统一在气、太极、阴阳、五行等说理体系中。在这种主导的哲学氛围中，本来尚活跃的针灸理论亦被逐步统一固化。这一时期固化的针灸理论可以总结如下。

十二经脉和任督二脉组成十四经脉，人体有三百六十五个穴位。当时的医学家认为，人体之有任督，犹天地之有子午，所以他们把任督二脉加入正经的体系。而且根据他们的观点，在经络上应该有三百六十五个穴位，当任督二脉被划入经脉系统时，穴位数则可以接近三百六十五这一数字。针灸最常用的针具是毫针，适宜于针刺操作。针灸的治疗目的主要是通过补泻方法调整阴阳。总之，宋元时期的针灸与现行的针灸理论与方法很相似。

《内经》时期针灸传统与宋元时期已经有了很大的不同，受儒家思想的影响很大，活泼而朴素的外科技术转化为模式化的针灸。

（三）民国时期传统针灸的转变

如果没有外部因素侵入，宋元时期的针灸传统就会一直沿传至今，但是事物总是在不断变化。从 16 世纪始，随着传教士进入中国，东西方的医学开始了交流与冲突。特别是在 20 世纪初，西方医学在中西医论争中逐渐占据上风。尤其是民国时期，日本医书的传入对中国影响至深。当大量的日本针灸医籍传入中国后，中国针灸开始呈现新的面貌。

较早译入中国的日本针灸著作《最新实习西法针灸》，将局部解剖内容加入了穴位描述。后来译入的日本系列针灸教材《高等针灸学讲义》，更是系统地提出了颇为新颖的针灸理论。在机制方面，提出了针灸的三种效应：兴奋效应、抑制效应和诱导效应；在经络和穴位上，依据身体区域而不是经脉划分，将传统穴位大半删去，只选取 120 个穴位作为常用穴位来讨论，穴位解剖内容也在书中作了呈现；在诊断方面，论及九种方法，包括问诊、视诊、测量体温、脉诊、尿检、触诊、叩诊、听诊和皮肤感觉诊断，还提出了严格的针灸消毒疗程。随着这一系列承载新思想的针灸著作的出版与广泛传播，中国针灸学者的思想开始改变，他们接受了新的针灸理论并应用到了教学之中。在民国时期，最具影响力的针灸学者之一承淡安，就大量引用了《高等针灸学讲义》的针灸理论至他的《中国针灸学讲义》中。承淡安摒弃了部分宋元时期的针灸理论，比如运气学说和传统的的针灸手法，提出了一套新的针灸理论体系，其中包括针科学、灸科学、经穴学和治疗学。同一时期，中国针灸医者如朱琏、罗兆琚、曾天治和邱茂良等不同程度上对具有科学色彩的新的针灸理论作了发展。

民国时期，包括针灸在内的医学目的是走上一条科学化的道路。事实上当时的中国，"科学化"在各个领域都是主流思想。而与中国拥有相似的历史背景，被视为竞争对手的邻国日本，在早期就完成了近代化进程，针灸的科学化也是近代化进程的内容之一，显然这在一定程度上激发了中国医者的热情。虽然有许多针灸从业者抵制针灸科学化，但是大多数受过良好教育的针灸医师接受并致力于针灸的科学化。随着当时一百多种针灸医籍的出版，一个新的针灸传统应运而生，其内涵包括：重穴位而轻经络，研究穴位的解剖，着力阐释针灸的神经生理机制等。

（四）回归宋元传统

20 世纪 50 年代，针灸传统受到社会运动的影响，命运再一次改写。1950 年初，针灸学家朱琏出版《新针灸学》，标志着现代针灸史上独树一帜的"新针灸学"学术体系形成。Taylor 回顾了始于 20 世纪 40 年代的朱琏的新针灸学术体系的发展过程，认为"新针灸"是战争时期反封建迷信运动中"新"医学的代表。新针灸学无论是在实践上还是理论上，甚至在字面上都与当时的军队管理体系相关联。[①] 在 20 世纪 50 年代初，朱琏的新针灸学理论得到了高度的尊重。朱琏的学术背景中西兼备，早年

① Kim Taylor, *Chinese Medicine in Early Communist China, 1945 - 63*, Oxon: Routledge, Taylor & Francis Group, 2005, pp. 14, 29.

的妇产科医学教育也为其打下了较为扎实的现代医学基础，新针灸吸纳了大量的现代医学内容，代表了民国以来的针灸科学化趋势。

科学化也是20世纪50年代初的主要社会趋势。当时的卫生管理部门声称，传统医学应该科学化，并建议各省成立中医进修学校，专门帮助传统医学从业者学习现代医学，朱琏的《新针灸学》被选为教科书。然而，由于多数传统中医从业者很难通过相关的结业考试，所以对这一举措强烈抵制。20世纪50年代下半叶，政府对中医的政策也迅速转变，提倡“西医学习中医”，于是，针灸科学化的思想被认为是与政策背道而驰的。由此，朱琏的“新针灸”昙花一现，被迅速边缘化。与此相反，保守主义的针灸医师所秉持的“旧针灸”又登上了历史舞台，并写入了中医院校的教科书中，这一针灸学理继承自宋元针灸的传统。从某种程度上来说，这一“传统”的回归意味着近代针灸学者的所有努力都付诸东流。

二　多样性的针灸支流

目前院校针灸教育仍是延续宋元时代的框架，这一框架的固化特点令针灸本身便缺乏足够的发展空间。作为被联合国教科文组织遴选出的一项文化遗产，“中医针灸”必须坚持其独特的特点，这意味着它可能被置入一个更加稳定的框架中。然而，在临床实践中，针灸并没有完全遵循教科书的法条，相比其在院校中接受的教育，针灸医生在实践中则要务实得多。相当一部分针灸师在临床中中西医方法同时应用，除了传统医学理论外，他们还精通现代医学，尤其是诊断学与解剖学。目前，新的针灸技术流派不断出现，像针刀、浮针，都有着与“传统”的正统理论迥然不同的理论体系。

近年来，西方国家也涌现出了一些新的针灸技艺，主要有两个派别：西方现代针灸和西方传统针灸。西方现代针灸的拥趸者认为其与传统中医针灸不同，它全面吸收了现代医学成果，有五个作用机制：针刺的局部作用、针刺的同脊髓节段作用、针刺的跨脊髓节段作用、扳机点的作用、中枢神经系统的调控作用以及其他一些尚不清楚的作用机制，同时提出西方现代针灸治疗的四个基本特征：应用常规的病史记录和检查方法、针灸具有特异性、个性化治疗以及依据病人治疗后的反馈调整方案。这些特征被认为与中医针灸有很大不同。[①] 事实上这是片面的理解。正如上文所提到的，中国针灸在临床中有了一些新的发展，在某种程度上，中国针灸的新趋势与西方的现代针灸有很大的相似之处。所谓西方现代针灸其实是针灸在以现代医学作为主流标准的西方区域形成的一种新的传统。

西方的传统针灸流派以法国腊味爱（Lavier）针灸流派颇具代表性。该派针灸师声称其学说源于《内经》，然而，无法从他们的理论和实践中找出任何能体现《内经》思想的线索。针灸医生 Alain Mestrallet 是腊味爱流派的主要继承者，他通过阅读和解释穴位名字来学习和发展了腊味爱的针灸理论。Alain 早年是一名产科医生，因此他发明了一套治疗不孕症的针灸疗法，并声称帮助过3000多名父母怀孕生子。[②] 由于腊味爱流派的针灸理论采用了中医的一些术语，它看起来与中国传统的针灸很相似，因此我们称之为西方传统针灸。这一针灸形式大约是由西方针灸师以中国传统针灸的理论概念作为灵感来源而发展出的一种传统。

三 结论

中医针灸在教科书里更多地体现出一种形式主义的风格。尽管几乎所有中医都声称中国的传统针灸是最遵崇《内经》的，但很少有人能认识到《内经》的针灸与他们所想象与修习的大不相同。在针灸的早期，它简单而实用，更像是外科治疗。如果真的继承了《内经》的传统，针灸将会发展成为现代外科的一个分支。

现在的针灸传统实际上是在宋元时期建立的。它是医学理论和儒家思想相结合而创造出的一个看上去很美的理论架构，这一框架也在明清时期得以延续。民国时期，针灸学者开始了对传统的革新，从其著作中可以反映出他们受西医理论，尤其是日本针灸著作的影响。针灸曾有机

---

① Edited by Adrian White, Mike Cummings, Jacqueline Filshie, *An Introduction of Western Medical Acupuncture*, Churchill Livingstore Elsevier, 2008, pp. 8, 13.

② 王丽慧、贺霆：《〈内经〉为宗：人类学视域下腊味爱派的生态美学思想研究》，《中华中医药学会第十六次内经学术研讨会论文集》，2016，第325～329页。

会较早地走上科学的道路，但在20世纪50年代中后期，由于政策的影响使它重新转向了宋元时期的老路。尽管如此，现在针灸无论是在实验室还是临床中都在不断地冲破旧的传统。

针灸传统不是一个一成不变的概念，在不同的社会文化中它需要不断被重新思考。或者我们可以说，所有的所谓传统都是基于特定时代与地域的，每一种传统都是社会文化的一部分。这种趋势从近代开始越来越明显。在某种程度上，针灸表现出的是国家或某些组织的话语权，就像“中医针灸”和“西方针灸”一样，被贴上了地区流派的标签。其他的类似于法国传统针灸流派也准备在这一“针灸战争”中分一杯羹。[①] 西方针灸学者试图从中医传统针灸中分离出新的科学针灸或医学针灸，在他们看来，当前的“中医针灸”与古代的针灸相比并无变化，是落后的和不科学的。事实上，这一观点本身失之死板而难以立足。中医针灸也在接受现代医学，准确的诊断和详细的检查并不是西方针灸的独有特征。中国的针灸医生和学者可以清楚地看到针灸是一种发展中的治疗和知识体系，但他们中的一部分人却并不愿意主动揭去“传统”针灸的面纱。

从来没有一成不变的传统。中医的传统不适用于世界的当下，而医学的历史也不总是一个简单进步的过程。当一个治疗理论与所处历史时期不相适应时，它就会成为社会观念的奴仆。每个时期针灸理论和实践都在不断地补充、修正与变化，当然并非所有的变化都是积极的。针刺理论在社会因素的影响下已经不只是一个简单的技术问题，不能仅通过技术规则来解释。

最后，未来的针灸会是怎样的呢？在世界的发展进程中，科学是主流，因此医学针灸将会进步。从大多数人的角度来看，中医针灸仍然是最权威的形式，毕竟中国是针灸的故乡。在西方自然主义越来越盛行，传统针灸的保守派也有可能存续。而这一切都取决于社会文化本身。可以想见的是，旧的针灸传统在不断变异，新的传统也会不断地产生。

---

① “针灸战争”是美国学者 Bridie Andrews（吴章）于2015年6月5日在复旦大学发表的一次学术演讲中提出的概念，她认为当前针灸代表着国家话语权，如中国、日本、韩国等正在参与其中。

第二章　“子午流注”针法思想与宋元针灸理论之固化

针灸，目前沿用的主要还是以经脉腧穴理论体系为主要基础的“传统”理论，以补虚泻实为调理原则的针刺方法。回溯被针灸临床家所视为经典的《内经》，其中对经脉与腧穴的论述，并非当下的一般认识，早期经脉与腧穴的认识观念，多有形态基础，而且经脉与腧穴都具有多元形态，针法也要活泼得多。相比之下，现代主流“传统”针灸理论，不免显得呆滞，甚至与《内经》的理论有些貌合神离，固然其表象传承于《内经》，但其固化的形式却多是宋元以来的滥觞。

宋元时期的针灸理论为什么会发生固化，考察这一过程，可以明晰针灸理论传承的路径，更好地理解针灸理论的本质。“子午流注”针法作为一种最具“传统针灸”理论特征的样本，在宋元时代出现，并为元明针灸医著中传抄与发挥不绝。近时这一方法又有些活跃，出现了不少研究子午流注针法疗效的文章，多数结果认为子午流注针法有一定的临床意义。对子午流注原理的解释往往归结于时间医学，认为是时间医学的有效体现。然而，对子午流注针法理论的缘起尚未清楚之前，就对其进行验证式的研究与主观性的解读，在顺序上似有不妥。

一　子午流注简述

从现存的资料看，子午流注针法首见于宋元时期何若愚的《流注指微针赋》。该文由阎明广作注，并收入阎氏编撰的《子午流注针经》。该书是子午流注针法的奠基之作，“世之研究此术者乃以此书为嚆矢”[①]。《子午流注针经》提出了子午流注针法的两种取穴方法：纳甲法与养子时刻注穴法。其内容被诸多针灸著作所引录，徐凤的《针灸大全》，靳贤、杨继洲的《针灸大成》，高武的《针灸聚英》，张介宾的《类经图翼》等对其均有所载。此外《针灸聚英》又提出一种“纳子法”的取穴方法。

纳子法较为简略，又称纳支法，是以十二地支纪时辰，一天之中十二时辰，按寅时气血流注肺经，卯时气血流注于大肠经，按照《灵枢·经脉》篇的十二经流注顺序，十二个时辰气血依次流注于十二经，按“虚则补其母”“实则泻其子”的五行相生规律取五输穴，又按“迎而夺之”“随而济之”的原则选择治疗时辰。如肺经虚证，补其母穴，因肺经属金，土生金，补土穴太渊，在卯时针刺，是为随而济之；实证，泻其子穴，金生水，泻水穴尺泽，在寅时，是为迎而夺之。余皆仿此。纳甲法，又称纳干法，是按天干值日经（如甲日属木，属阳，即由同属阳木的胆经值日），逢时开取值日经的井穴（如甲戌时开取胆经井穴窍阴），下一个时辰按阳日阳时开阳经穴，阴日阴时开阴经穴，以及“经生经”“穴生穴”的原则，开取不同经脉的五输穴，并逢输过原（逢开输穴的时候，返回本经开原穴），最后日干重见（流注至最后一个阳时与第一个阳时属同一天干），阳日气纳三焦（阳日的最后一个阳时开三焦经穴），阴日血归包络（阴日的最后一个阴时开心包经穴）。这是何若愚子午流注纳甲法的基本方法。养子时刻注穴法是取十二经的五输穴，按一日水下百刻，流注十二经六十穴，每一时辰内气血流注一条经的井、荥、俞、经、合五穴，每一穴分得六十分六厘六毫六丝六忽六秒，六十穴合成百刻。

以上为比较经典的子午流注开穴的方法，以《子午流注针经》为代表，后世亦有其他按时取穴法，如取八脉交会穴的“灵龟八法”“飞腾八法”，原理多有相通之处。

---

① （金）阎明广编著，李鼎、李磊校订《子午流注针经》，“题记”。

二　子午流注的思想来源

（一）所谓因时而刺

一般而言，讲到子午流注的原理，古今医者最喜引述的是《内经》中的因时制宜的刺法思想。从《子午流注针经》本身来看，作者确是借用了《内经》理论作为这一刺法原理的渊薮。阎明广在《子午流注针经》序言中云："近有南唐何公，务法上古，撰指微论三卷。探经络之源，顺针刺之理，明荣卫之清浊，别孔穴之部分……非得《难》《素》不传之妙，孰能至此哉？"[①]

然而，检讨《内经》的四时刺法，与子午流注所讲求的按照时辰开穴以针刺的理论殊是有些方枘圆凿。按《素问·八正神明论》论述："凡刺之法，必候日月星辰，四时八正之气，气定乃刺之"[②]，这是比较朴素的因时而刺的刺法。《灵枢·卫气行》："谨候其时，病可与期；失时反候者，百病不治。故曰：刺实者，刺其来也；刺虚者，刺其去也。此言气存亡之时，以候虚实而刺之，是故谨候气之所在而刺之，是谓逢时。"[③] 其旨趣也是在说明针刺的时机。《素问·四时刺逆从论》云："春气在经脉，夏气在孙络，长夏气在肌肉，秋气在皮肤，冬气在骨髓中。"[④] 又《灵枢·终始》说："春气在毫毛，夏气在皮肤，秋气在分肉，冬气在筋骨。刺此病者，各以其时为齐。"[⑤] 这里的四时刺法的基本思想是基于天人相应的认识。在天人相应观念影响下，春夏秋冬已经不是一个单独的时间概念，而是具备术数意义或者说符号色彩，是一个在天人相应的泛解释系统下的表达。另外，在《灵枢·寒热病》《灵枢·四时气》《灵枢·顺气一日分四时》《灵枢·本输》《素问·水热穴论》《素问·通评虚实论》《素问·诊要经终论》等篇章中亦散见四时刺法。

---

① （金）阎明广编著，李鼎、李磊校订《子午流注针经》，第1页。

② 田代华整理《黄帝内经素问》，第53页

③ 田代华等整理《灵枢经》，第152~153页。

④ 田代华整理《黄帝内经素问》，第125页。

⑤ 田代华等整理《灵枢经》，第29页。

《难经》则对四时刺法做了甚为刻板的要求与解释，强化了五输穴的五行属性。《难经·七十四难》云："经言春刺井，夏刺荥，季夏刺俞，秋刺经，冬刺合者，何谓也？春刺井者，邪在肝；夏刺荥者，邪在心；季夏刺俞者，邪在脾；秋刺经者，邪在肺；冬刺合者，邪在肾。"[①]《难经》的观点对后世子午流注针法的产生起了重要影响。

综上，《内经》中的四时刺法还处于一个针刺原则的层面，强调人体在不同的自然环境下存在不同的生理状态。《难经》即以五行理论对五输穴四时刺法做了要求。当然，所谓"春刺井，夏刺荥，季夏刺俞，秋刺经，冬刺合"的针刺取穴方法，基本上没有临床应用的可行性。而子午流注不同，经过对《难经》针刺四时理论的全面接收并与"补母泻子"法等针刺观念融合，形成了根据不同时辰开穴的具体操作方法，表面上是对《内经》因时制宜刺法的继承与发挥，实际上继承的是《难经》中相对机械的五行四时针刺的思想。

（二）干支与五行理论

子午流注针法的核心是借用干支纪时，然后配属五输穴，同时，将干支纪时与五输穴以及五输穴所连属的经脉分五行阴阳，再借助阴阳五行相生与进退原理来取穴。五输穴的早期理论出于《灵枢·本输》。本篇对五输穴已经开始了五行配属，但《难经》对五输穴与五行属性作了全面的结合，并用五行生克理论设计了五输穴的临床用法。《难经·六十四难》："《十变》又言，阴井木，阳井金；阴荥火，阳荥水；阴输土，阳输木；阴经金，阳经火；阴合水，阳合土，阴阳皆不同，其意何也？然，是刚柔之事也。阴井乙木，阳井庚金，阳井庚，庚者，乙之刚也；阴井乙，乙者，庚之柔也。乙为木，故言阴井木也；庚为金；故言阳井金也，余皆仿此。"[②]

《难经》的天干阴阳刚柔相济的思想是古代干支纪时的一般规则的体现。以"月建"为例，古代干支纪月，根据夏历，正月建寅，即冬至十一月斗柄指北时，为一年之始，建子，十二月建丑，正月建寅，结

---

① 高丹枫、王琳校注《黄帝八十一难经》，第213页。

② 高丹枫、王琳校注《黄帝八十一难经》，第189页。

合十干，即为甲子、乙丑、丙寅……五年计60个月（遇有闰月，则按原月的月建），如此周而复始。从甲年始纪，至戊年一个周期结束，己年开始，月建复始，故称甲与己合，正月为丙寅；乙与庚合，正月为戊寅，余皆类推。《难经》引入五输穴理论中来，阴井乙木，合阳井庚金，为“刚柔之事”。子午流注纳甲法与养子时刻注穴法合日合时用穴亦是按此规则，记为“五子元建日时歌”，该歌诀见于《子午流注针经》，后被明清针灸医籍辗转传抄：“甲己之日丙作首，乙庚之辰戊为头，丙辛便从庚上起，丁壬壬寅顺行求，戊癸甲寅定时候，六十首法助医流。”① 依上原理，时干由纪年转至纪日，甲日由丙寅时作首，肺经作为十二经之首“出于中焦”，为此时流注，至甲戌时即为胆经流注，这也是纳甲法之所以甲日甲戌时开胆经之井穴。至于首开井穴的原因，《难经·六十三难》：“《十变》曰：五脏六腑荥合，皆以井为始，何也？然，井者，东方春也，万物之始生，诸蚑行喘息，蜎飞蠕动，当生之物，莫不以春而生，故岁数始于春，日数始于甲，故以井为始也。”② 既然五输穴配属五行，则依据五行的生克原理就可以施以补泻了，这也是《难经》应用五行理论对针刺补泻理论做出的发挥。《难经·六十九难》：“经言虚者补之，实者泻之，不实不虚，以经取之，何谓也？然：虚者补其母，实者泻其子，当先补之，然后泻之。不实不虚，以经取之者，是正经自生病，不中他邪也。当自取其经，故言以经取之。”③ 由此五行生克原理推演出的补泻方法，与针刺补泻的初始意义已经相去已远。据笔者研究，早期针刺补泻观念的形成也与天人相应的观点有关，古人根据对自然现象的观察，衍生出天道“损有余补不足”的观念，在此观念影响下，形成了针刺补虚泻实的理论。然而，《难经》作为中医经典，向受尊崇，这一补母泻子的补泻方法也直接成为子午流注针法的直接依据并被全面接收，构成子午流注针法的核心要素。尤其是纳子法，全盘接纳了《难经》的补母泻子的针刺理论。

---

① （金）阎明广编著，李鼎、李磊校订《子午流注针经》，第64～65页。

② 高丹枫、王琳校注《黄帝八十一难经》，第187页。

③ 高丹枫、王琳校注《黄帝八十一难经》，第203页。

子午流注纳甲法取穴有一个问题，即是阳日遇阴时，阴日遇阳时，则无穴可开，这个破绽古人也设计了应对之策。明代医家李梴设计了如下夫妻母子合日互用开穴原则："阳日遇阴时，阴日遇阳时，则前穴已闭，取其合穴针之。合者，甲与己合化土，乙与庚合化金，丙与辛合化水，丁与壬合化木，戊与癸合化火。赋云：五门十变，十干相合为五，阴阳之门户。十变却十干，临时变用之谓也。"下文"妻闭则针其夫，夫闭则针其妻，子病针其母，母病针其子，必穴与病相宜，乃可针也"[①] 所依据的原理也是五行生克的"五门十变"之法。

总之，这一取穴方法的本质已经脱离了腧穴本身主治方向，转成了阴阳五行干支推演的案例。

（三）阳进阴退与气纳三焦，血归包络

"阳进阴退"开穴原理也是源于古典一般哲学原理。在早期社会观念中，时间、空间的概念不仅仅是表达时空，已经转化为一种哲学符号，渗透到社会生活的各个领域。干支纪时的原理在多个领域内也有体现。最先运用"纳甲法""纳子法"的是汉代易学家。汉代儒家将阴阳术数与儒家经义相结合，从而导致了象数易学的产生，其中代表人物为京房。京氏将干支符号与《周易》卦爻符号全面结合，以干支理论系统地诠解卦爻之象，而创立纳甲之说，把八宫卦均配以天干，而把诸卦各爻均配以地支。十天甲为首，京氏以之为代表，将八宫卦纳天干之说称作纳甲，而将各爻配纳地支之说概称作纳支，而且，八宫卦纳甲之时，贯彻了阳卦纳阳干（支）、阴卦纳阴干（支）的原则。[②] 这一原则与子午流注的"阳日阳时开阳经穴""阴日阴经开阴经穴"理念一致。有学者研究[③]，京房纳支法根据"阴从午，子午分行，子左行，午右行"的原则，将十二支纳入四阳卦和四阴卦之中。阳卦纳阳支，阴卦纳阴支。八卦纳支特点是阳起子顺行，阴起未逆行。这一纳支法进退顺序

① （明）李梴著，金嫣莉注《医学入门》，第 114 页。

② 相关研究见张文波《京房八宫易学探微》，山东大学硕士学位论文，2008，第 18 ~ 22 页。

③ 官岳：《京房纳甲筮法的哲学思想探索》，《浙江社会科学》2012 年第 11 期，第 126 ~ 130 页。

与子午流注推算次日开穴时辰的“阳进阴退”原则相同。

有研究者认为，子午流注纳甲法中诸多开穴原则是借用京房易学中的理论[①]，其实也未必尽然。干支纪时与五行阴阳的融合，成为古代哲学的一般原理，完全可以独立影响不同领域。阳日阳时阳经，同气相求，与甲己化土、乙庚化金的刚柔相济的原理，很容易被医家汲取。阳进阴退的规则，大约与古代天文观念中“天道左旋，地道右旋”的观念有关。不过，干支与五行阴阳学说易学家应用更为纯熟。干支与五行阴阳学说与易学结合后，两者成为一个更为完善的说理系统，也可以同时影响中医学观念。

天干、地支这一对指代十进制、十二进制的数学符号，与针灸理论结合时，首先进入古代医家视域的当是脏腑经络，经络十二与地支结合很是合拍，但是十干比较麻烦，所以只好削足适履，把三焦与心包络排除在外。比较好处理的是三焦，来源还是《难经·六十二难》：“难曰：脏井荥有五，腑独有六者，何谓也？然：腑者阳也，三焦行于诸阳，故置一俞，名曰原，所以腑有六者，亦与三焦共一气也。”[②]《难经·六十六难》：“五脏俞者，三焦之所行，气之所留止也。三焦所行之俞之原者，何也。然：脐下肾间动气者，人之生命也，十二经之根本也，故名曰原。三焦者，原气之别使也，主通行三气，经历于五脏六腑。原者，三焦之尊号也，故所止辄为原。五脏六腑之有病者，皆取其原也。”[③]三焦在《难经》中所述的特殊地位，被子午流注针法所应用，心包经因为与三焦经互为表里，所以也被单独列出来，与三焦经一起，等待“日干重见”时的安排。此时，根据“经生经”“穴生穴”的规则，已经将分属五行的五条经穴开完，恰好可以将三焦经与心包经纳入。阳日“气纳三焦”，开三焦经穴，阴日“血归包络”，开心包经穴。

三　子午流注的应用情形

子午流注这一因时而刺的方法，从宋元至明清，不断在医书中被转

① 张勇：《子午流注针法发生学研究》，陕西中医学院硕士学位论文，2005，第23~24页。

② 高丹枫、王琳校注《黄帝八十一难经》，第185页。

③ 高丹枫、王琳校注《黄帝八十一难经》，第195~196页。

载引录，成为明清一代针灸医生所修习的重要课程。但是与这一表面上的热度不相适应的是，元明针灸文献中，似乎并未证明这一方法在临床上有相应的应用案例。

查考宋元时期有代表性的针灸文献，《针经指南》《针经摘英集》《洁古云岐针法》《窦太师针法》《扁鹊神应针灸玉龙经》等，在案例叙述中几乎看不到因时取穴的案例。以宋元时期代表针灸医家窦杰为例，窦氏本身对子午流注十分推重，在《针经指南》中，“夫妇配合”“古法流注”系对《子午流注针经》的发明，在《标幽赋》中，亦有“一日取六十六穴之法，方见幽微；一时取十二经之原，始知要妙”，“推于十干十变，知孔穴之开合；论其五行五脏，察日时之旺衰”① 与子午流注一脉相承的赋文。但是窦氏的针方中却绝少有腧穴的按时应用。流注八穴被认为是窦氏的卓越贡献，后世医家在其基础上加以按时取穴的思想，发展出了飞腾八法与灵龟八法，但是窦氏在《针经指南》中对流注八穴的阐述却并无按时取穴的意味，如“公孙穴主治二十七症：九种心痛、痰膈涎闷、脐腹痛半胀、产后血迷、胎衣不下、泄泻不止……”②等，意味朴素，与时辰无关。

《针灸聚英》有“十二经病井荥俞经合补虚泻实”一篇，在十二经“是动”“所生”病下，记录有按时辰补泻腧穴。似乎是对子午流注纳子法的临床针方，如：“手太阴肺经……是动病（邪在气，气为是动）肺胀，膨膨而喘咳，缺盆中痛，甚则交两手而瞀，是谓臂厥。所生病（邪在血，血为所生病）咳嗽上气，喘喝烦心，胸满，臑臂内前廉痛，掌中热。气盛有余，则肩背痛风寒，汗出中风，小便数而欠，寸口大三倍于人迎；虚则肩背痛寒，少气不足以息，溺色变，卒遗失无度，寸口反小于人迎也。补（虚则补之）用卯时（随而济之）太渊（穴在掌后陷中，为经土。土生金，为母。经曰：虚则补其母）泻（盛则泻之）用寅时（迎而夺之）尺泽（为合水。金生水，实则泻其子。穴在肘中

① （明）杨继洲原著，黄龙祥、黄幼民点校《针灸大成》，载黄龙祥主编《针灸名著集成》，第821～822页。

② （元）窦汉卿著，黄龙祥、黄幼民校注《针经指南》，载黄龙祥主编《针灸名著集成》，第375页。

约纹动脉中）。”[①] 很显然，这里的病候是来源于《灵枢·经脉》，高武只是根据《难经》“虚则补其母”“实则泻其子”的规则，运用子午流注纳子法补充了治法。不是高氏的临床针方，仅是将子午流注纳子法叠加于经脉病候之上。

从上看来，子午流注在宋元时期的医著中的状态有些奇怪，一方面医家反复引用并推重之，一方面在临床上未见应用，是一种与实践有些疏离的理论。不仅如此，这一因时取穴的方法一直就不乏质疑之声。如，高武：“如东垣治前阴臊臭，刺肝经行间，用乙丑时矣；又刺少冲，则宜丁未日矣。岂东垣治一病而有着尾越四十三日两穴哉？此又不通之论也。”[②] 张景岳：“后世子午流注针灸等书，因水下一刻之纪，遂以寅时定为肺经，以十二时挨配十二经……继后，张世贤、熊宗立复为分时注释，遂致历代相传，用为模范。殊不知纪漏者以寅初一刻为始，而经脉运行之度起于肺经，亦以寅初一刻之纪，故首言水下一刻，而一刻之中，气脉凡半周于身矣，焉得有大肠属卯时、胃属辰时等次也？”[③] 汪机的措辞则激烈得多：“此皆臆说，《素》《难》不载。不惟悖其经旨，而所说亦自相矛盾者多矣。……周身十二经，各有井、荥、俞、经、合，其所主病，亦各不同。假如病在肝，宜针肝之荥穴——行间，乃曰乙日肝之荥穴不属行间，而属心之荥穴——少府。舍肝之荥而针心之荥，是谓乱经，病可去乎？不可去乎？”[④]

四 余论

子午流注针法在宋元时期兴起原非偶然。宋元是历史上医学思想的重要转型时期。《四库全书总目提要》：“儒之门户分于宋，医之门户分

---

① （明）高武纂集，黄龙祥、李生绍校注《针灸节要聚英》，载黄龙祥主编《针灸名著集成》，第714页。

② （明）高武纂集，黄龙祥、李生绍校注《针灸节要聚英》，载黄龙祥主编《针灸名著集成》，第713页。

③ （明）张景岳：《类经》，第256页。

④ （明）汪机编撰《新安医籍丛刊·针灸问对》，第32~33页。

于金、元。”[①] 这一时期，医家流派渐分枝叶，衍生出诸多新异的学说，较有代表性的是中医学史上著名的“宋元四大家”。针灸领域产生子午流注的思想也与其背景风土有关。

宋代以来，医家地位渐有提高。其原因首先是宋代官方对医学的重视。宋初官修了大型医药著作《开宝本草》《太平圣惠方》，至宋仁宗天圣年间，王惟一在前人医书的基础上，主持编撰了《铜人腧穴针灸图经》，该书在后世影响极大。官方的重视促使了部分儒者对医学的修习，客观上提升了医生的地位。同时，宋代有医官制度，习医可以进入文官序列，这对于读书人来说是个不小的激励，许多文人开始留心医药。另外，宋代理学兴，儒家重孝道，将知医作为孝道的基本要求，理学家程颢说：“病卧于床，委之庸医，比于不慈不孝。事亲者，亦不可不知医。”[②] 自此之后，宋代的儒学和医学书籍中都出现了很多关于知医为孝的论述，儒医群体渐渐形成。

儒家学说与医家思想也在这一时期高度融合，儒和医之间的理论联系由此建立起来。这一时期的理学家秉持的一个重要哲学观念就是象数学说。该学说对汉代义理之说极尽发挥，充分对气、心性、阴阳、太极、五行等哲学概念作了阐释，对中医学的影响也势在必然。讲求阴阳动静之理的五运六气学说在此时也渐被重视。宋代政府发布“六十年气运疾病”，并列于政府编修的《圣济总录》卷首。运气学说甚至成为太医局医学考试的内容。[③]

在这一背景下，干支五行等学说本来与中医学理论有着瓜葛不清的理论，自然就成了针灸理论所需要借鉴说理的工具了。象数运气之说，成为一个渗入针灸学术理论的重要来源，而且，针灸理论中五输穴理论，尤其是《难经》中的针刺补泻原理与象数之说很容易结合。针灸学运用象数易理推演开穴，在当时应该是颇得儒医青睐的一种方式。子

---

① （清）永瑢、纪昀主编，周仁等整理《四库全书总目提要》，海南出版社，1999，第522页。

② （宋）程颢、程颐著，王孝鱼点校《二程集》，中华书局，1981，第428页。

③ 郑学宝、郑洪：《略论宋代医学考试的特点》，《中医教育》2005年第24卷第5期，第74～77页。

午流注针法运算繁复，其理论形态似乎也相对深奥，符合儒医对技术理论专业化的需求。于是，这一计算方式复杂，以“因时制宜”作为经典依据，但是与实际临床的因时制宜原则背道而驰的机械选穴法，成为一时之热衷。另外，宋元时期印刷术渐渐普及，医书得以流传，又加上针灸铜人的出现，都令针灸理论作为一种固化的形态传承下来。子午流注，作为一个典型的具有彼时精英文化特征的理论形式，当然被推崇备至，明清经过一代代传抄，一直作为一种固化的形态出现。虽然也有医家对此质疑，如高武、汪机，但由于未能洞彻这一理论的来由与理论机制，所以未必能够有较大的影响。如今检索文献，仍然有不少医者对该理论形态先验性地肯定，然后进行验证。这一验证式的研究思路，大约也有失审慎。

第三章　中药归经：容易迷失的导游

近现代文学家鲁迅先生在《呐喊·自序》中说："我有四年多，曾经常常——几乎是每天，出入于质铺和药店里……因为开方的医生是最有名的，以此所用的药引也奇特：冬天的芦根，经霜三年的甘蔗，蟋蟀要原对的，结子的平地木……多不是容易办到的东西。"[①] 鲁迅带着揶揄的口吻批评了"药引子"。

在处方中加一味药或者几味药，以协同药性，减少不良反应，增强疗效，这几味药就是"药引子"。其实药引子就是方剂的组成成分，不过因为药房中常不备，让病家自行寻找，配伍在药方中。药引子由来已久，《伤寒论》的处方中就有用酒煎，加姜、枣煎的处方，这里的酒与姜、枣就是药引子。药引子真正的流行始于宋代《太平惠民和剂局方》（简称《和剂局方》）的颁行。《和剂局方》是官方颁布的一部影响巨大的成药药典。在《和剂局方》的影响下，丸药与散剂盛行。病情复杂，一剂成药未必能尽括医生用药所需，故在成药之外，另煎某些药送服丸散。多是一些不易保存、药房不备的药物，如酒、生姜、葱白、地浆水、童便、饴糖等，亦有人参、黄芪等一般药物。实际上，药引子就是一剂药的组成部分，是灵活用药的产物。张中和《资蒙医径》："酒入药为引者，取其活血行络；姜入药为引者，取其发表注凝；小枣入药为引者，取其消散开胃；大枣入药为引者，取其补血健脾；龙眼入药为引者，取其宁心利水；灯心入药为引者，取其得睡神归；葱白入药为引

① 鲁迅：《呐喊》，中国画报出版社，2014，"自序"。

者，取其发散诸邪勿住；莲实入药为引者，取其清心养胃和脾。"①

药引子还有一层意思，就是将药力引向患处，所谓药之"引导"。《局方》成药中，几乎每一种都记述了引药配伍及服用方法，如《局方·卷九》："失笑散"需用"酽醋调二钱熬成膏，入水一盏，煎七分，食前热服"②；《局方·卷二》"十神汤"条下："每服三大钱，水一盏半，生姜五片，煎至七分，去滓，热服，不以时候。如发热头痛，加连须葱白三茎；如中满气实，加枳壳数片同煎服。虽产妇、婴儿、老人皆可服饵。如伤寒，不分表、里证，以此导引经络，不致变动，其功效非浅"③。一般认为，用醋作药引调服药物，可以引药入肝经，治疗少腹两胁的病症。"十神汤"条下葱白、枳壳、生姜都是药引，对不同部位的病症灵活选用，"以此导引经络"。吕氏认为，《局方》之药引体现了"医家对引药抱有的'领队'期望，也即这些药物能够带领更多的药物，通过某种'途径'到达'目的地'（医生所认为的'病所'）。引药的出现，对张元素创立'引经报使'和具体药物的归经认识，提供了方法和理念基础。"④

一　引经报使

"引经报使"是宋元医家提出的一种对药物功效的认识，认为某些药物有一定的靶向功能，可以将药力引向某经络、某脏腑，以治疗某经络、某脏腑的疾病。这一理论的始作俑者与继承者主要集中在易水学派的医家中。最早在张元素的《医学启源》《珍珠囊》中记述。

张元素《医学启源·各经引用》："太阳经，羌活；在下者黄柏，小肠、膀胱也。少阳经，柴胡；在下者青皮，胆、三焦也。阳明经，升

① （清）张中和撰《资蒙医径》，郑金生主编《海外回归中医善本古籍丛书·第六册》，人民卫生出版社，2003，第551页。

② （宋）太平惠民和剂局编，陈庆平、陈冰鸥校注《太平惠民和剂局方》，中国中医药出版社，1996，第228页。

③ （宋）太平惠民和剂局编，陈庆平、陈冰鸥校注《太平惠民和剂局方》，第54页。

④ 吕金山：《古代"药物归经"的经络理论运用研究》，中国中医科学院硕士学位论文，2010，第12页。

麻、白芷；在下者，石膏、胃、大肠也。太阴经，白芍药，脾、肺也。少阴经，知母，心、肾也。厥阴经，青皮；在下者，柴胡，肝、包络也。”[①]《医学启源·随证治病用药》：“头痛须用川芎，如不愈，各加引经药，太阳蔓荆，阳明白芷，少阳柴胡，太阴苍术，少阴细辛，厥阴吴茱萸……看何经，分以引经药导之。”[②]

《珍珠囊·引经报使》：“足太阳膀胱经：羌活、藁本。足少阳胆经：柴胡、青皮。足阳明胃经：升麻、葛根、白芷、石膏。足太阴脾经：芍药（白者补，赤破经）、升麻、苍术、葛根。足少阴肾经：独活、桂、知母、细辛。足厥阴肝经：柴胡、吴茱萸、川芎、青皮。手太阳小肠经：羌活、藁本。手少阳三焦经：柴胡、连翘；上：地骨皮，中：青皮，下：附子。手阳明大肠经：白芷、升麻、石膏。手太阴肺经：白芷、升麻，加葱白亦能走经：桔梗。手少阴心经：独活、黄连、细辛。手厥阴心包络：柴胡、牡丹皮。”[③]

王好古在《汤液本草》中引《东垣先生用药心法》：“小肠膀胱属太阳，藁本羌活是本方。三焦胆与肝包络，少阳厥阴柴胡强。阳明大肠兼足胃，葛根白芷升麻当。太阴肺脉中焦起，白芷升麻葱白乡。脾经少与肺经异，升麻芍药白者详。少阴心经独活主，肾经独活加桂良。通经用此药为使，更有何病到膏肓。”[④] 同时绘列了十二经药物向导图，将部分常用药分别派入十二经络。

药物引经向导作用，并没有公认的客观依据，医家对引经药的认识也不尽相同，多是依据医家的经验，将对某些经络循行部位有一定治疗作用的药物，列为某某经引经药，比如《珍珠囊》：“足太阳膀胱经：羌活、藁本。足少阳胆经：柴胡、青皮。足阳明胃经：升麻、葛根、白

① （金）张元素：《医学启源》，郑洪新主编《张元素医学全书》，中国中医药出版社，2006，第 50 页。

② （金）张元素：《医学启源》，郑洪新主编《张元素医学全书》，第 24 页。

③ 原无题目，校对者据《本草纲目序例·引经报使洁古珍珠囊》补充，部分内容据《本草纲目》补。（金）张元素：《珍珠囊》，郑洪新主编《张元素医学全书》，第 71 页。

④ “肠”原作“腹”，据医理改。（元）王好古撰《汤液本草》，人民卫生出版社，1987，第 25 页。

图下-3-1　十二经向导图①

芷、石膏……足厥阴肝经：柴胡、吴茱萸、川芎、青皮。”② 这里的引经药羌活、藁本、柴胡、青皮、升麻、葛根、白芷、石膏、吴茱萸、川芎等都可以在配方中加减使用以治疗头身疼痛。以治疗头痛为例，太阳经引经药羌活、藁本可以治疗太阳经循行部位的枕部痛，少阳经引经药可以治疗少阳经循行部位的颞部痛，阳明经引经药葛根、白芷可以治疗阳明经循行部位的前额部痛，厥阴经引经药吴茱萸可以治疗厥阴经循行部位的巅顶痛，头痛分为太阳头痛、少阳头痛、阳明头痛、厥阴头痛也是中医的特色，是经络理论在生理病理中的应用。李东垣《内外伤辨惑论·四时用药加减法》：“小便遗失，肺金虚也，宜安卧养气，以黄芪、人参之类补之。不愈，则是有热也，黄柏、生地黄（以上各五分），切禁劳役。如卧而多惊，小便淋溲者，邪在少阳、厥阴，宜太阳经所加之药，更添柴胡（五分）。”③ 加柴胡也是引经药的具体应用。

明清某些医家对药物引经药的评价很高，如尤在泾《医学读书记》：“兵无向导则不达贼境；药无引使则不通病所。”④ 另外，彼时医家进一步将引经药的功能扩大至“引脏腑”，王好古在《汤液本草·东垣先生药类法象》之“标本阴阳论”篇中：“十二经中各有金木水火土，当木之分，泻其火也。故《标本论》云：本而标之，先治其本，后治其标。既肝受火邪，先于肝经五穴中泻荥火，行间穴是也，后治其

① 引自（元）王好古撰《汤液本草》，第26~31页。

② （金）张元素：《珍珠囊》，郑洪新主编《张元素医学全书》，第71页。

③ （宋）李杲著《内外伤辨惑论》，第13页。

④ 载孙中堂主编《尤在泾医书全书》，中国中医药出版社，1999，第346页。

标者，于心经五穴内泻荥火，少府穴是也。以药论之，入肝经药为之引，用泻心火药为君，是治实邪之病也。假令肝受肾邪，是从后来者，为虚邪，虚则当补其母。故《标本论》云：“标而本之，先治其标，后治其本。既受水邪，当先于肾经涌泉穴，补木，是先治其标，后于肝经曲泉穴中泻水，是后治其本。此先治其标者，推其至理，亦是先治其本也。以药论之，入肾经药为引用，补肝经药为君是也。”[1] 这里有一个前提是，宋元时期医学理论界已经将脏腑学说与经络学说融合，在文本表述上常常互用。比如将手太阴肺经等同于肺，将肺的生理病理等同于手太阴肺经的生理病理。通过经络与脏腑的话语互换，进一步扩大了解释的空间。

二　药物归经、方剂归经与穴位归经

“引经报使”之说对后世药学理论影响很大，后世的本草书中将每一味中药都归属于某一条或几条经络，这一本草叙事方式一直延续至今，今天的中药学教材中也多数是依照性味、归经、功效、主治等叙述。宋元时期的“引经报使”大约是中药归经的先声与示例。

明代李时珍《本草纲目》继承并接受了宋元时期药物引经理论，而且对药物归经解释药物主治功效。《本草纲目》中对药物归经的叙述多用“入某经”“某经血（气）分药”等表达。有研究者考察明清医家的有关著作后，认为清代沈金鳌《要药分剂》明确提出了“归经”这一药理名词。从此，历代本草中的“引经”“向导”“入某经”“走某经”等名词统一称为“归经”，归经理论也被一众医家与本草家接受。药物归经的描述也成为本草著作的常规。[2]

另外，清代温病派医家叶天士发挥了药物归“络”与药物入“奇经”的理论，对指导临床用药有一定的意义。清代医家严洁、施雯、洪炜等编著的《得配本草》书末专列“奇经药考”一篇，对药物归奇经作了较系统的总结。该书云：“药独入一经，以治一病，亦随佐使而治

① （元）王好古撰《汤液本草》，人民卫生出版社，1956年影印本，第8页。

② 吕金山：《古代“药物归经”的经络理论运用研究》，第44~54页。

百病。今著配偶于主治之后，使知寒热攻补，变化无穷，苟能触类旁通，运用自然入妙。”①

药物归经之后，医家亦顺理成章地将方剂归属于经脉。朱建平主编的《中医方剂学发展史》指出，“药物归经理论的发展促进了方剂归经思想的出现，其中以徐彦纯、刘纯《玉机微义》最具代表性”，认为“自明代始，医家开始将本来属于中药药性范畴的归经理论，扩展为后世方剂的分类研究，提供了新的思路”。② 查《玉机微义》中有“手足太阴之剂的叙述”：“手足太阴之剂，属性：东垣加减泻白散，治阴气在下，阳气在上，咳嗽，呕吐，喘急……按：此一方手太阴气分药也。”③

由药物归经容易联想到穴位归经。穴位与经络的关系现在看来是密不可分了。实际上，穴位与经络在早期也是分别被认识的。以《明堂经》的穴位归经为基础，穴位不断被医家归属于经络，至宋代王惟一《铜人腧穴针灸图经》方才基本将穴位归经完成。穴位归经与药物归经一样，是一种人为的行为。不过，因为穴位与经络都在人体上，两者结合起来十分方便。

三　余论

经络作为中医理论的核心叙事工具之一，用以解释穴位主治、功效，同时被移用到药理说明上。药物归经的依据本身就没有客观的标准，多是医家根据自身的经验指定以其“归”于某经，在经络与脏腑理论融合的背景下，某经的病症大约就等同于某脏腑的病症，所以治疗某些脏腑病症的药物就被归属于某经，称“入某经”“某经药”等，归经的依据大约就是根据药物功效人为设定的，这一归经过程虽然有蛇足之嫌，但尚有实践与合理的成分。不过，药物归属经脉后，医家容易陷入另一个歧途，就是根据经脉去推导药效，这一点也体现在穴位主治上。当某药或某穴被归于某经之后，原本特定的主治会在不经意间扩大

① （清）严洁、施雯、洪炜等纂，郑金生整理《得配本草》，人民卫生出版社，2007，导读。

② 朱建平主编《中医方剂学发展史》，学苑出版社，2009，第203页。

③ （明）徐彦纯著，刘洋校注《玉机微义》，中国医药科技出版社，2011，第58~59页。

化，变成主治某经（某脏腑）病症的药物或穴位，后果是掩盖了药物、穴位的特定主治，而人为地赋予了其他功效。

另外，也有根据药物"法象"来归经的，如连翘形似心而入心经，天花粉色白而入肺经等，这一归经的依据已涉虚境。王瑾曾较系统地考察本草书中对以药物色泽为依据来指导归经的记录，认为"五色在药物归经的判断上确有应用，如：《雷公炮制药性解》之天花粉、《本草备要》之茯苓、《本草从新》之山药、《本草求真》之蛤蚧等均记载有'色白入肺'，《本草纲目》之鳖、《本草备要》之礞石、《本草求真》之虻虫、《本草分经》之铜绿等均记载有'色青入肝'，《本草备要》之栀子、《本草纲目》之丹砂、《本草分经》之赤小豆等均记载有'色赤入心'，《本经逢原》之延胡索、《本草从新》之姜黄、《本草求真》之黄苗、《本草纲目》之秦龟等均记载有'色黄入脾'，《本草备要》之元参、《本草从新》之干桑菩、《药性切用》之黑豆等均记载有'色黑入肾'"。[1]

药物归经寄托了临床医家的希望，也让医家将药理解释与人体生理病理解释纳入同一个理论系统中来。在后世本草书中，药物归经成为药物功能的基础理论之一，而实际上恰恰相反，药物归经一开始是医家在药物功效基础上总结的一种解释。二者因果相反。药物有助于对药效的理解，在临床应用时也趋向简洁，但是归经理论是在经络与脏腑理论的基础上衍生的，药物归经之后，医家对医效容易依托经络与脏腑理论去推衍。加之归经的人为因素很多，尤其是"法象"药理理论的掺入，令药物归经更加走向歧途。

① 王瑾：《中药归经理论的发生学研究》，辽宁中医药大学博士学位论文，2012，第31页。

第四章　宋代解剖图及其立场

从某种意义上来说，解剖学是医学的镜子。解剖学的发展程度反映了医学的进步程度，尤其是对古代医学而言。我国古代的人体解剖起步很早，检讨早期医学著作《内经》，彼时的古人对人体结构的认识已经相当丰富。《内经》有大量的实证观察。有学者做过梳理，认为《内经》的解剖学成就是多方面的，对消化道有了清楚而正确的认识；对血液循环、血管、脑神经有了初步认识；在体质测量方面的成就尤为突出，它记录了两千年前中国人体测量数据，既包括活体测量得到的头面、四肢、躯干等多项人体参数，又有解剖尸体获得的内脏长度、大小、容积等数据。[①] 不过，由于早期解剖的局限性，以及“天人相应”的哲学观念的影响，《内经》中对解剖发现过早地与阴阳哲学观念结合，在一定程度上影响了早期医学的实证取向。

历史上的解剖事件，较早的是新莽时期对王孙庆的解剖试验：“翟义党王孙庆捕得，（王）莽使太医、尚方与巧屠共刳剥之，量度五脏，以竹筳导其脉，知其终始，云可以治病。”[②] 不过，李建民先生认为，新莽时期的解剖目的并不是从解剖实证之学建构出医学理论，两者的主从也可能是相反的。[③] 这一见地颇有新意。从中国医学的特质而言，重经脉、轻肌骨，重神机气化、轻实体描述，重司外揣内之想象、

① 牛亚华：《中日接受西方解剖学之比较研究》，西北大学博士学位论文，2005。

② （汉）班固撰，（唐）颜师古注《汉书》，第4145～4146页。

③ 李建民：《王莽与公孙庆——记公元一世纪的人体刳剥实验》，李建民主编《生命与医疗》，中国大百科全书出版社，2005，第36～55页。

轻割皮解肌之实质，所以，李氏的推论是可信的。汉代的人体解剖实验只见有文字记载，并无图存世。之后，有医学意义的解剖案例几成空响，直至宋代，方有了两次著名的解剖事件。与王莽时期的解剖事例不同，这两次事件直接有解剖图绘成，成为研究中医解剖思想的重要物证。

一 宋代两次解剖事件与解剖图

宋代徽宗崇宁年间（1102～1106）一则解剖学事件与新莽事例颇为相似：

> 崇宁间，泗州刑贼于市，郡守李夷行遣医家并画工往，亲决膜，摘膏肓，曲折图之，尽得纤悉。介校以古书，无少异者，比《欧希范五脏图》过之远矣，实有益医家也。[①]

又，僧幻云《史记标注》引杨介云：

> 崇宁中，泗贼于市，郡守李夷行遣医与画工往观，扶膜择膏，曲折图之，得尽纤悉，介取以校之。其自喉咽而下，心肺肝脾胆胃之系属，小肠大肠腰肾膀胱之营垒，其中经络联附，水谷泌别，精血运输，源委流达，悉如古书，无少异者。[②]

这次解剖学事件，有了画工的参与，留下了史上著名的《存真图》。杨介作为当时有名望的医生[③]，被邀请对画工所绘的图谱进行校正。宋政和三年（1113），杨介又在《存真图》的基础上，益以十二

① （宋）晁公武撰，孙猛校证《郡斋读书志校证》，上海古籍出版社，1990，第718页。

② 〔日〕丹波元胤著，郭秀梅、冈田研吉整理《医籍考》，学苑出版社，2007，第108页。

③ 杨介，《宋史》无传。（明）徐春甫《古今医统大全》："杨介，号吉老，泗州人，名闻四方。"见（明）徐春甫编集，崔仲平、王耀廷主校《古今医统大全》，人民卫生出版社，1999，上册第33～34页；《医籍考》载杨氏著有《伤寒论脉诀》，见〔日〕丹波元胤著，郭秀梅、冈田研吉整理《医籍考》，第220页；（宋）王明清《挥麈录·余话》："杨介吉老者，泗州人，以医术闻四方"，见〔日〕丹波元胤著，郭秀梅、冈田研吉整理《医籍考》，第108页。

经，绘成《存真环中图》（《环中图》）。[①] 僧幻云曰："存真，五脏六腑图也"；"环中，十二经图也"。[②]《存真图》《环中图》对后世影响很大，后世经脉书的绘制多以此二图为蓝本。

《存真图》与《环中图》均佚，据现代学者研究，可以通过以下文献得窥两图概貌：《存真图》主要存于日本僧幻云《史记标注》、中医古籍《华佗内照图》、明代不具撰人《循经考穴编》、日本梶原性全《顿医抄》与《万安方》，在《针灸聚英》《针灸大成》《三才图会》《凌门传授铜人指穴》《人镜经》等古籍中亦有引录。[③] 其中，《万安方》存有9幅图（图下-4-1至图下-4-9），《华佗内照图》（有传本作《玄门脉诀内照图》）存有8幅图（图下-4-10至图下-4-17），靳士英考察后认为，《万安方》之《右侧向图》《气海膈膜图》《脾胃包系图》《阑门分水图》《命门大小肠膀胱之系图》来自《存真图》，《华佗内照图》8图亦来自《存真图》，[④] 黄龙祥也认为直接完整引录《存真图》图文者为中国古医籍《华佗内照图》。[⑤]

《宋史·蛮夷列传》："……悉擒之。后数日，又得希范等，凡获二百余人，诛七十八人，余皆配徙。仍醢希范，赐诸溪峒，绩其五藏为图，传于世，余党悉平。"[⑥] 南宋赵与时撰《宾退录》卷四："庆历间，广西戮欧希范及其党。凡二日，剖五十有六腹。宜州推官（掌刑狱的职吏）吴简皆视详之，为图以传于世。"[⑦] 宋代郑景璧《剧谈录》："世传欧希范《五脏图》，此庆历间杜杞待制治广南贼欧希范所作也……翌日尽磔于市，且使皆剖腹，刳其肾肠，因使医与画人，一一探索，绘以为图。"[⑧]

---

① 贾伟节：《存真环中图序》："政和三年（1113），杨君介吉老，以所见五脏之真，绘而为图，取烟萝子所画，条析而厘正之。又益之十二经，以存真、环中名之。"见〔日〕丹波元胤著，郭秀梅、冈田研吉整理《医籍考》，第108页。

② 〔日〕丹波元胤著，郭秀梅、冈田研吉整理《医籍考》，第108页。

③ 见黄龙祥主编《中国针灸史图鉴》，第12页；靳士英《〈存真图〉与〈存真环中图〉考》，《自然科学史研究》1996年第3期。

④ 靳士英、靳朴：《〈存真图〉与〈存真环中图〉考》，《自然科学史研究》1996年第3期。

⑤ 黄龙祥主编《中国针灸史图鉴》，第12页。

⑥ （元）脱脱等：《宋史》，第14221页。

⑦ 〔日〕丹波元胤著，郭秀梅、冈田研吉整理《医籍考》，第107~108页。

⑧ 〔日〕丹波元胤著，郭秀梅、冈田研吉整理《医籍考》，第108页。

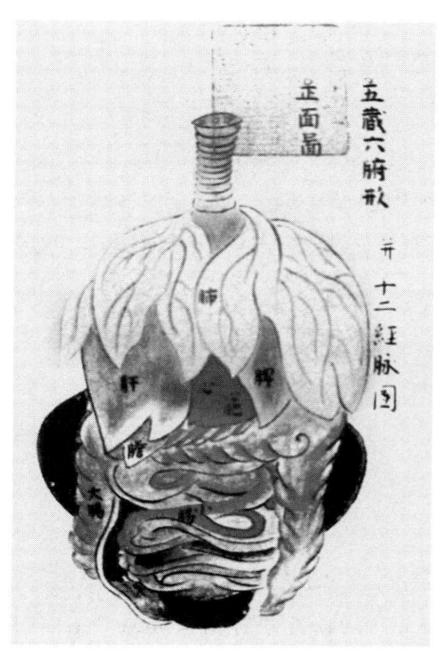

图下－4－1　《万安方》正面图

资料来源：图下－4－1 至图下－4－4 引自〔日〕梶原性全《万安方》，日本昭和六十一年，东京：科学书院，彩色图版第 1 页。

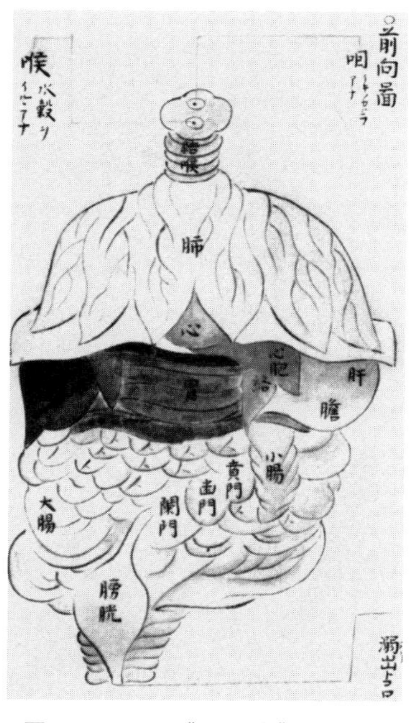

图下－4－2　《万安方》前向图

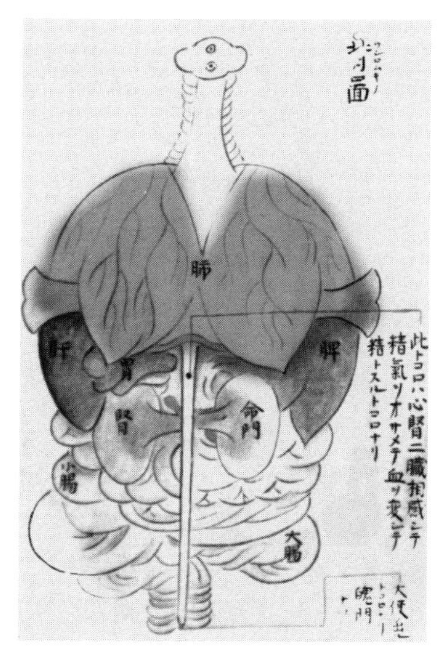

图下－4－3　《万安方》背图

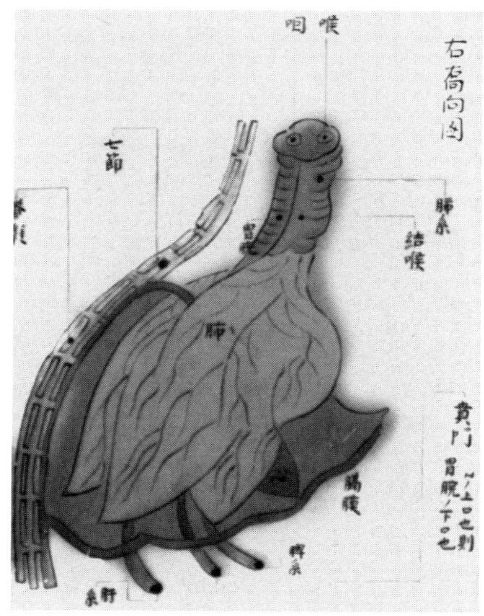

图下－4－4　《万安方》右侧向图

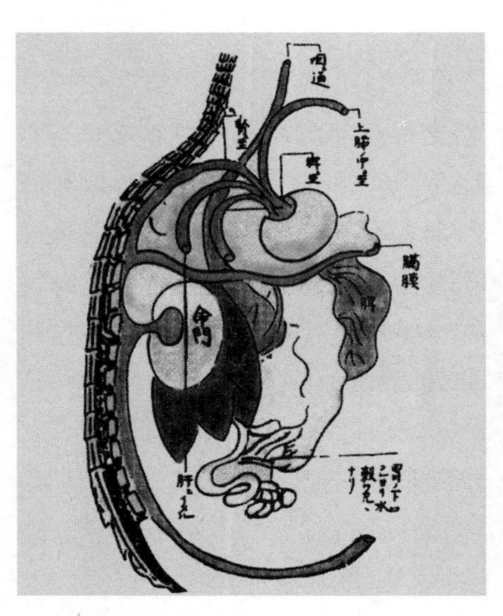

图下-4-5 《万安方》心气图

资料来源：图下-4-5至图下-4-9引自《中国针灸史图鉴》，第20~21页。

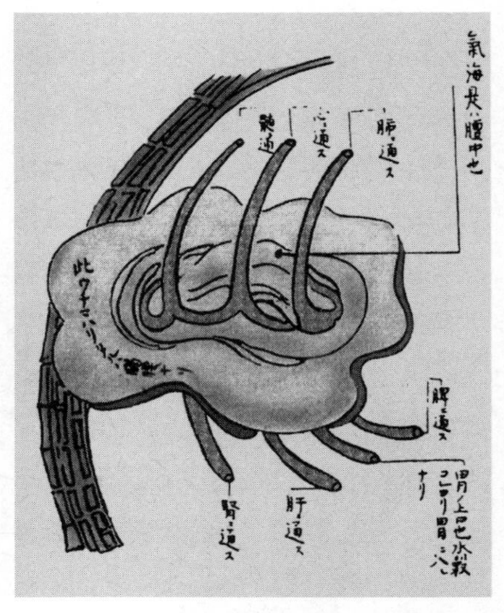

图下-4-6 《万安方》气海膈膜图

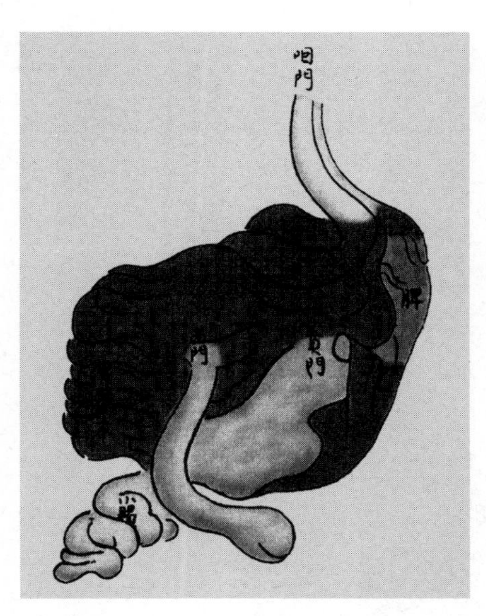

图下-4-7 《万安方》脾胃包系图

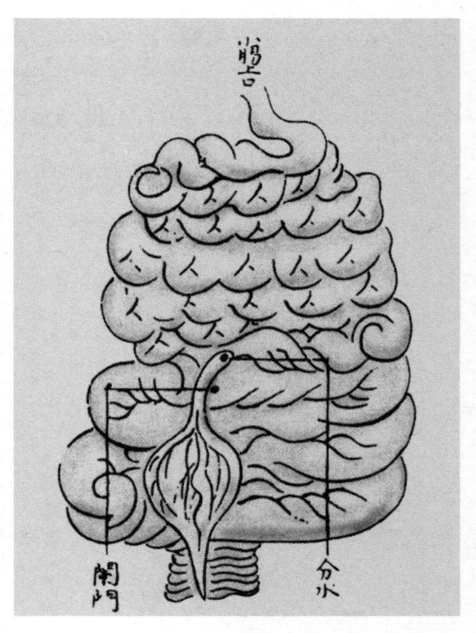

图下-4-8 《万安方》阑门分水图

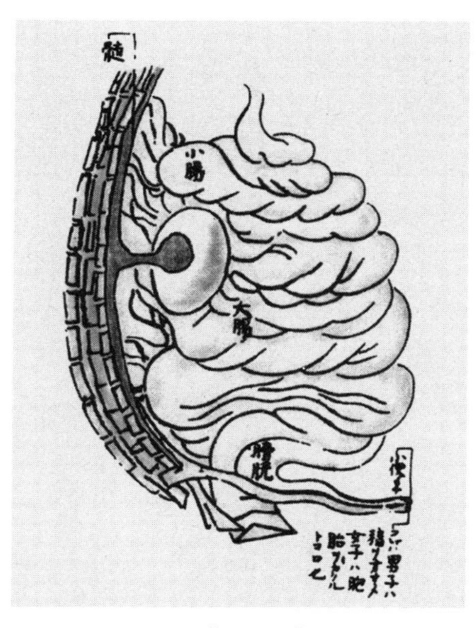

图下－4－9 《万安方》命门大小肠膀胱之系图

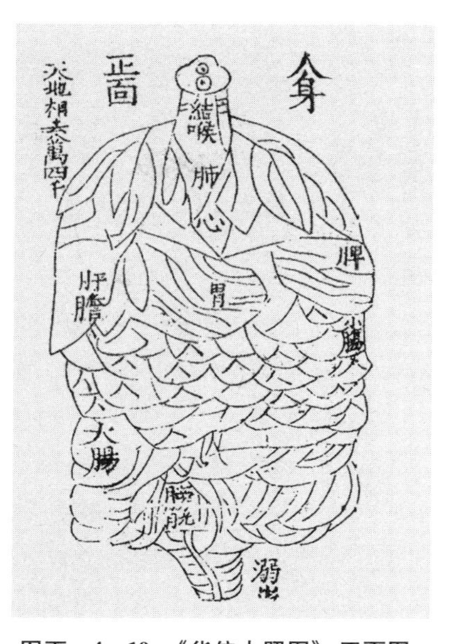

图下－4－10 《华佗内照图》正面图，《内照图》，明嘉靖刊本，中国中医科学院图书馆藏

资料来源：图下－4－10至图下－4－17引自《中国针灸史图鉴》，第24页。

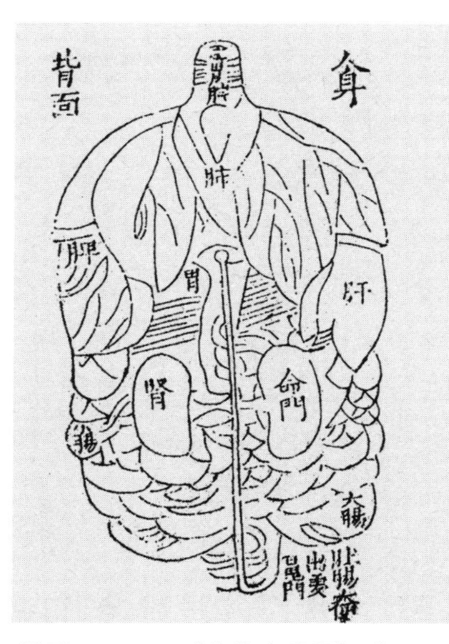

图下－4－11 《华佗内照图》背面图

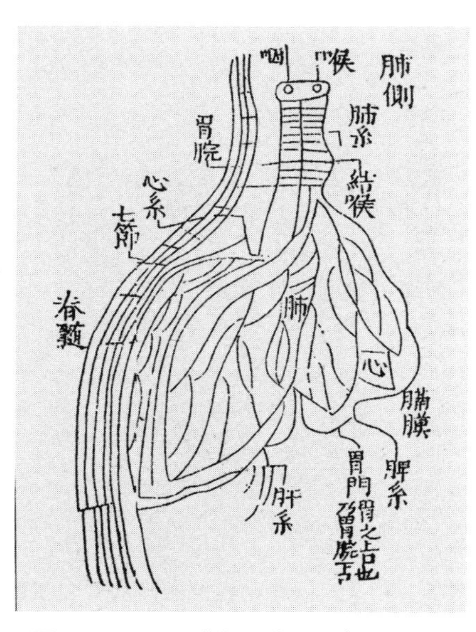

图下－4－12 《华佗内照图》肺侧图

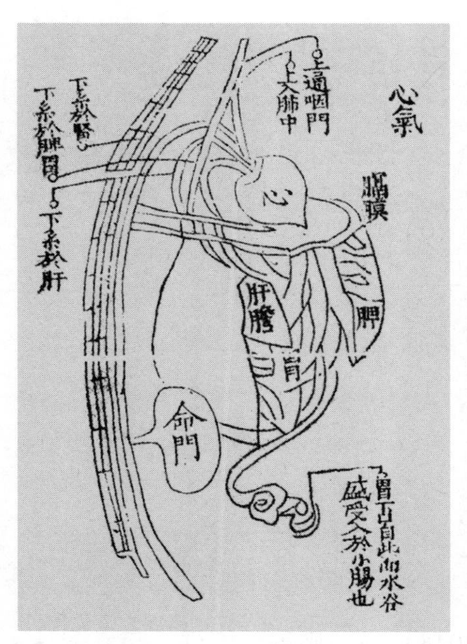

图下-4-13 《华佗内照图》心气图

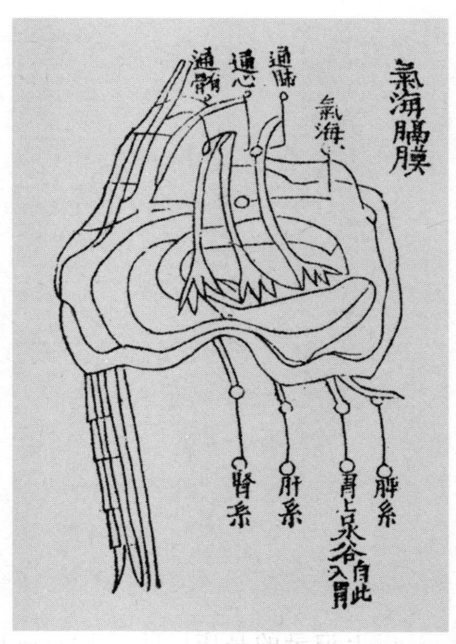

图下-4-14 《华佗内照图》气海膈膜图

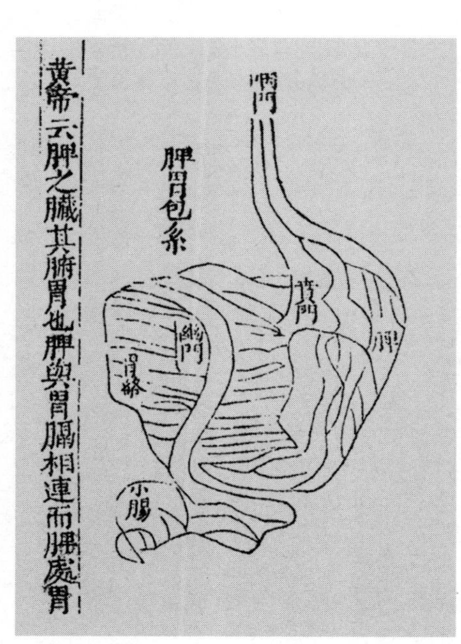

图下-4-15 《华佗内照图》脾胃包系图

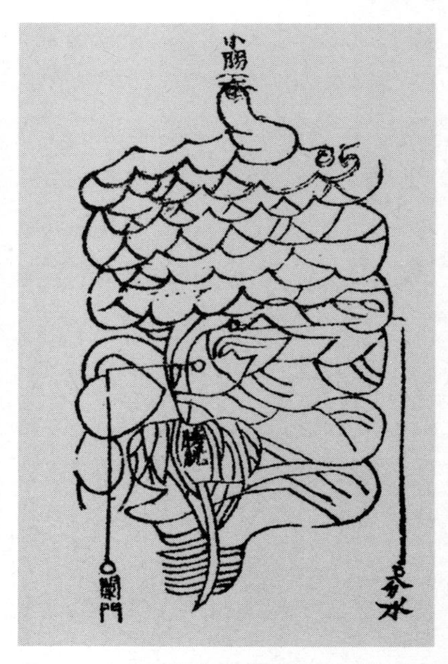

图下-4-16 《华佗内照图》阑门分水图

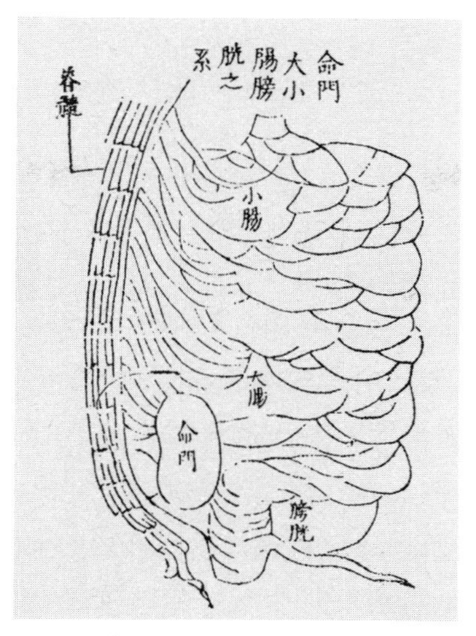

图下－4－17 《华佗内照图》命门大小膀胱之系图

以上记录的是庆历间（1041～1048）另一则解剖事件，事在崇宁事件之前。“医与画人”“绘以为图”，绘成了《欧希范五脏图》。时推官吴简描述了解剖所见的情形，见僧幻云《史记标注》：

> 杨介曰，宜贼希范被刑时，州吏吴简令画工就图之以记，详得其证。吴简云，凡二日剖希范等五十有六腹，皆详观之。喉中有孔三，一食，一水，一气，互令人吹之，各不相戾。肺之下，则有心肝胆脾。胃之下有小肠。小肠之下有大肠。小肠皆莹洁无物。大肠则为滓秽。大肠之傍，则有膀胱。若心有大者小者，方者长者，斜者直者，有孔者无孔者，了无相类类。唯希范之心，则红而硾，如所绘焉。肝则有独片者，有二片者，有三片者。肾则有一在肝之右微下，一在脾之左微上。脾则有在心之左。至若蒙干多病嗽，则肺且胆黑。欧诠少得目疾，肝有白点。此又别内外之应。其中黄漫者脂也。①

《欧希范五脏图》亦佚。据靳氏考察，《万安方》中的《正面图》

① 〔日〕丹波元胤著，郭秀梅、冈田研吉整理《医籍考》，第108页。

显然来自《欧希范五脏图》，其喉中有三窍，同时认为《万安方》中的《前向图》《背图》《心气图》也来自《欧希范五脏图》。[①]

二　宋代解剖图的立场

（一）重意轻形

《欧希范五脏图》与《存真图》绘制是医者直接参与的工作，其绘图的风格与内容可以透视中古时期医者对解剖学的立场。从现存的《欧希范五脏图》与《存真图》看，其图像绘制风格多是示意而非写实。这固然与中国传统绘画的技法注重写意有关[②]，更多的是体现了作者对解剖的认识取向。传统中医学重视内景与外形的关系描述，对肌体组织的实际形质注目较少。《内经》中对脏腑的描述，虽有一定的实质观察基础，但对脏腑的描述更注重内外的联系，比较强调的是“藏象”的概念[③]，即通过外在的诊察来推测脏腑的形态与功能。《素问·六节藏象论》中对五脏其华、其充所在做了界定，这是一般认为比较经典的藏象原理。据此原理，五脏的病理也可推得。即《灵枢·本脏》“视其外应，以知其内脏，则知所病矣”[④]。

李建民先生说，传统医学的解剖形态，往往与机能描述分离。李氏分析了《本藏》《平人绝谷》《脉度》等篇章，认为虽然有些内脏的数据是通过剖刳人体才能得到，但是《本藏》中的脏腑知识，如五脏的

---

① 靳士英：《〈存真图〉与〈存真环中图〉考》，《自然科学史研究》1996 年第 3 期。

② 董少新认为：“中医内境图与西方解剖图的差别和中西绘画艺术的差别类似，前者写意，不用阴暗对比和透视法，而仅使用简练的线条勾勒，形状大致仿佛即可，由于缺乏层次感，故往往很难辨认清楚各器官的具体位置；后者写实，运用透视法和阴影表现手法，无论形状还是位置均力求精确，故形象逼真，一目了然。”见董少新《形神之间——早期西洋医学入华史稿》，上海古籍出版社，2008，第 446 页。

③ “藏象”是中医理论中的基本概念，《内经》中对这一概念的阐述，见于多篇中。任应秋先生作了整理归纳，计《素问》11 篇，《灵枢》28 篇，比较有代表性的如《素问·六节藏象论》《素问·灵兰秘典论》《灵枢·经脉》《灵枢·本藏》等。如今的中医学教育，藏象亦是重要的教学内容。见《任应秋论医集》，人民卫生出版社，1984，第 327 ~ 331 页。

④ 田代华等整理《灵枢经》，第 100 页。

小大、高下、坚脆、正偏的判断并非来自内脏的剖视，而是通过外在的形象往里推度。《平人绝谷》篇中推算生命极限值的方式也是出自简单机械的加减，并非死后解剖所获。《脉度》中对脉之长短的度量是通过人体体表骨骼的长度、围度而估算出的。[①] 这一倾向，令中医学的身体观念产生了变化，古人面对脏腑的态度亦有了不同。古人认为可以通过外在的表现来测得内部的形态与病理状态，自然对脏腑的形态不甚关注。

总的说来，《内经》对脏腑的形态有了一定的认识，有一定的实际解剖学基础。但是对脏腑形态的态度还是以司外揣内的方法为主。更多地注重内外之间的联系，试图建立一种模式。从某种意义上来看，《内经》的身体更多的是体现了一种模式化的身体。在这一角度上，美国学者费侠莉（Charlotte Furth）创造了一个很有意蕴的词“黄帝的身体”，“黄帝的身体”是一种隐喻，古代中医试图按《内经》的标准建构一个标准的身体，这个身体首先不是生物学上的血肉之躯，而首先应被看作古代宇宙系统的延伸。[②]

（二）以图证经

其一，内脏的位置。

《万安方》所载《传真图》的传本《前向图》（图下－4－2）、《背图》（图下－4－3）是肝脏在左，而《内照图》传本（图下－4－10、图下－4－11）则改为肝右脾左。肝居于左侧，在解剖学是一个显然的错误，但是古人却将其画错。其原因是“肝生于左”是一个中医学中的经典理论。《素问·刺禁论》：“脏有要害，不可不察。肝生于左，肺藏于右，心部于表，肾治于里，脾为之使，胃为之市……七节之傍，中有小心。”[③] 这是“肝生于左”的渊薮。毫无疑问，这一段的本意是针刺不可刺中要害，对肝的认识是实体之肝。

---

① 李建民：《王莽与公孙庆——记公元一世纪的人体刳剥实验》，李建民主编《生命与医疗》，第36~55页。

② 〔美〕费侠莉著《繁盛之阴——中国医学史中的性（960~1655）》，甄橙主译，江苏人民出版社，2006，第18~54页。

③ 田代华整理《黄帝内经素问》，第100页。

由于古人较低的解剖认识水平、术数化的身体观念、偏重思辨的以司外揣内的思路等原因，文献中并没有将肝生于左这件事作为一件有不妥的事情。《内经》的脏腑已然为术数化的状态，脏腑的位置按照五行阴阳的原则来设定，其具体的位置倒是居于次要位置了。《素问·阴阳应象大论》云“东方生风，风生木，木生酸，酸生肝，肝生筋，筋生心，肝主目……”①，后世一般对《内经》所述脏腑位置与实际不符的解释以气化理论来搪塞。清代高士宗《黄帝素问直解》有：“人身面南，左东右西。肝主春生之气，位居东方，故肝生于左。”② 即使有医家认识到“肝生于左”与实际不符，亦并不指出谬误，而是勉强给个解释。元代滑寿说：“肝之为脏……其治在左，其脏在右胁右肾之前，并胃著脊之第九椎。”③ 滑氏算是一个比较务实的医家，亦如此态度，说明古人对脏器的具体位置似乎的确不太重视。一个明明白白的脏器，其位置居然混淆不清，这不能不说是一个很奇怪的事例。解剖图中将肝脏的左右互易，按理说是不应该的，作一个假设，如果刑场上仅有解剖者与画工在，而无医师在侧，其脏器的左右当不会舛误如此。恰恰是有熟读经典，对“经络联附，水谷泌别，精血运输，源委流达”了如指掌的医师，才会出现肝置于左的“解剖图”吧，抑或是杨介在画工的基础上“校以古书”作了修改。

同样的错误出现在对心与脾的位置的处理上。心脏的正确位置在中央偏左的地方，但是《万安方》《内照图》等对心的位置没有疑问地置于肺下中央。这个貌似无伤大雅的错误其实也是体现了作者绘图时的立场。《素问·灵兰秘典论》云，“心者，君主之官，神明出焉”，“肺者，相傅之官，治节出焉”，将脏腑功能比作职官系统。作为“君主”“五脏六腑之主”的心，自然也应该居于胸中之宫城，上有华盖了。

可见，脏腑的具体位置其实并不是古人所关注的重点，完全可以根据理论基础来安排。杨介所谓“校以古书”，也正是这一理路吧。如皮

---

① 田代华整理《黄帝内经素问》，第 10 页。

② （清）高士宗：《黄帝素问直解》，第 363 页。

③ （元）滑伯仁著，承淡安校注《校注十四经发挥》，第 65 页。

氏所言："人体内的空间是数术化的空间，脏器的位置并不关乎治疗，而西医学则不同，肝脏的位置关乎手术，是一定要清楚的。历代中医理论，等于否定了肝脏的实际位置在医疗上的重要意义，也间接否定了解剖学的关键地位。"①

其二，内脏的形态。

看宋代解剖图，脏器位置固然有些差异，其形态的画法也不是完全依据解剖所见。以肺肝为例。肺在《内经》中被描述为"五藏六府之盖"，《难经·四十二难》"肺重三斤三两，六叶两耳，凡八叶"②，古书中对肺的形态描述大抵如此。这一文字描述成了后世解剖图绘制的重要标准，正面画作六叶树叶状，或作伞状，背面或画作两叶，或画作荷叶状，共同形成"华盖"状（图下－4－1、图下－4－2、图下－4－3），应该是按照《难经》肺"六叶两耳，凡八叶"参以想象画成，以期其成为脏腑之盖。在明代《针灸聚英》《类经图翼》等单独脏腑图中，肺脏不仅更像一只"华盖"，而且图旁的文字注明"六叶两耳"（图下－4－18、图下－4－19）。《凌门传授铜人指穴》传本《存真图》中，《心系之图》的心脏上有朱笔点的七个点（图下－4－20），很显然，这是依据《难经》中"心有七孔三毛"而绘。

其三，脏腑生理。

《存真图》有两幅较为典型的体现古人生理观念的图：《阑门分水图》《命门大小肠膀胱之系图》（图下－4－8、图下－4－9）。《阑门分水图》画的是小肠大肠与膀胱，按照现代生理观，这幅图是绘制了人的代谢吸收的生理，《命门大小肠膀胱之系图》则是对生殖与脑的生理解释。

《灵枢·营卫生会》阐述了代谢吸收的过程："下焦者，别回肠，注于膀胱而渗入焉。故水谷者，常并居于胃中，成糟粕，而俱下于大肠，而成下焦，渗而俱下，济泌别汁，循下焦而渗入膀胱。"这一段阐

---

① 皮国立：《近代中医的身体观与思想转型：唐宗海与中西医汇通时代》，生活·读书·新知三联书店，2008，第128页。

② 高丹枫、王琳校注《黄帝八十一难经》，第133页。

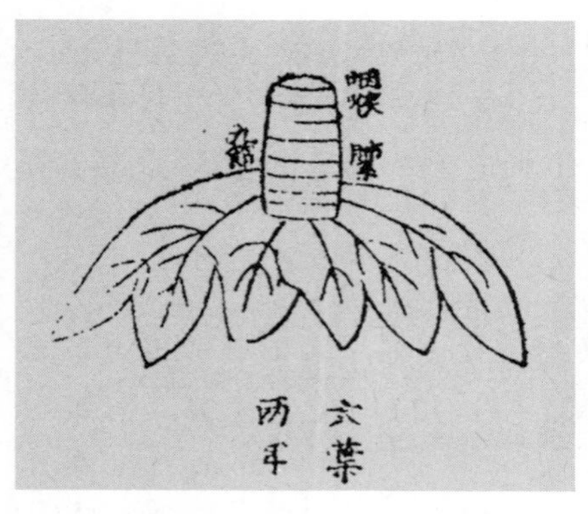

图下 -4-18 《针灸聚英》肺图

资料来源：《中国针灸史图鉴》，第31页。

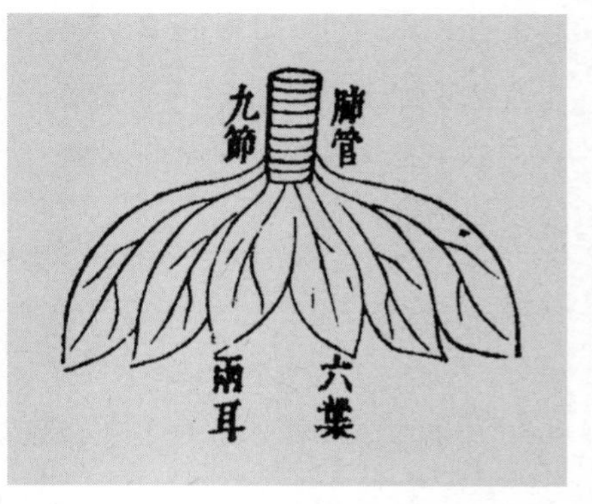

图下 -4-19 《类经图翼》肺图

资料来源：《中国针灸史图鉴》，第34页。

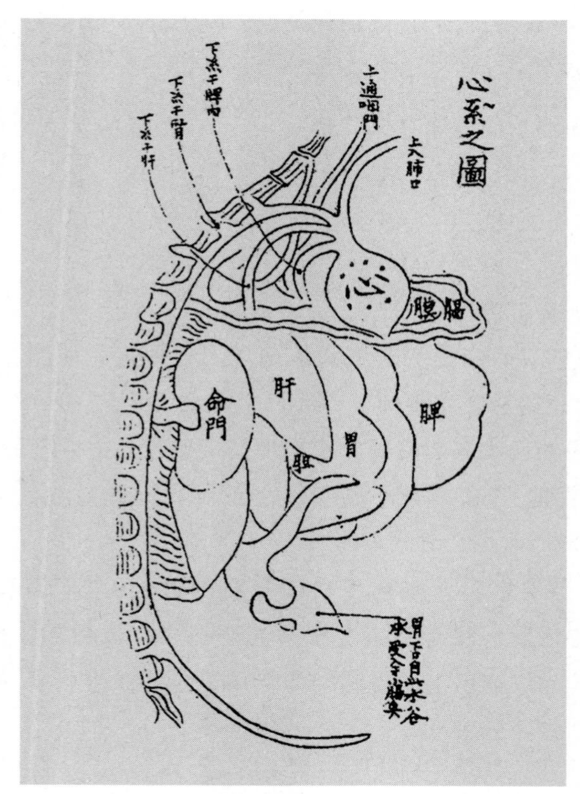

图下 -4-20 《凌门传授铜人指穴》心系之图

资料来源：《中国针灸史图鉴》，第23页。

述的是尿液的生成。古人对生理的认识是有一定的形态学依据的,[①] 但是粗略的解剖形态学知识并不能令古人得到准确的生理认识。《内经》中认为尿液是由肠道渗透到膀胱的，这显然是古人的推测。《难经·四十四难》曰："大肠、小肠会为阑门。"《阑门分水图》标注了阑门的位置，同时在膀胱上端画了一条管道，意为连接小肠，标注了分水。其绘图旨意完全按照《灵枢·营卫生会》生理描述所绘，胃中糟粕下入大肠，小肠泌别清浊，下渗入膀胱，而成尿液。

另一幅图《命门大小肠膀胱之系图》。《素问·五脏生成篇》"诸髓者，皆属于脑"[②]；《素问·奇病论》"髓者以脑为主"[③]；《素问·阴阳应象大论》"肾生骨髓"[④]；《灵枢·经脉》"人始生，先成精，精成而脑髓生"[⑤]；《灵枢·海论》"脑为髓之海"[⑥]；《素问·平人气象论》"肾藏骨髓之气也"[⑦]。与《阑门分水图》的绘制思路一致，《命门大小肠膀胱之系图》作者没有把肾作为一个泌尿器官对待，看不到肾与膀胱之间的联系，而是将其作为与脊髓、脑相通的一个器官。

这两幅图，亦不是完全依据解剖所见得到，同样，这样的具有生理意义的图像，只有熟谙《内经》《难经》经典的医师才能够绘得出来，因为这样的解剖图已经不是解剖所见图，而是参以古书所设计的图像。

三 余论

《内经》即有解剖形质的基础认识，然而在《内经》之后的身体观念描述里，却少见有价值的解剖学发现。王莽时期的解剖案例，并不能与当时的医书相印证。李建民："今本《内经》找不到与《汉书·王莽传》完全相符的内容，即使《内经》文中记录了只有通过解剖才能得

① 廖育群：《古代解剖知识在中医理论建立中的地位与作用》，《自然科学史研究》1987年第3期。
② 田代华整理《黄帝内经素问》，第21页。
③ 田代华整理《黄帝内经素问》，第93页。
④ 田代华整理《黄帝内经素问》，第11页。
⑤ 田代华等整理《灵枢经》，第31页。
⑥ 田代华等整理《灵枢经》，第78页。
⑦ 田代华整理《黄帝内经素问》，第34页。

到的资讯，我们也无法将其与王莽刳剥创作直接联系起来。”[1] 宋代虽然绘制了解剖图，但其基本旨归还是印证经典的论述，并非创造性地发现与提出解剖与生理学问题。而且，作为图像记录，原本应该更注重表现实体脏腑的形质，但是从宋代绘制的解剖图来看，却并非如此，图像无论是绘画技法还是空间表现上，都偏于意象而远形质。

究其原因，对《内经》《难经》等古书的迷信与尊奉应该是比较重要的一个方面。[2] 同时，《内经》中对脏腑内外连属的“完美”信息也在一定程度上阻碍了解剖学的进展，其解释性的语言，以及后世不停的诠释注解，都在强化《内经》的“完美”程度。此外，后世医者亦应用《内经》内外连属的原理来临床治病，这种功利主义的成绩也令探求脏腑形质的必要性受到冷落。再者，解剖学的确是一件复杂的科学，在相应的学科研究没有发展到一定的高度时，试图通过解剖学认识到人体的生理，犹如无舟出海，舍径登山。历代医家未必不想洞明脏腑，然而因于相应学科知识的不足，致使古代医家的解剖与观察捉襟见肘。

是故，宋代解剖图的绘制，虽则是医学史上的重要事件，其影响也堪称深远，但还是没有走向实质脏器研究，并进一步探求生理的科学方向。其基本指向还是以图像求证经典，用《内经》中的生理阐述来推导，甚至来指导解剖图的绘制，从而进一步巩固经典的地位。解剖图绘制的标准本应该是眼见为实，然而在这经典意识的影响下，解剖刀却成了古书观念的婢女。

---

① 李建民：《王莽与公孙庆——记公元一世纪的人体刳剥实验》，李建民主编《生命与医疗》，第 43 页。

② 如牛亚华所述：“从两晋到隋唐，解剖学的发展相对平缓，基本没有超过《内》《难》的水平。如同在西方盖仑的解剖学著作被奉为经典，不许改易一字一样，在中国，随着《黄帝内经》《难经》经典地位的确立，其中的鲜活的解剖学内容也被奉为无可辩驳的真理而僵化。”见牛亚华《中日接受西方解剖学之比较研究》，第 13 页。

第五章　新旧之辩——20世纪50年代朱琏“新针灸学”的浮沉

20世纪50年代的中国，新政权在致力于社会重建的同时，也在寻求医疗健康领域的突围。中医药在国家卫生体系中的地位，在一波接一波的卫生运动中浮沉，针灸更是被裹挟其中。朱琏，一位在中华人民共和国担任较高领导职务的针灸学家，其个人命运在当时社会运动中难免受到波及，同时受到波及的还有她的“新针灸学”思想。20世纪50年代中国针灸学术的走向也由此可窥一斑。

朱琏（1909～1978），女，江苏溧阳人，近现代著名针灸学家。早年毕业于苏州志华产科学院，20世纪40年代在延安跟随老中医任作田学习针灸，从此兴趣转向针灸临床与研究、教育，在延安与华北期间，举办过多期针灸短训班。中华人民共和国成立后，朱琏任职卫生部妇幼卫生局副局长，1950年创建中央卫生部针灸疗法实验所，1955年作为主要创始人之一创办中医研究院，任中医研究院副院长。1960年赴广西，任南宁市副市长，仍然将主要精力投于针灸工作。50年代，朱琏与其“新针灸学”思想经历曲折。对这一阶段的历史考察，不仅仅是对朱琏先生的缅怀和纪念，更是理解现代针灸学术理论所必须完成的工作。

一　20世纪50年代上半期中医科学化背景与朱琏“新针灸学”的风行

1950年8月，中央人民政府卫生部和中国人民革命军事委员会卫生部联合召开了第一届全国卫生会议，确定了卫生工作的三大方针：“面向工农兵”，“预防为主”，“团结中西医”。1952年12月，第二届全国卫生会议又增加了“卫生工作与群众运动相结合”的方针，形成了中华人民共和国卫生工作的四大方针。[1] 这四大方针的提出，还是符合当时的社会实际的。中华人民共和国成立伊始，国内卫生状况极其落后。据1949年统计，全国只有各级各类医院2600家，病床80000张，中西医药卫生技术人员共505040人，其中绝大部分是中医，高等医药院校毕业的医技人员只有38875人。[2] 在这样的社会卫生环境下，提出“团结中西医”方针，是最大限度地利用医疗资源的明智举措。时任中央人民政府卫生部副部长的贺诚在第一届全国卫生会议的总结报告中清楚地表达了这一目的：“中医在医理上虽然缺乏科学的根据，但它实际的治疗经验很丰富，其中有许多治疗方法是暗合科学原则的。中医的人数远超于西医，而且分布于广大农村，这是一个相当大的力量，因此对于中医必须采取团结和改造的方针，使中医学习科学理论使其治疗经验获得科学的分析与整理，尤须灌输以预防医学知识，以补充中医的缺陷。”[3]

“灌输以预防医学知识，以补充中医的缺陷”，所以，在制定“团结中西医”方针的同时，中央人民政府卫生部医政处提出了《普设中医进修学校实现中医科学化案》。卫生部部长李德全在全国卫生会议上报告：“所谓中医科学化，主要包括下面几个含义：第一要学习医学科学的基本知识，懂得生理、解剖、细菌、病理和传染病的管理。其次与科学家配合研究中药分析秘方，确定性能。研究中国的针灸、发掘古代临床的经验，使之科学化，这些都需要有一定的现代科学知识。我们举办中医进修学校，就是为了这个目的。”[4] 1950年9月8日，李德全又对中医进修做出具体要求：“应该责成各大行政区卫生机关，先在各大行政区大城市，以后逐步在各省、市有计划地设立中医进修学校、训练班、业余学校……以达到在二三年内使全国中医大批地获得初步科学训练。”[5]

---

① 王致谱、蔡景峰主编《中国中医药50年（1949～1999）》，福建科学技术出版社，1999，第5～6页。

② 黄永昌主编《中国卫生国情》，上海医科大学出版社，1994，第19～21页。

③ 贺诚：《在第一届全国卫生会议上的总结报告》，《北京中医》1951年第1期，第12页。

④ 《中央人民政府卫生部李部长在第一届全国卫生会议上的报告》，《江西卫生》1950年第6期，第6～12页。

⑤ 《中央卫生部李德全部长关于全国卫生会议的报告》，《北京中医》1951年第1期，第7页。

如此，中医进修，继而科学化，服务于民众，就在逻辑与实践上都通了。中央人民政府卫生部于1951年12月27日颁布了《中央人民政府卫生部关于组织中医进修学校及进修班的规定》，其课程设置主要是西医课程，贯彻了中央人民政府卫生部关于“中医科学化”的政策。引人注目的是针灸研究专科班：“以新针灸学为讲授中心，并讲授简要基础医学（包括解剖、生理、病理、细菌、消毒法）。”[①] 这里的“新针灸学”是指朱琏提出的“新针灸学”学术体系，这固然与朱琏任职卫生部较高职务有关，但其主要原因应该是以下两点。

其一，“新针灸学”实践及其声誉。朱琏在从事针灸临床的工作时，看到民间针灸医生的一些陋习，这是受过良好医学教育的朱琏所不能接受的。1951年3月，她在北京中医学会针灸研究委员会筹委会上说：“针灸的确有它的特点，但是只知道好不知道缺点也是不对的。我在乡间见到，有些医生，因为不知道消毒针又粗，施术二间三间时，致酿成化脓，俟送到医院没办法，把手割去，又有一位产妇患子宫痛，针天枢、气海等穴，发生严重的腹膜炎（急性弥漫性）、子宫内膜炎，经精细的手术后幸而得救，又有一个开甲状腺的手术，开口后血管难分离，问其原因，是在乡间经过扎针，我想可能是消毒不净所致……老先生把针由袋里掏出来，就隔着病人很脏的衣服扎了五针，大约是中脘、幽门、间使、足三里、三阴交，这也是不合理的。我在平山县行军见到公然站着扎针，因过于兴奋，使病人晕迷，而扎针的一见不好就跑了。我正走到那里，知道是晕针，急忙取出针来照人中刺一针，得到苏醒……我这样谈，不是批评讥笑中医，是在提倡中医，因为我在研究它，使它发扬光大，因为我在农村见到扎针的大夫，把人扎化了脓，说是毒出来了，没化脓说是毒散了，这样是不对的。”[②] 所以，朱琏一直以来致力于针灸技术的革新，据其《新针灸学》自序：“1948年冬，前华北人民政府批准我办一个实验性质的学校，内分四个短期训练班：医生班、妇

① 国家中医药管理局政策法规司编《中华人民共和国现行中医药法规汇编（1949～1991）》，中国中医药出版社，1992，第172页。

② 《针灸研究委员会召开筹委会记录》，《北京中医》1951年第1期，第34页。

婴卫生班、助产班及针灸班……各班都设有针灸课。针灸班则除主课针灸之外，还教生理卫生、细菌、解剖、病理、诊断等课，以及预防接种等技术操作。针灸课由我任教，教材是临时编写的提纲，现讲现记录。”① 其课程内容与《中央人民政府卫生部关于组织中医进修学校及进修班的规定》之针灸研究专科班的课程重合度很高。

同时，朱琏的针灸训练班为“团结中西医”提供了经验：“我们通过针灸的治疗，很快取得群众信任，就可顺利地进一步开展群众性卫生运动……农村里的中医，见到我们懂得这门技术，也就乐于和我们接近并相互学习，这就使农村里的中西医的统一战线工作也能顺利地开展。”② 另据朱琏给习仲勋的信：“针灸确是打开中西医团结改造门径的有力武器。我们在北京市作了改造中医的实验工作，将一百四十多名针灸中医，在6个月中分两期组成业余针灸研究班，提高了他们的经验，给以初等的科学方法和基础理论。过去不注意消毒和乱针乱灸的，现在基本上已纠正。因此他们治病的效率提高了，生意更好了，也因而使他们对‘中医科学化’更加有信心。许多西医过去是不相信的，反对的，但现在已有一部分西医由怀疑转为要求学针灸。”③

其二，朱琏“新针灸学”思想与针灸科学化的政策高度一致。朱琏的早期针灸训练班的实践与其身份背景容易促使她及其“新针灸学”思想在20世纪50年代中医进修运动中被推向前台，但更为深层的原因在于朱琏的学术思想与当时“中医科学化”政策取向是一脉相承的。

中医进修的目的是中医科学化，对于针灸一科而言也是如此。1951年3月7日，中央卫生部召开了一次针灸座谈会，会议代表中西医都有，其中中医代表有高凤桐、马继兴、焦会元、胡荫培、谢汇东等。当时的中医代表均主动表示欢迎与接纳科学化针灸的学习。焦会元说：“作针灸大夫由民国十四年就开始，一向靠旧的传授，今后愿接受科学求进步。”高凤桐：“我国针灸缺乏科学理论，应当以旧经验结合新学

① 朱琏：《新针灸学》（第二版），人民卫生出版社，1954，第17页。

② 朱琏：《新针灸学》（第二版），第18页。

③ 1953年2月24日朱琏致习仲勋的信，原稿藏于中央档案馆。

理才能发展。”胡荫培：“我更有一些感想，就是针灸经过西医的帮助是很可能日见发扬成为世界医学的……愿以研究态度有机会在针灸治疗过程中以科学方法检查来证明针灸的作用，帮助由中医只知其当然，进一步知其所以然。”谢汇东：“针灸为物理疗法之一，应由科学帮助来研究。”①

在针灸科学化的语境下，朱琏的“新针灸学”自然成为与“旧针灸学”相对的代表科学针灸的方向。所谓“新”“旧”针灸，朱琏在华北卫生学校时，即已有了明显的分际：“原为中医的同学，听到群众说：‘新针灸，讲干净，不觉痛，又见效’，表现特别欢迎，也就深刻体会到旧针灸术有改进的必要。”② 1951年3月9日，《进步日报》对朱琏有一篇专访，讨论了新针灸与旧针灸的区别：“朱琏同志等近五六年来便努力于这一工作，组织与整理已有的病例，根据旧针灸学典籍上所载的经验，用科学的态度与方法来研究，提高和发展……朱琏同志着重指出了新针灸与旧针灸的主要的不同之处。首先，新针灸注意严格的消毒，不但医生的手、针要消毒，就是病人的施针部份也要经过消毒的。其次是‘体位’，旧针灸施针是时是隔着衣服的，医生但根据经验来摸索。新的则要求医生了解生理解剖，注意不刺伤血管与内脏，因为如果针刺部位不对的话，是可能引起‘晕针’的。特别是神经部分，如果部位放不对，肌肉牵引神经容易转移……最不同于旧针灸的一点是扎针不疼，过去的旧法是让病人喘气、咳嗽，转移注意力以达到进针不痛的目的。新针灸从经验中配合科学基础，发现了皮肤的神经末梢的‘痛点’，如果扎针时超过‘痛点’，便不会感觉疼痛……因此在老解放区的平山县，老百姓对针灸极为欢迎，干部们得到了这个知识之后，再也不依赖‘在进针处重重地划十字’（划十字只作刺激的标志）的老办法。此外，进针的部位必须根据病情的需要，进针深浅也是根据病者的年龄和胖瘦不同情况来决定，不是呆板的规定三分五分，总以能达到神经为目的。”③ 这篇访谈虽然总结了“新针灸学”的四个特点，但作者

① 《中央卫生部召开针灸座谈会纪要》，《北京中医》1951年第1期，第29~33页。

② 朱琏：《新针灸学》（第二版），第18页。

③ 萧离：《新针灸与旧针灸——访中国针灸学术研究者朱琏同志》，《进步日报》1951年3月9日，第4版。

尚不能被称为朱琏的知音，没有接近朱琏“新针灸学”的实质，注重消毒与体位、了解解剖位置、根据年龄与胖瘦等针刺，这些特点大约还是“新针灸”在方法上的“新”，更深层的“新”是其针灸原理的新，这是更为革命性的“针灸科学化”，以下试阐述之。

其一，对待经络的态度。朱琏对传统的十四经络理论基本上持否定态度，她在《我与针灸术》一文中说：“中国古代针灸穴位根据十四经，即是分手三阴、足三阴、手三阳、足三阳和胸前背后的任脉督脉为十四经，有些地方是合乎科学的人体解剖，有些就不免牵强附会。”[①]（这一观点也是后来导致朱琏遭受批判的重要说辞）所以，在《新针灸学》中，朱琏对十四经穴的阐述极其简要，仅仅是本着尊重历史的态度，在第二版中附录了十四经穴图，她说：“从历史的观点来看，我们可以想见古人对针灸疗法的研究确曾煞费苦心，积累了丰富的经验，应当说它是我国医学和文化上的光荣，直接造福于广大人民的。”[②] 在一般认识上，是否承认与接受传统经络理论是新旧针灸，或者说是科学针灸与传统针灸的最重要分别。

其二，对针灸之补泻、调气等理论的观点。朱琏主张以强刺激、弱刺激来解释针刺“补泻”，认为补气、泻气、九六之数的说法不切实际。她说：“古代针灸书上，把强弱不同的刺激，叫做‘补泻迎随’，迎也就是泻的意思，随也就是补。他们非常重视‘补虚泻实’：‘不正之气，不跳之脉，需补。气旺之时，需泻’。以进针后病人的反应很小，说虚状要补，就相当于我们说的需要强烈的持久的刺激；以进针后病人的反应很大，或肌肉紧张，说实状要泻，就相当于我们说的只需留针不动或轻度捻针的刺激。以治疼痛、痉挛等症，说实状要泻，也相当于我们说的强刺激；以治虚脱、麻痹等症，说虚状要补，也相当于于我们说的弱刺激。”“不过认为人体内里面有一种‘气’，认为‘气’由‘神’指挥（气为神之使），血由‘气’指挥（行血者气、气为血之帅）等等说法，这是古时不知道神经系统的活动机能，凭经验感觉臆想出来的东

---

① 朱琏：《我与针灸术》，《人民日报》1949年3月14日，第4版。

② 1951年12月朱琏手稿，原稿藏于中国中医科学院针灸研究所。

西。他们认为针刺的不同作用，是由于泻了气，或补了气。凭经验又凭臆想创造了各种‘补气、泻气’的方法。”①

其三，对针灸作用原理的解释。朱琏将针灸作用归结于激发神经。“用针灸治病，不论是刺神经的针与出血针、皮肤针、串线针（在穴位的皮肤上，串入一线，坠以铜钱，促使化脓）、火针（将针烧红刺入），也不论是瘢痕灸或无瘢痕灸，它所以能治病，主要是由于激发和调整身体内部神经的调节机能和管制机能。”②

可见，朱琏的“新针灸学”思想的核心是用现代医学来解释针灸，这一思想与当时推行的“中医进修”“中医科学化”的指导思想完全一致，得到了高度推重，来自中医学界的赞赏更是不绝于耳。朱琏于1951年出版了《新针灸学》，该书是其科学针灸思想的集中体现，后来被朱琏的同事、中国中医科学院第一任院长鲁之俊评价为“解放后运用现代医学观点和方法，摸索提高针灸临床技术与科学原理的第一部针灸著作”③。马继兴撰写书评说“本书的出版是为了要向我们医学界同仁及时提出这一有效的疗法，指出它符合科学的地方，引起学习者们应有的重视，以作为进一步研究的基础”④。

彼时《新针灸学》在国际上也产生了较大影响。朱琏致习仲勋的信中说，1952年12月日本东京汉方杏林会出版的《针灸杂志》和《汉方杂志》上，以首页篇幅刊载着“针灸医学，在世界上今年有两件大事，一件是法国召开了十个国家的‘针灸竞技会’，一件是针灸大本营的中国，在北京出版了《新针灸学》的书，应该引起对针灸素有研究传统的日本医学界的注视”；法国一位研究中国针灸20多年的老教授，给卫生部马海德来信，说到法国医学界在研究针灸过程中制造了多种针与灸的仪器，认为《新针灸学》给他的启发很大，并建议他教过的研究针灸疗法的几

① 朱琏：《新针灸学》（第二版），人民卫生出版社，1954，第24页。

② 朱琏：《新针灸学》（第二版），第11页。

③ 鲁之俊：《悼念针灸学家朱琏同志》，《中医杂志》1979年第11期，第21页。

④ 马继兴：《学习中国针灸疗法的一本好书——〈新针灸学（新一版）〉》，《健康报》1954年10月29日，第4版。

千名医师去尽量利用这本书[1]。当时苏联医学科学院副院长恩·维·柯诺瓦洛夫于1952年6月来信，说苏联医学界对中国古传的作用于神经系统的针灸疗法极为重视，并鼓励中国将《新针灸学》译成俄文本[2]。朱琏在给柯诺瓦洛夫的复信中说："拙著《新针灸学》拟现在正修订，俟修订后翻译成俄文，供研究参考。"[3]

1954年，《新针灸学》（第二版）出版，其中增加了苏联生理学家巴甫洛夫的高级神经活动学说。因其在神经生理学领域的成就，更因为当时的中苏关系，巴甫洛夫是20世纪50年代备受中国科学界尊崇的人物。同时，以巴甫洛夫为代表的苏联科学家被奉为中国科学界的标杆。朱琏作为科学化针灸的代表，被针灸界寄予极大期望，认为是有资格与苏联科学家对话的理想人选。所以，当苏联科学家福立波尔特等发现"皮肤活动点的分布图与中国的针灸图相符"后，有针灸医生感到莫大的兴奋："盼望朱琏同志与苏联科学家密切联系，并盼望这个联系扩大起来，联结起全国的针灸工作者和研究针灸的科学工作者，多将苏联方面的研究情况向祖国各地的工作同志们传达，将来各地的同志们也会有许多宝贵的意见，藉朱琏同志的桥梁作用，把中苏医学紧密的团结起来，我想把这点建议，作为1954年的敬礼！"[4]

综上，在20世纪50年代初期，朱琏因其特殊的身份，及其"新针灸学"的丰富实践经验，更因为其科学化的针灸思想与当时"中医进修""中医科学化"的主流方针相契合，成为彼时针灸学界事实上的领袖。

二　20世纪50年代下半期朱琏与"新针灸学"的曲折遭遇

20世纪50年代初官方通过中医进修运动以实现中医科学化的初衷是否实现了呢？答案是否定的。当时的开业中医的受教育水平普遍较

---

① 1953年2月24日朱琏致习仲勋的信，原稿藏于中央档案馆。

② 朱琏：《新针灸学》（第二版），第20页。

③ 朱琏手稿，原稿藏于中医科学院针灸研究所。

④ 曾义宇：《苏联医学上"皮肤活动点"的新发现和祖国针灸学的伟大远景》，《北京中医》1954年第2期，第3~4页。

低，虽然通过进修在一定程度上丰富了科学知识，但是离政府预想的要求还是差得很远。根据当时卫生部先后出台的《中医师暂行条例》《医师、中医师、牙医师、药师考试暂行办法》等文件，1953年对全国92个大中城市和165个县登记、审查的结果，合格的中医只有14000多人，绝大多数中医被取缔。①

这一现实显然不能被中医界人士接受，因而中医进修与科学化的政策遭到部分中医界人士的强烈反对，牢骚开始出现，有中医说“解放后人民翻了身，中医没翻身”②。卫生部门也对中华人民共和国成立以来的中医进修的路线有了动摇。1954年2月第三届全国卫生行政会议决议的口径就已经改变：“中医进修的主要目的在于提高政治觉悟和业务水平。进修内容应交流中医临床经验，同时学习一些必要的西医的基础医学知识和政治知识。交流中医临床经验的办法可请名医作报告，相互讲述经验，进行讨论。有相当经验的具有相当文化程度的较为年轻的中医，可送入医学院授以较系统的医学科学知识，以培养研究中医的人材。”决议同时指出“保证中医的正常开业。中央卫生部原已公布的《中医师考试暂行办法》和《中医师暂行条例》要求过高，不切实际，应行修改”。③ 这一决议事实上否定了第一次全国卫生会议上关于中医进修的宗旨。

接下来的风向进一步转变。1954年10月20日《人民日报》发表题为《贯彻对待中医的正确政策》的社论，指出“积极号召和组织西医学习研究中医学，这是当前解决问题的关键所在”④。次日，《人民日报》发表时任卫生部副部长、中华医学会理事长傅连暲的署名文章《关键问题在于西医学习中医》：“过去我们曾经提倡中医进修，学习西医。这固然是必要的，然而还不是最重要的。党中央毛主席指示我们

① 钱信忠：《在国家科委中医中药组成立会议上的讲话（节录）》，中华人民共和国卫生部中医司编《中医工作文件汇编（1949~1983年）》，1985年内部发行，第216页。

② 《周泽昭代表的发言——在全国人民代表大会上的代表们的发言》，《健康报》1954年10月1日，第2版。

③ 《第三届全国卫生行政会议决议》，《北京中医》1954年第9期，第1~6页。

④ 《贯彻对待中医的正确政策》，《人民日报》1954年10月20日，第1版。

说，现在的关键问题是西医学习中医。如果单纯强调中医学习西医，其结果是使中医完全变为西医，也就是丢掉中医，只要西医。唯有不仅中医学习西医而且特别强调西医学习中医，才能真正做到中医西医的互相贯通，最后发展为一个医。这一个医就是具有现代自然科学基础、吸收了古今中外一切医学成果的中国的新医学。"① 由此，政府的态度发生了根本转变，由推动中医科学化转变为西医学习中医。

在政府的号召下，"西医学习中医"迅速演变成一场社会运动。1955 年 11 月 4 日《光明日报》发表社论《积极地推动西医学习中医》："西医学习中医学术必须采取全部接受的精神。因为中医学术在未经现代科学整理之前，是很难分别精华和糟粕的。"② 1955 年 12 月 21 日，《光明日报》再发社论《开展祖国医学的研究工作》说："西医学习中医学术，必须是系统地学习，全面地接受，然后加以整理和提高。"③ 1958 年 11 月 28 日，《人民日报》发表社论《大力开展西医学习中医运动》，提出"积极地组织西医学习中医，是当前的一项严重的政治任务"，"各级党委必须把卫生工作紧紧地放在党的领导之下，以便迅速地在全国范围内开展一个大规模的西医学中医的群众运动，把我国的卫生事业大大地向前推进一步"④。由此，西医学习中医运动逐渐被推向高潮。

在西医学习中医导向下，以贺诚为代表的卫生部官员最初制定的中医科学化的政策被认为是违背了党的中医政策而受到批评，并在愈演愈烈的政治运动中遭到批判。1955 年 12 月 20 日，国务院行文撤销贺诚卫生部副部长职务。⑤ 1955 年 12 月，中医研究院成立，朱琏任副院长，但是此时中医政策方向已经发生了转变，要求对中医系统学习、全面接受的态度与朱琏"新针灸学"思想相悖。在西医学习中医方针的强调下，尤其受到 1958 年"大跃进"运动的影响，一些官员对待针灸的态

① 傅连暲：《关键问题在于西医学习中医》，《人民日报》1954 年 10 月 21 日，第 3 版。

② 《积极地推动西医学习中医》，《光明日报》1955 年 11 月 4 日，第 1 版。

③ 《开展祖国医学的研究工作》，《光明日报》1955 年 12 月 21 日，第 1 版。

④ 《大力开展西医学习中医运动》，《人民日报》1958 年 11 月 28 日，第 1 版。

⑤ 《国务院关于撤销贺诚同志卫生部副部长的职务的决定》，《中华人民共和国国务院公报》1955 年 12 月 20 日。

度呈现出过热的倾向，无视针灸学术的内容与特点，一味地强调全面学习，尽快掌握，以政治运动的形式来推广针灸，不少地方提出了“放针灸卫星”“全区针灸化”的口号。如时任山东省副省长、山东医学院院长王哲要求“全院教师和医师在元旦前要学会针灸学，并能初步应用于临床”，并指出“积极地组织西医学习中医，是当前的一项严重的政治任务”①。《福建中医药》发表文章说：“医学大革新，遍地学针灸，苦教苦练，年内实现全专区针灸化，这是龙溪专区在技术革命中发出一个响亮的号角。”② 江西省卫生厅发出紧急通知，“号召全省卫生人员在1959年‘五一’前放出普及针灸的‘卫星’”，做到“人人学、大家学、先普及、后提高”，学习内容：“（1）针灸疗法的发展概况及基本理论概述；（2）十四经脉路线、穴位、分寸与病候关系的基本知识和临床使用法则，其中要着重的掌握常用穴位；（3）施针的基本手法，进针前后的操作规程和禁忌事项；（4）一般常见疾病使用针灸疗法的知识。”③ 从学习内容看，强调十四经脉与穴位，主旨显然不是朱琏的“新针灸学”思想。

继贺诚被批判之后，“中医科学化”就鲜被提及。在全国狂热学习中医的风气下，朱琏的“新针灸学”思想因为与传统的中医针灸思想不一致，这一学术领域的歧见成为朱琏被批判的理由。1958年，中医研究院整风办公室多次召开党员干部大会，对朱琏进行批判。据白国云回忆：“1958年开始了批判斗争，国务院文办派来了工作组，下车伊始就宣布鲁之俊、朱琏违反党的中医政策，批判朱琏‘一本书主义’‘搞独立王国’，我因认识‘跟不上’，没划清界线也受到批斗。”④ 1959年11月30日中医研究院党委做出了“朱琏同志的错误言行”的结论，指

---

① 王哲：《必须大力地严肃认真地开展一个群众性的学习中医运动——在山东医学院全院人员大会上的报告》，《山东医刊》1959年第1期，第1～4页。

② 严堃鼎：《普及针灸，一马当先，龙溪专区年内实现针灸化》，《福建中医药》1958年第8期，第44页。

③ 《让全省普及针灸“卫星”早上天，江西省卫生厅发出紧急通知》，《江西中医药》1959年第12期，第5页。

④ 白国云口述，张高执笔《针灸研究所初建之忆》，邹乃俐、秦秋、袁君等编《难忘的四十年》，中医古籍出版社，1995，第92页。

出了朱琏的四种言行错误，第一项就是“抗拒执行党的中医政策”，文件中将朱琏对传统中医理论批评的观点作为政治错误来批判：“朱琏同志对先人与疾病作斗争所积累起来的宝贵经验也采取否定的态度。她认为中医的理论大多是‘因袭传统用来抵挡其他的医学科学’，因此，对于极有研究价值的中医理论‘十四经’也粗暴地加以否定，如在她所著的《新针灸学》初版中说：‘十四经牵强附合于行度起止’……直到1958年3月还对针灸所内干部说：‘管他十四经、十八经、二十经，能治好病就行’。针灸的补泻手法是祖国针灸学的重要成就，她说是‘凭经验感觉臆想出来的东西，很难令人置信’。”① 学术期刊上也有对朱琏的批评言论出现：“十二经的联系在目前来说有些针灸同志认为是刺激之理想联系，因为手三阳经可以说是上肢阳面的中线及两侧线，同样手三阴是上肢阴面的中线及两侧线，下肢也是如此。头部及胸腹部的中线即奇经任督二脉之穴位，其余诸穴位也可以比较有规律地分为诸侧线。然而现在朱琏同志和马继兴同志竟然运用此法而改变了原有的十经经络线，刺激点的位置根据解剖位及神经通路作了一些修正，是有其结合现代科学的积极性的，但是不是完全妥善呢？我认为这还有研究的必要，换句话来说，可能是批判太早。”②

这一时期，朱琏心情之低落，可以通过1958年11月22日其丈夫陶希晋给她的信中看到一些端倪，其时朱琏正在保定参加全国中医中药工作会议，在这次会议上，朱琏也受到批判。陶希晋说：“我相信您那面的情况会改变的，早晚总要作出结论的……要分外谦逊，特别在领导强调针灸的时候，更要谦逊，亦即是诚恳地自我批评，包括针灸问题工作和自己个人的工作，过去走群众路线你是不够的。”“您同我有所不同之处，即不管怎样，您是改行不得的，也没有必要生改行之念。”③

1960年，朱琏伤心地离开中医科学院，赴广西履职，将她的新针灸事业带到了广西，继续开展针灸教育与研究，其间创办南宁市针灸研

① 1959年中医科学院党办档案，藏于中医科学院档案馆。

② 徐立孙：《对针灸学术中几个问题的商讨》，《中医杂志》1957年第5期，第251页。

③ 陶希晋致朱琏的信，节录自中国法学会董必武法学思想研究会编《缅怀陶希晋》，中央文献出版社，2011，第384页。

究所及南宁针灸大学。1978 年 5 月 18 日，朱琏因操劳过度不幸病逝，在辞世前几个小时，仍在修订《新针灸学》的书稿。

三 结语

20 世纪 50 年代初，中国医疗状况亟待改善，医生极度匮乏。在这一背景下，卫生部制定了“团结中西医”“预防为主”等卫生方针，同时发起了中医进修运动。中医进修的目的是中医科学化，这是当时的主流语境。针灸学家朱琏的《新针灸学》成为当时中医进修针灸的主要教材。究其原因，其一，拥有卫生部较高级别官员的身份便于朱琏“新针灸学”思想的推行；其二，朱琏早在延安与华北时期就开始的新针灸学实践为其赢得了巨大声誉；当然，根本原因在于“新针灸学”思想与当时的中医科学化的政策相契合。从学术意义而言，新针灸学也代表了针灸学革故鼎新的科学方向。

然而，从 1954 年开始，有关中医的政策风向开始转变。由于中医进修运动未能取得预期的目的，多数中医无法合法执业，从而遭到部分中医界人士的抵制。政府基于动员一切医疗力量以完成民众健康维护任务的想法，努力地拔高中医的地位，中医进修运动渐止，代之而起的是西医学习中医运动。代表国家意志的主流媒体《人民日报》《光明日报》等连续发表社论，明示国家政策层面坚定支持中医的态度。这样一来，是否认同与支持中医已经具备了政治隐喻的意义，甚至对中医理论的质疑都成为言论的禁区，中医科学化渐渐失去语境。

“新针灸学”恰恰代表了针灸科学化的思想，而且，朱琏始终没有放弃这一学术立场，集中表现在她对十四经络与针灸作用原理的态度上：“她认为中医所论述的经络与现代医学所论述的神经系统与血液循环系统存在一致性，针灸的作用在于调整与激发神经的功能，按照她的论点所制订的取穴与手法效果与旧有方法相比较，过无不及。”[①] 与传统针灸理论的分歧在一波波的政治运动中被上升为“拒不执行党的中医政策”，朱琏从而受到不公正的批判，最后无奈地离开北京。

---

① 薛崇成：《缅怀朱琏同志》，邹乃俐、秦秋、袁君等编《难忘的四十年》，第 221 页。

与此同时，全国上下兴起一片学习针灸的热潮，学习的内容转向以十四经脉为中心的传统针灸学理论，这在当时无疑是具有政治意义的选择。自此之后，朱琏等一批针灸科学化的先驱的努力渐渐被湮没，针灸理论从而折复走向明清中医的传统。

第六章　针刺消毒史：近代以来的曲折遭遇与社会反应

消毒是针灸临床的必要规程，这在当下看来是毫无疑义的。但是近百年来，针灸消毒的观念从兴起到被广泛接受却经历了一段漫长而艰难的历程。其中，医者自身知识结构的变化与对自身技术的求精是其主因，而取信于病家的心理、与西医之间微妙的争竞状态、政府法规的干预、商业利益的驱动也都裹挟其中。代表西方科学手段的针刺消毒技术受到传统针灸医者的抵触，甚至在某些特殊时期，消毒被视为“洋气”的象征而成为医患之间身份对立的表征而受到批评。针刺消毒，在近代医疗史上并不是一个单纯的技术话题。

对于针刺消毒技术史的考量，目前几乎是空白，仅仅在杨洁的硕士学位论文《西医引入对民国时期针灸治疗学的影响》中有较少篇幅的讨论。[①]

如果扩展到一般卫生领域，讨论中医接受细菌观念的历史，何玲[②]、皮国立[③]、杨念群[④]以及余新忠[⑤]等学者有不同程度的涉及。大概是因为

---

① 杨洁：《西医引入对民国时期针灸治疗学的影响》，北京中医药大学硕士学位论文，2014，第17～19页。

② 何玲：《西医传入中国：结核病案例研究（1900～1967）》，上海交通大学博士学位论文，2011，第42～78页。

③ 皮国立：《“气”与“细菌”的近代中国医疗史——外感热病的知识转型与日常生活》，台北：“国立”中国医药研究所，1912，第138～193页。

④ 杨念群：《再造“病人”：中西医冲突下的空间政治（1832～1985）》，中国人民大学出版社，2006，第311～360页。

⑤ 余新忠：《从避疫到防疫：晚清因应疫病观念的演变》，《华中师范大学学报》（哲学社会科学版）2008年第47卷第2期，第51～60页。

针刺消毒一个“日用而不知”的概念，对于医者而言，亦属末技，所以学者的兴趣不著。本文不揣浅陋，拟对这一细小技术的来历与遭遇做一考察，并探求这一过程中社会各方力量的作用与态度。

一　古代针具的“清洁”意识

古代的针灸医生没有针刺消毒的概念，医者对针具的要求仅仅是清洁，清洁针具的目的更多的不是出于卫生，而是为了便于针刺操作以求取得更好的疗效，其基本要求是“针耀而匀”。语出《素问·宝命全形论》：“手动若务，针耀而匀，静意视义，观适之变，是谓冥冥，莫知其形。”“针耀而匀”并不能够防止针刺感染事故的发生，所以《内经》中对针刺感染有所记录，不过因为不知其原因，列为针刺禁忌，如《素问·刺禁论》云：“刺气街中脉，血不出，为肿鼠仆”，“刺乳上，中乳房，为肿根蚀”，“刺手鱼腹内陷为肿”，“刺腨肠内陷，为肿”。以上针刺事故都与感染有关，但古人列为刺禁。元代骨伤科著作《世医得效方》甚至有专门治疗针刺感染的处方：“内托黄芪圆，治针灸伤经络，脓血不止：黄芪八两、当归三两……”[①] 作者并不认为“脓血不止”是感染所致，而认为是“伤经络”。

古人针刺还有以口温针的习惯，在《素问》遗篇《刺法论》的注文中有多次提到“先以口衔针令温”“用圆利针，令口中温暖而刺之”等。《刺法论》是具有浓重道家色彩的一篇文献，口令针温或许与道家修炼养气的观念有关。元代著名的针法名篇《标幽赋》亦记录了这一方法，“口藏比火，进阳补羸”，从用词看亦保留了一定的道家色彩。杨继洲注《标幽赋》云：“口藏，以针含于口也。气之温，如火之温也。羸，瘦也。凡下针之时，必口内温针暖，使荣卫相接，进己之阳气，补彼之瘦弱，故言针应火也。”[②] 将其解释为口温令针暖，以使荣卫相接。又说：“口温者：凡下针，入口中必须温热，方可与刺，使血

① （元）危亦林撰，王育学点校《世医得效方》，人民卫生出版社，1990，第611页。

② （明）杨继洲原著，黄龙祥、黄幼民点校《针灸大成》，载黄龙祥主编《针灸名著集成》，第819页。

气调和，冷热不相争斗也。”① 《针灸聚英》称此为暖针法：“暖针：口体温针，欲针入经穴，气得温而易行也。今或投针于热汤中，亦此意耳。口温与体温微有不同，口温者针头虽热而柄尚寒，不若着身温之，则针通身皆热矣。”② 《普济方·针灸》云：“凡下针，先须口内温针令暖，不惟滑利而少痛，亦借己之和气与患者荣卫无寒暖之争，便得相从。若不先温针暖，与血气相逆，寒温交争，而成疮者多矣。”③从以上描述看，针家以口温针的目的不是消毒，主要是令针暖，从而与气血相和，可利于行气。《针灸聚英》所谓“今或投针于热汤中”或许有一定的消毒作用，但其初衷是令“气得温而行”。

另外，宋元时期开始有“煮针法”，用乌头、硫黄、巴豆、麻黄、木鳖子、乌梅等药同针具一起放入瓷石器内先煎一日，洗濯针具后再用乳香、没药等药水煎，最后将针具涂上松子油储以备用。有学者认为“煮针法”是现代煮沸消毒的雏形，是世界上最早的针具消毒法④。这一说法并不可靠，煮针固然可以起到消毒作用，但其主旨是炼制金属以去铁毒，而非灭菌。《针灸聚英》谓：“煮针非《素问》意，今依法煮之，以解铁毒，此有益无害也。”⑤

古人对针具有一定的清洁观念，令针耀而匀，同时，大概自唐始⑥，针家开始了以口温针的方法，其意在令针温暖便于针刺行气，考虑疗效的成分多一些。至于制针时用药物煮针，目的是炼制金属，亦不是消毒。

---

① （明）杨继洲原著，黄龙祥、黄幼民点校《针灸大成》，载黄龙祥主编《针灸名著集成》，第861页。

② （明）高武纂集，黄龙祥、李生绍校注《针灸节要聚英》，载黄龙祥主编《针灸名著集成》，第728页。

③ （明）朱橚等编《普济方》（第十册），第8页。

④ 林昭庚：《针灸医学史》，中国中医药出版社，1995，第281页。

⑤ （明）高武纂集，黄龙祥、李生绍校注《针灸节要聚英》，载黄龙祥主编《针灸名著集成》，第726页。

⑥ 目前发现最早记录以口温针的文献是《素问遗篇·针法论》，一般认为该篇是唐代著作。

二　民国时期针刺消毒的遭遇

（一）细菌学说的传入

真正的针刺消毒是在细菌观念进入中国之后才开始的。19 世纪下半叶，细菌学说传入中国。从报章杂志看，进入 20 世纪，关于细菌致病的讨论日渐增多。1908～1909 年，晚清医学期刊《医药学报》连续刊载了细菌学说的文章，如《细菌培养法》《素因与毒力：临床的细菌学之研究》①。1910 年大众传媒《申报》有丁福保译述的《新撰病理学讲义》的“软文广告”：“论人类所以得病之原因，论病与病状所以相关之理由，论病原所以杀人之缘故，内科外科无不具备，间及解剖、病尸，以明某脏某腑所以受病之实据。此外寄生虫及细菌之形态、性质亦详载靡遗，理论精博，文词浅显，吾国《素》《灵》以来诸医籍，罕有其比，真医界中从来未见之奇书也。”② 丁氏还于 1913 年至 1914 年在《申报》上连续发表科普文章《口腔及齿牙卫生》《寝具与卫生之关系》《尘埃之危险》《头部清洁与洒扫》《人体上无用有害之关节》《话说传染病》等。

余新忠认为“细菌学说传入以后，很快得到各阶层的认同”③，但在当时的中医界，部分保守人士却对细菌学说不以为然，或者将细菌与中医传统的六气学说相比附。赖良蒲《气化与细菌》云：“即如病变千般，亦无非由于六气之所感触而产生”，“夫人体之中，有是疾即有是菌，固矣，而岂知户枢不蠹，流水不腐乎？物必先腐，而后虫入，体必先腐，而后菌生乎？”“国医处方，不事杀菌，终能愈疾，而知时贤吴汉仙氏气化生菌，气化杀菌，不及六淫为细菌之源之论为不诬也矣。”④ 董修直《论西医细菌说是舍本求末》谓：“是以中医学说中，不言菌

---

① 《医药学报》1908 年第 10～11 期连载刊登。

② 丁福保译述《新撰病理学讲义》，《申报》1910 年 7 月 19 日。

③ 余新忠：《从避疫到防疫：晚清因应疫病观念的演变》，第 51～60 页。

④ 赖良蒲：《气化与细菌》，《国医砥柱月刊》1939 年第 2 期（第 1、2 期合刊），第 50～52 页。

虫，只言气化，是根本实学，胜过细菌学甚多了。”[①] 亦有骑墙的调和言论，如郜定扬《细菌与六气之我见》则表示：“试观吴又可所论戾气与杂气之中，屡谓时疫能传染于人，又谓疾病偏于一方，沿门阖户，众人相同，此非细菌学说而何……乃今西医不察，否认中医之六气，实为执偏过失矣。”同时说：“西医固不能否认六气，但细菌学说，岂容中医反对哉？若必固执偏见，口不承认细菌，此为识见浅陋，井蛙不足以语海，中医之过也。”[②]

（二）针灸医者的努力与阻力

针刺消毒正是在这一舆论环境下形成的。相对而言，针灸医生对待六气与细菌的区分似乎缺乏关心，更多的是关注自己手下之针，毕竟这是与自己的健康与职业生涯攸关的问题。于一部分思想较为活跃的针灸医生而言，细菌学说带来的全新理念，迅速改变了其固有的行针习惯。

经由报纸杂志对细菌学说的引介，针灸医生初步有了针刺致感染的认识，1934 年的《针灸杂志》上有一则编读问答解释了禁针禁灸之原理：“云前人有针则不灸，有灸则不针之说，此系前人之技术不精，所制之针粗且劣，灸又固执，必须有灸疮乃已。灸而再针，势必使皮外败坏组织及污物带入内部，而发生红肿溃烂之危；或针而再灸，因针粗劣，留有针孔，灸之恐有污物染入，亦足发生危险，此乃禁针禁灸之原理也。”[③] 这里的解释已经涉及了对皮肤感染的认识。

皮肤感染等观念被针灸医生接受的过程亦非一蹴而就的，观念的改变需要实践中的反馈方能成为自觉，从广西针灸名医罗兆琚的经历中可见一斑：

> 琚往昔曾从学于旧针灸师，复参加锡社。自从事治疗以来，俱系依照老法，以口温针，实不知消毒之谓何。其后治一花柳症，因其遍体溃烂，不敢再用口温针，只取粗纸，将针拭热而后用之。如此者数日，方忆及西医每治一症，必尽量消毒而后施术，盖恐被菌

① 董修直：《论西医细菌说是舍本求末》，《国医正言》，1936，第 17～18 页。

② 郜定扬：《细菌与六气之我见》，《国医导报》1941 年第 3 卷第 2 期，第 32～33 页。

③ 《针灸杂志》1934 第 1 卷第 4 期，第 61 页。

> 毒之传染。花柳亦传染症之一，奚容轻率哉，乃向西药房购买酒精药棉，依样葫芦。盖未经试验，终未深信，如此便谓为消毒，如此便能杀灭菌毒，免致传染。心终莫释。恰适舍下买柴担夫手患疥疮，琚欲将彼为试验品，乃向彼曰：针灸术亦能治疥，曷一试针。彼亦欣然从之。为针劳宫、曲池二穴，针毕，即将此针另行收贮，不加拭搽，次日乃取此治疥之针，与一王姓者治牙痛，为针合谷、颊车二穴，其痛虽愈，乃不旬日，亦竟患疥矣（后仍与其治愈）。经此试验后，方确知针能为菌毒之媒介。从此革除旧法，不敢再用口温针矣。①

罗氏的经历颇具代表性，于针灸医者而言，基于教育背景的限制，将细菌、传染等名词的新知识内化为自身的观念是需要一定的条件的。罗氏刚开始放弃传统的“以口温针”，是因为患者遍体溃烂，尚未能跳出“清洁”的观念，而后提及了一次用针传染疥疮疾病的试验，“方确知针能为菌毒之媒介”。所有的说教的知识都不如一次试验来得真切，在外部知识与自身经验的相互作用下，罗氏坚定了针具能够传染疾病的认识，说：

> 考我国历来之针灸专家，既不知消毒，已属医科之缺点，反将针用口温之，诚为谬误之极。但温针欲其针暖，俾刺入肌肤时，克与体气易于接合，免生其他冲突耳。殊不知病人血液中之菌毒可畏，倘被其侵入口内，实能左右本体之健康及生命，可不慎欤。②

由此，罗氏成为坚定的针刺消毒践行者与教育者，并编写了《针灸消毒学讲义》。

部分医者更是将眼光从技术进步转向学科进取，更为理性而不无忧虑地认识到消毒于针灸的重要性，1948 年赵尔康在《针灸秘笈纲要》中说：

---

① 罗兆琚：《针灸消毒法说》，《针灸杂志》1935 年第 2 卷第 4 期，第 228 ~ 229 页。

② 罗兆琚：《针灸消毒法说》，《针灸杂志》1935 年第 2 卷第 4 期，第 228 ~ 229 页。

> 当今科学昌明，凡百医学，俱以消毒异常重视。自显微镜下发见病菌后，消毒之学，日渐注意。试观近代墨守旧法，不知消毒之外科，几为西医所摧残。其学识之精明，治疗之功效，实有过之无不及，其所以不能取信于社会，职是故耳。针灸之学，亦复如是。原无消毒之方，是以为新学界不敢尝试。际此东西各国，针灸之盛行，已驾汉医而上，其进展之速，一日千里，而于消毒方面，最为注重者也。①

然而，针灸医界在接受针刺消毒的态度上并非一致。像罗兆琚、赵尔康等受教育程度较高的医者，固然是迅速转变旧观念并著书推动针灸消毒的普及，亦有保守派医者“坚持”古法，如李长泰《针灸医案·用针各法》中云：“未刺针以前，先将针左右摆之，如针不折曲，然后将针含入口内，一可去针之毒，一可不伤人荣卫之气。观针如不光明，在鞋底上磨十余下自明，然后左手按穴，右手刺针……”② 作为有著述出版、有一定教育基础的针灸医者，李氏尚将针在“鞋底上磨”令针“光明”，遑论那些受教育程度不高的“一般针医”。一些医者对针刺消毒之法不仅不重视，而且讥笑抵制，如焦勉斋曾有记载：

> 曾忆二十八年夏季，余任红十字会全鲁联电刁镇医院针灸传习所教授时，上课讲针灸消毒法之研究，斯际有数针医在旁，精神皆不重视，及露不满状态，课后彼数医向余曰：针灸古法也，具有特效之技能，医籍所载，惟补泻法而已，何必多此消毒之一举，勿乃达拈古法乎？余笑曰：夫医学随时代而进步，愈研而愈精，古籍无消毒法者，因时代之关系，未可拘为定例也。能按古法而加改进，使针术臻于美满地位，方不失研究针灸之本旨。况理论虽不为凭信，而事实决有证明。余历年施术疗疾，注得消毒，患者皆乐于受诊，并未有术后发生不良之变化者，如诸君所用之针，不知消毒，

① 赵尔康：《针灸秘笈纲要》，中华针灸学社，1948，第18～19页。

② 李长泰：《针灸医案》下编，上海中医书局，1936，第1页。

恐未必尽然也。数医唯唯而去。[①]

1951 年 3 月，一向秉持科学针灸的近现代著名针灸学家朱琏在北京针灸研究委员会筹委会上也回忆自己的经历，批评了乡间老先生的针刺方法："1948 年我在家乡知道有人请针灸大夫，我要去参观。大夫不知我是何许人，病人是歇斯底里，老先生把针由袋里掏出来，就隔病人很脏的衣服扎了五针，大约是中脘、幽门、间使、足三里、三阴交，这也是不合理的。"[②]

中医在民国期间的境况多艰，几度面临被取缔的命运，个中原因复杂，但是类似隔衣针刺的所谓"古法"往往也是被西医讥讽的口实。1937 年曾有一位中医移用隔衣针的"古法"为女病人隔衣注射，遭到了上海卫生局的取缔，[③] 被一位叫黄书泽的作者撰文极尽嘲讽，并殃及中医本身："不幸在上海就发生笑话，中医用洋药，隔衣注射，因此遭受了卫生局的取缔。我想这居心未尝不属'善良'，对于妇女，隔衣注射，既不伤风化，又用的是西法，正是所谓不'整个儿学人家的'。像这个聪明人，如果不在上海，有贤明的卫生局在，也许大走亨运。不过离开像上海般的大都市，恐怕也不会有这种新奇现象。医学不到民间，尽是取缔，也实无根除之日。"[④] 所以，近代中医既要在科学化的语境中争取空间，以免遭受废除之命运，又要对那些墨守"古法"的执业者进行教育甚至斗争。在此过程中，针灸医者提倡消毒不仅仅是技术进步的需要，也具有身份蜕变、赢取西医同道与社会民众尊重的意义。

（三）消毒进入针灸教学

医者的自觉是针刺消毒技术得到重视与应用的内在驱动力，而民国时期针灸教育的繁荣则为其迅速传播起到了关键作用。民国时期针灸学

---

① 焦勉斋：《针灸术之消毒法》，《中国医药月刊》1941 年第 2 卷第 1 期，第 13～15 页。

② 《针灸研究委员会召开筹委会记录》，《北京中医》1951 年第 1 期，第 34 页。

③ 《市卫生局禁国医滥用西药，竟有隔衣于女性臀部行注射者》，《中医世界》1937 年第 12 卷第 1 期，第 65～66 页。

④ 黄书泽：《从"隔衣注射"说到朱培德之死》，《健康知识》（北平）1937 年第 1 卷第 3 期，第 3 页。

校林立，涌现了一批有影响力的针灸教育家，如承淡安、罗兆琚、曾天治、朱琏、杨医亚等。他们较早地接受了近代医学，并将解剖学、消毒学等近代医学知识与技术引入了针灸教学。

《高等针灸学讲义》是日本延命山针灸学院的教材，计有9种，分别为《解剖学》《生理学》《病理学》《诊断学》《消毒学》《经穴学》《孔穴学》《针治学》《灸治学》，1931年经东方针灸术研究社译介到中国。这一套教材对民国时期针灸教育的影响很大，民国中期的多数针灸学校或多或少地参考了这一教学内容体系。其中《消毒学》讲义绪论中说：

> 消毒学为针灸术检定试验科目中最重要之学科，在人体解剖学、生理学、经穴学、消毒学、针治学、灸治学、病理学、诊断学八大科目中，必含有消毒学一问题或二问题，若消毒学不能达及格分数，每妨碍全科平均分数，而有不及格之虞。然消毒学对于行政官署试验时，既如是切要，而从来坊间所出之针灸书，每甚轻之，抑亦惑矣。本社有鉴于斯，爰有译述完全专门的消毒学之宏愿。①

该书全面介绍了消毒学之意义、目的，毒之强弱与病毒存在之注意、细菌、消毒方法，消毒种类等，并详述针灸术之消毒顺序：

> 先将治疗器具即针、针管及置针之玻璃片等，浸沸汤中或蒸气中五分乃至十分时间，各种之消毒液中浸十分乃至二十分时间，然后脱患者之衣类。先将自己之手指用肥皂充分洗涤，更浸于规定之消毒药中，充分消毒，然后在施术患部用浸于酒精或其他一定之消毒药之用纸或棉花等充分洗涤，使患部无菌，然后将浸于消毒药中或沸汤中之针具取出，充分消毒，用纸拭之，而后施术于患部。施术后，在患部消毒，尤于施灸后，在其所遗之灸痕上，应贴消毒创膏。②

---

① 〔日〕牛岛铁弥：《高等针灸学讲义·消毒学》，缪召予译，上海东方医学书局，1941，第3版，“绪论”，第1页。

② 〔日〕牛岛铁弥：《高等针灸学讲义·消毒学》，缪召予译，第39页。

这一针刺消毒过程十分规范。另外，该书还附录了传染病内容，强调传染病患者“尤在针灸医术者不当从事治疗”①。

承淡安1935年东渡日本回国后，参考日本经验，将原来的针灸实习班改设为针灸讲习所②。据该讲习所简章，其班次为速成班和普通班，其中速成班包含针科学、灸科学、针灸治疗学、经穴学、生理解剖学、消毒学、实习；普通班包含内经、病理、诊断、生理解剖、针科学、灸科学、经穴学、消毒学、实习。③ 无论是速成班还是普通班，消毒学都是必修内容。讲习所的《针灸消毒学讲义》由罗兆琚编写。罗氏说：

> 消毒学者，乃针灸术中之重要科目也。学者对于此科应细心研究，充分明了。犹当于最短期间，以镇静之脑力，紧张之态度，而记忆之，必至穷神达化而后已也……吾曹操针灸之术，均须有消毒学之素养。④

而且，从讲习所第一届速成班学员的毕业试卷看，消毒学的题目涉及很广，有如何防止细菌之发育机能、如何应用酒精消毒、细菌的分类与性状、细菌的生活条件等。⑤

1936年曾天治编《针灸医学》（第一集），其中列了其主持的针灸医学研究所招日夜班男女生简章：“本所依据日本著名针灸医学院课程分九科：解剖学、生理学、病理学、经穴学、针治学、灸治学、消毒学、诊断学、治疗学。”⑥

1934年北平国医学院针灸教材《针灸学编》有“消针毒”一节，云：

> 铁含毒垢，其因不一。有受空气感化而成者，有受病邪传染而

① 〔日〕牛岛铁弥：《高等针灸学讲义·消毒学》，缪召予译，第45页。

② 相关事迹材料参见《针灸杂志》1935年第3卷第4期《中央国医馆备案中国针灸学讲习所第一届毕业纪念特刊》。

③ 《中国针灸学研究社简章》，《针灸杂志》1935年第3卷第4期，第16页。

④ 《针灸杂志》1935年第3卷第4期，未排页码。

⑤ 《针灸杂志》1935年第3卷第4期，第29~32页。

⑥ 曾天治编《针灸医学》（第一集），广州（曾天治自编，无出版社信息），1936，扉页。

> 成者，受空气感化而成者，如铁久生锈，其毒较轻；受病邪传染而成者，其毒甚重，亦甚多；如牛痘点浆者，着体即发，疥疮有汁，染之成病。其他如黄水疮、杨梅瘆疮及一切腐化含毒之病，无论是气化，是血化，皆为至易传染之毒。故针一入内，针上多含毒垢，用时稍为失检，其害不一：以彼人之毒邪，传送此人身上，一害也；针有毒垢，则针滞碍于出入搓转，二害也；针上原有毒垢，进穴后，又受病邪腐化，致针损折，三害也。故用针者，无论未针前，起针后，审系针果不净，将针插入硼酸水瓶内，略为摇转，使针毒消化水内，取出擦明，则无毒垢矣。①

该讲义强调了“毒垢”的危害并介绍了针身消毒方法，其理论并不高明，对“针毒”的认识更多停留在“垢”上。不过，毕竟接受了新式的消毒方法。

1948 年冬，解放区华北人民政府曾经在河北平山县办过一所实验性质的学校——华北卫生学校，由朱琏任校长，分四个短期训练班——医生班、妇婴卫生班、助产班及针灸班，各个班都有针灸课。针灸班除了针灸之外，还教生理卫生、细菌、解剖、病理、诊断等课。当时深受欢迎，“原为中医的同学，听到群众说：‘新针灸，讲干净，不觉痛，又见效’，表现特别欢迎”。② 这也是朱琏“新针灸学”实践的开端。

民国时期针灸学校教育的兴起本来就是西学东渐的结果。在此过程中，教育形式的改变与教育内容的改变相辅相成，相对于传统的家传师授式的教学方式，学校教育相对规范，其教学内容必然是最大限度地与社会主流思想相适应。在民国时期“科学化”的话语背景下，代表科学的“消毒”在针灸教育中是必然会被引入的。而且，针灸学校的创办者一般是思想活跃的新派人物，部分还是西医教育出身，如毕业于苏州志华产科学院的朱琏，在制定教育内容时，自然会引入西医知识，如生理学、解剖学、消毒学等。之前的师承学习与新式教育在对针灸医生的培养上是无法相比的，大量毕业于针灸学校的学生进入针灸医疗领

---

① 王春园：《针灸学编》，北平中华印书局，1934，第 23 ~ 24 页。

② 朱琏：《新针灸学》（第二版），1954，“自序”第 17 ~ 18 页。

域，针灸“古法”必然日渐萎缩了。

(四) 法规的力量

在针刺消毒理念的传播与社会认同的过程中，教育固然是核心途径，政府法规的约束则是另一股不可忽视的力量。同时，政策法规也是推动教育机构设置相关科目的指挥棒。1933 年 12 月 15 日国民政府立法院通过《中医条例》，明令“中医如诊断传染病人，或检验传染病人之死体时，应指示消毒方法，并应向该管当地官署，或自治机关，据实报告”，[①] 这一强制性的要求更加推动了中医学校将传染病学与消毒学相关内容纳入必修课程。早在 1924 年 5 月 15 日，胶澳商埠警察厅即发布布告《胶澳商埠警察厅按摩术针灸术营业取缔规则》，要求“针灸术营业者施术时，其使用之针，施术之部分及手指等均须严行消毒”，同时将“消毒法大意”作为按摩术与针灸术营业者取得合法执照的必考内容。[②] 1930 年前后，天津、青岛、昆明、北平等地分别出台了卫生部门管理针灸术的执业规则，均要求针灸施术时所用之针及施术之部分并术者之手指等均须严行消毒，并将“消毒法大意”作为执业考核内容。昆明市对针具消毒方法做了明确规定，“所用器械应于治疗前以酒精或石炭酸水依法消毒，疗后亦同”。[③] 广州市卫生局“为保全市民生命起见”，在 1933 年举办了一次针对针灸执业人员的考试，考试通过始许营业，科目为：人体之构造及主要器官之机能，并肌肉与神经脉管之关系；身体各部之刺针法或灸点法并经穴及禁穴；消毒法大意；针术灸术之实施。[④]

民国时期的卫生行政官员多数是西医出身，当然会制定相对科学规范的规则来要求针灸执业者，这是民国时期整个中医科学化过程的一部分。从民国就开始的针灸执业法规的制定，对于针刺消毒的规范化推行

---

① 《中医条例》，《国医公报》1933 年第 12 期，第 9～10 页。

② 胶澳商埠警察厅布告（第二九号）：《胶澳商埠警察厅按摩术针灸术营业取缔规则》，《胶澳公报》1924 年第 129 期，第 12～15 页。

③ 相关法规见《卫生公报》1930 年第 2 卷第 5 期，第 248～250 页、253～255 页；《卫生公报》1933 年第 2 卷第 7 期，第 161～163 页；《青岛特别市政府市政公报》1929 年第 4 期，第 108～110 页；《北平特别市市政公报》1930 年第 49 期，第 3 页。

④ 《医药新闻：定期试验针灸术营业人》，《新医医报》1933 年第 2 卷第 6 期，第 235 页。

厥有功焉。

（五）广告中的信息

罗兆琚在《针灸消毒法说》中提出了针灸消毒药品的八则要求：杀菌力之正确强大者；吸收作用力之少者；刺激中毒作用力之少者；不损伤消毒器物者；恶臭及刺激臭之少者；使用之法简便者；万一误作饮用之际，则中毒之作用少者；价廉而品物良佳者，最后说“最适用，最经济之药品，其惟酒精一物而已”。然而该文之后的编者按语谓：“杨克容君所制之消毒丸甚佳，每颗保用三年，较之酒精所费尤廉，谓予不信，试之可也。”① 这则按语显是一则“软文广告”。

该产品名为“针宝消毒丸”，由中国针灸学研究社福清分社的杨克容制作，系杨氏与承淡安一起东游日本时，从日本长崎宇和川针灸学院处学得制法。第一次广告刊载在1935年2月出版的《针灸杂志》第2卷第3期上：

> 时深蒙院长之赞许，赐予新发明之擦针消毒丸一方，针经擦过，不特光滑锐利，且能杀菌消毒，除一切浊垢，得免传染菌毒等弊，法至善也。经敝人函告承师，得其手谕，谓此为针家之要物，宜制而发行之，使吾同人各备其一。临症应用可以防患于未然；且昭慎重，以坚信于病家；而西医之讥吾不知清洁，不谙消毒诸说，不能相难矣云云……定名曰消毒丸，每颗约重一两，能用三年，药物保不透泄。兹因成本制造费用，每颗定价三元，寄费加一。如以邮票代洋，九折计算，以一分五分为限。②

后在该杂志上连续刊登该启事，曾经有一段时间廉价发售，由3元一颗降为2元一颗。消毒丸是否真的能够起到消毒作用现已不可考了，但是广告中透露出的信息却远远地超出了消毒本身：“临症应用防患于未然”是消毒之本意，但是“且昭慎重，以坚信于病家”“西医之讥吾不知清洁，不谙消毒诸说，不能相难矣”，却是技术之外的心理。

---

① 罗兆琚：《针灸消毒法说》，《针灸杂志》1935年第2卷第4期，第226～229页。

② 《针灸杂志》1935年第2卷第3期，第182页。

另外，民国中医杂志中多见擦针砂、擦针纸的广告以及针具广告，毫针广告往往打出“制造精细、便于消毒”等广告语，无不提示着针具清洁的意义。

三 仍未结束的争论

（一）针灸消毒教育在中医进修班中的继续

民国时期虽然在各界力量的推动下，针刺消毒的观念与技术得到了一定程度的推广，但是由于中医从业者整体受教育程度较低以及传统观念的惯性，至20世纪50年代，政府致力于推动中医进修，组织各地开办中医进修学校及进修班，针灸消毒仍然是中医进修的重要内容。中央人民政府卫生部于1951年12月27日颁布的《中央人民政府卫生部关于组织中医进修学校及进修班的规定》，对针灸研究专科班的课程要求“以新针灸学为讲授中心，并讲授简要基础医学（包括解剖、生理、病理、细菌、消毒法）”。[①] “新针灸学”体系的创建者朱琏也说：“中国的学术，因为以讹传讹，把学术价值失掉，在从前开始时也不是隔衣扎针。我这样谈，不是批评讥笑中医。是在提倡中医，因为我在研究它。使它发扬光大……”[②] 应该说，进修的效果还是令人满意的，在北京中医学会针灸委员会针灸研究班第三班的毕业典礼上，针灸委员会教务组长马继兴报告说：

> 针灸研究班是作为帮助针灸大夫们进修学习的一个有利条件……通过这次学习后，据我们初步了解，绝大多数的学员都基本上掌握并应用了正确的针灸消毒方法。但是，在今后实际工作中，仍要加强重视，务须作到严格消毒，保证无菌。[③]

在中医进修运动中，多数中医接受了一定程度的现代医学教育。更

---

① 国家中医药管理局政策法规司编《中华人民共和国现行中医药法规汇编（1949～1991）》，第172页。

② 《针灸研究委员会召开筹委会记录》，第34～35页。

③ 《北京中医学会针灸委员会针灸研究班第三班毕业典礼》，《北京中医》1953年第12期，第36页。

为重要的是，中华人民共和国成立后中医教育与执业的业态发生了根本改变，原先与学校教育并行的民间自由传承的师承教育，以及自主开业的执业模式渐渐萎缩，代之以较为完全的院校教育，并在很长的一段时间内由政府主导医师从业。如此，针刺消毒的问题渐渐成为一个不需要更多讨论的基本规范与技术。

（二）“政治不正确”的无菌规范

当消毒代表的卫生观念正在深入人心的时候，却有了一段插曲，那就是赤脚医生运动。20 世纪六七十年代，以赤脚医生为主体的农村医疗卫生运动轰轰烈烈地上演。赤脚医生往往半农半医，农民装束，与农民打成一片，个人卫生状况或亦不甚讲究，这样的形象与城市里穿着白大褂、戴着口罩的医生形象形成了反差。杨念群先生曾经讨论过毛泽东的“口罩论”，毛泽东对戴口罩的医生十分反感，说：“还有一件怪事，医生检查一定要戴口罩，不管什么病都戴。是怕自己有病传染给别人？我看主要是怕别人传染给自己。”杨念群认为毛泽东的“口罩论”可以看作近代以来中国农民对城里“白大褂”医生反感情结的一种延续。①

1972 年，河北省滦南县柳赞二村渔业大队的医疗服务小组买了一个煮锅用以消毒，结果居然遭到了渔民与党支部书记的讥讽与批评，“买的这煮锅，只是个现象，你们身上那股子‘洋气’，才是问题的本质”。② 买来消毒锅，被解读为铺张浪费，变成了令渔民反感的“洋气”，而这股子“洋气”无疑在政治上是不正确的。从另一篇文章也可见一斑，1965 年 7 月 1 日，《人民日报》登载了天津巡回医疗队第二队队长俞霭峰的来信：

> 我们和这些农村卫生人员已经交上了朋友，在她们身上学到了自己所缺少的东西。就拿接生员宋义侠来说，她是一个老贫农的女儿，只读过两个月的书，受了十九天的训练。在我们看来，她的操作不“正规”，无菌观念不强，技术并不高明。但是，她在群众中

① 杨念群：《再造“病人”：中西医冲突下的空间政治（1832～1985）》，第 394 页。

② 《透过现象看本质》，《人民日报》1972 年 3 月 24 日。

很有威信，周围村子，一提起宋义侠，没有不知道和不夸奖她的。①

在这一特定的历史时期中，过分强调无菌观念，意味着与贫下中农相隔阂，而穿白大褂、戴口罩这些基本的无菌工作规范成了医者与病人之间的阶级对立的表征，具有“政治不正确”的风险。相对于医院里的医生，半农半医、亦农亦医的赤脚医生群体普遍文化程度较低，部分连小学都没有毕业，甚至有不识字的，他们经过短期的培训，就开始用手中的“一根针，一把草”去为农民治病。② 他们的行医行为所提示的政治权力大于技术本身，消毒等技术规范应当不会被过分强调，所以，在当时的官方媒体的口径下，赤脚医生贵在“赤脚”，“穿鞋”的想法遭到了严厉的批评。③

（三）晚近的状况

民间针灸师一直没有绝迹，如今仍然有民间针灸师为人治病，“隔衣针灸”“集市施针”也不时见诸报端。2009 年 7 月 31 日《新文化报》一则消息《“游医”街头施针》报道：“记者看到，居民们多数都是隔着衣服接受针灸，多的遍布全身，针数超过 60 根。除了银针外，有的身上还贴有膏药。”④ 某些民间针灸师“隔衣针灸”不是因为不便，而是以此炫耀。民间姑且不论，正规医院的针灸科在消毒方面也存在一定的问题，所以有医生发表《针灸科要重视消毒工作》⑤《要重视针灸用具的消毒》⑥ 等文章。张杰、黄蕾在 2008 年到 2009 年用一年多的时间对西安市卫生局直属的 36 家二、三级医院的针灸科与消毒供应中心做

---

① 《在巡回医疗实践中改造自己——天津巡回医疗队第二队队长俞霭峰的来信》，《人民日报》1965 年 7 月 1 日。

② 许三春：《清以来的乡村医疗制度：从草泽铃医到赤脚医生》，南开大学历史学院博士学位论文，2012，第 107～181 页。

③ 《评“赤脚医生穿鞋论”》，《人民日报》1976 年 4 月 1 日。

④ 《“游医”街头施针》，《新文化报》2009 年 7 月 31 日；相关报道还有：《灵武一游医隔衣针灸忽悠人》，《宁夏日报》2013 年 7 月 5 日。

⑤ 刘海宁：《针灸科要重视消毒工作》，《中国针灸》1991 年第 4 期，第 53 页。

⑥ 李运菁、宋麒：《要重视针灸用具的消毒》，《中华护理杂志》1981 年第 2 期，第 76 页。

了调查，发现针具消毒过程中存在清洗过程阙如、包装不科学、灭菌不规范等不同形式与程度的问题。[①] 钱海东等专门对张家口市45家医疗机构针灸科医师手卫生依从性、手卫生设施、手微生物感染等开展现场调查，并对调查结果进行分析，发现90名针灸医师手卫生依从率仅为24.0%，手微生物污染较严重，总体检测样品合格率为54.4%。[②]

针刺消毒的现状不容乐观。除了针灸用具外，对皮肤的消毒也有忽视，甚至被质疑。如有人撰文称，在皮肤不消毒的情况下，以一次性毫针针刺500人次的局部及全身感染情况，观察结果感染发生率为零，所以作者认为，若证实本方法是安全可行的话，就可以“节省消毒器材和时间，实现环保经济的效果”。[③] 不论其研究过程是否经得住考量，该文立场是与针灸消毒操作规范唱反调，打着“环保经济”的旗号推行“不消毒”，与民国期间部分针灸师以古人之训反对消毒的心理取向是一致的。

四　余论

针刺消毒与否，实质上是秉持传统田园生活方式的医者与现代卫生方式的一种博弈。针灸是中国古典的医疗技术，其历史悠久的另一种表达就是携带着与生俱来的民间色彩。古代针灸师没有消毒意识，针具被反复使用，村头集市都可以施以治疗，所以发生医疗事故在所难免。但是在外部的知识进入之前，古人长久以来未必认为其中有何不妥，至多是提出针具光洁的要求，至于以口或以热水温针的操作，考虑的不是消毒，而是令“气得温而行”。近代以来，西方医学知识传入，除了解剖学、生理学等医学基础知识之外，环境卫生、器械消毒等卫生观念及操作规范亦对传统的中国社会与医疗“稳态”发生了影响。在医学理论

① 张杰、黄蕾：《针灸针具清洗消毒方法探析》，《陕西中医》2010年第31卷第10期，第1396～1398页。

② 钱海东、武立新、马建雄：《针灸医师手卫生现状调查与监管对策》，《医学动物防制》2016年第32卷第9期，第1034～1036页。

③ 覃光辉、蒋美艳：《一次性针灸针皮肤不消毒针刺操作的感染情况调查》，《中国老年保健医学》2013年第11卷第6期，第51页。

层面，中西医之间曾经有过很长时间的论争，其余波至今未息，但是对于消毒这个问题，却是没有多少论争空间的，中医界的有识之士迅速接受并致力于消毒的学习与传播。“以口温针”“隔衣针灸”等陋习被多数针灸医者摒弃，这既是自身知识更新的需求，也有谋求身份尊重的价值。相关法规的颁行更是剥夺了“古法”针灸医者的生存空间。教育是针刺消毒推行的最主要的力量，当针灸医者普遍接受了良好的医学训练后，针刺消毒似乎成为无须强调的论题。然而，在政治色彩浓重的赤脚医生运动中，技术规范让位于阶级感情与政治路线，过分强调无菌与清洁反而可能遭受批评。近年来亦有以环保经济为借口反对针刺消毒的观念。

针刺消毒，作为一项伴随着西医知识进入中国的临床操作规范，其技术并不复杂，在其被接受的过程中，政治、教育、商业、中医、西医等各个方向都有或大或小或显或隐的力量渗入。其中，支持与坚定推行的力量无疑是主流，也代表着“科学性”的正确，然而，前有民国时期的传统针灸师以“古法”排斥消毒观念，现有某些医生以临床数据来反对或者弱化消毒观念，却隐喻着一种对“现代性”的质疑。如果跳出单一的技术考量，对“现代性”或者“科学性”持以警惕的社会心理从始而今一直没有停止，这背后或者有更值得期待的思考。

在本章即将完成的时候，一位长期从事针灸机制实验研究的同事告诉笔者，针刺体表若是忽略消毒，可以造成局部轻微的炎症，而局部炎症本身就是针刺临床效应的诱发因素之一。这一具有“反转”色彩的观点或许可以令针刺消毒这个技术规范再入疑云。

第七章　对针灸“辨证论治”的讨论

笔者邀请针灸理论界与学术史界的部分学者，就针灸辨证论治的理论来源，辨证论治是否适合针灸临床，海外不同流派的针灸医生如何实施辨证论治，针灸临床适应于什么样的思维方式，是否需要以及如何建立符合针灸自身的临床诊疗范式等问题提出讨论。

受邀学者：黄龙祥，中国中医科学院针灸研究所首席研究员；赵京生，中国中医科学院针灸研究所教授；张建斌，南京中医药大学第二临床医学院教授；张效霞，山东中医药大学中医文献与文化研究院教授；吴章（Bridie Andrews），美国本特利（Bentley）大学历史系主任。

一　张树剑：问题的提出

西学东渐以来，中医学开始不断地谋求一种独立的学术姿态与心理上的自我认同，历经“国医”“旧医”等称谓，终于尘埃落定于与“西医”近乎对等的称谓——“中医”。在这一历程中，关于中医学的特征性理论的寻找与构建一直为中医学界所孜孜以求。迄今，“整体观念”与“辨证论治”已成为学界较为公认的中医专属理论。二者之间，以辨证论治为最要。这一术语经过数十年中医院校教育洗礼，渐渐登上了一个近乎无限正确的神坛。同时，这一代表中医学诊疗体系的辨证论治亦被针灸临床引入，手持针艾，决脉通滞，更接近于外科医生的针灸医者也开始致力于思辨，去辨“证”施针。

然而，作为迥异于方药治疗的针灸临床，是否适用于辨证论治这一原本给内科医生量身定制的理论体系？进一步追问，辨证论治是否是中医界为了在学术理论上与西医分庭抗礼而炮制的一个模型？在一个几乎由教材统治学术话语权的中医教育背景下成长起来的针灸医者在临床上是否能娴熟而标准地运用辨证论治而且取得可靠疗效？在针灸全球化潮流中，接受不同于中国大陆中医院校教育的针灸医生是否也在运用这一标准的学术理论模型，或者另有其他的临床理论？如此不断地追问下，针灸辨证论治这一被视为标准临床思维路径的学术理论，其科学价值与生命力颇值得玩味，针灸临床是否需要建立新的学术规范与理论体系？

就以上问题，邀请针灸理论界与学术史界的学者共同讨论，希望思想碰撞的火花能够点亮学术前程的路灯。

二　黄龙祥：建立符合自身规律的针灸诊疗规范

> 针灸趿着方药诊疗模式这双不合脚的鞋已经走过了 50 多年，十多年前当我在公开场合明确指出上述针灸诊疗理论与实践严重脱节的方枘圆凿现象时，无论是学术界还是主管领导，几乎无人理解，更无人认同。

我断续用 10 年时间研究现代针灸学教材发展的历程，先后召开多次全国性和国际性的学术会议，以生动而典型的实例，高度评价了 1961 年第 1 版针灸学统编教材《针灸学讲义》，特别是其前身 1957 年《针灸学》的学术价值及其对针灸学发展的正面影响。而今天我想指出的是教材对针灸学发展的负面影响，如果用一句话来概括其致命伤的话，那就是：照搬中药辨证论治诊疗模式的针灸诊疗理论与针灸临床实践是两张皮——病因、病机、治法诸环节的分析头头是道，而落实到最后的关键环节选穴处方时却格格不入，或者强行合方药之“辙”，也不能押针灸之“韵”——有经验的针灸医生总是自觉或不自觉地“跑调”。

那么针灸与方药究竟能不能在同一个操作系统下运行呢？例如痹证，按中医内科的诊疗框架，病因：风、寒、湿、热；证型：最简单的分型也不会少于行痹、痛痹、着痹、热痹四型；对应的治法：祛风通络，温经散寒，除湿通络，清热通络。虽然分析得丝丝入扣，但对针灸而言最后还是根据肩、肘、腕、脊背、髀、股、膝、踝等不同的病变部位选穴处方，半个世纪不变，两套教材如一！这里顺便提一句，虽然按中医方药诊疗模式被改造了半个世纪，针灸治疗的最大的两个病症——痹证和中风，却依然没有就范，这实在不是针灸“顽固不化”，而是经数千年进化的针灸“基因”不会莫名其妙地突变。针灸腧穴中没有专属祛风的穴、散寒的穴、除湿的穴、清热的穴……《内经》明言“邪在脾胃，则病肌肉痛；阳气有余，阴气不足，则热中善饥；阳气不足，阴气有余，则寒中肠鸣腹痛；阴阳俱有余，若俱不足，则有寒有热。皆调于三里”[①]，在这里，取三里穴的依据不在于病或证之寒、热、虚、实，而在于病位在“脾胃”。古典针灸理论是关于人体分部的理论，根据不同的分部理论选穴设方，对于肌体和疾病状态的调整主要通过不同的针术和手法实现，而针术与手法的选择取决于脉，所谓“凡将用针，必先诊脉，视气之剧易，乃可以治也”[②]，落实到临床诊疗便是“看部取穴”“凭脉补泻”。针灸诊疗对症状的关注重于病——关乎选穴；对脉的关注重于证——无问其病，以平为期；对于疗效的判定也视脉的平衡——刺之而气不至，无问其数；刺之而气至，乃去之，勿复针；对于预后判断也不独病之长短轻重，而看重脉症逆从。

《内经》中对一个病的完整诊疗过程分为六步：（1）辨病；（2）辨脉；（3）辨部位；（4）辨经辨穴；（5）辨脏腑；（6）辨治疗时机。

2008年，我在南京举行的“针灸标准化实践与理论探索”会议上再次作“针灸诊疗规范的历史与逻辑”的主题演讲时，尽管引起很大震动，但得到与会专家的普遍理解。而近年一次次的学术会上再发表时，几乎已经无人不理解了。于是我知道，对于建立符合针灸自身规律的诊疗理论，现在需要的不再是呼吁，而是脚踏实地的实干了。根据针灸诊疗的特色规律，重新总结出符合针灸自己的规律，能够有效、便捷地指导临床实践的诊疗模式。

三　赵京生：针灸辨证的思维方法

针灸辨证之所以成为需要被讨论甚至被质疑存在价值的问题，

① 田代华等整理《灵枢经》，第58页。

② 田代华等整理《灵枢经》，第8页。

究其原因，与现代套用中医内科辨证之例、强调过度甚至给人以“唯一诊疗模式”之感等直接相关，根本则是对传统针灸诊治的思想方法及其特点已不甚了了。

辨证问题，说到底是中医临床思维方法问题，在这个层面上，古今已经完全不同。解决临床辨证问题，实际是要解决中医临床思维问题。而这一点，又绝离不开对中医针灸基础理论的深入认识和透彻理解。因为，辨证方法渗透、贯穿和体现着中医认识疾病、治疗疾病的观念、经验和理法。强调“辨证”，不过是强调以中医诊治思想方法指导临床实践，从而充分运用积累丰富的针灸治疗经验，充分提高针灸治疗效果，充分发挥针灸临床作用，而不是为了辨证而辨证，为了特色而特色。

诊断是确定治法的依据，无论证、病、症状，都是传统针灸治疗方法的根据；辨证、辨病、辨症状，也都为针灸临床所需。辨证治疗、辨病治疗、对症治疗，三者相互之间不是排斥关系，需要根据具体病情而用，《内经》已是如此，现在依然这样。辨证治疗虽然突出体现了中医诊治方法的特色，但因于针灸治疗手段特点，对症治疗的方法也广泛应用于针灸实践，不重理法，但刺病痛的现象也相当普遍，金代医家就曾说“近世指病直刺，不务法者多矣”①。所以，若片面强调、过度突出三者中的某法，原本多样的方法就渐趋简化、单一，难免理论脱离实践，影响针灸方法的运用和效果。针灸辨证之所以成为需要被讨论甚至被质疑存在价值的问题，究其原因，与现代套用中医内科辨证之例、强调过度甚至给人以“唯一诊疗模式”之感等直接相关，根本则是对传统针灸诊治的思想方法及其特点已不甚了了。

针灸治病方法，属体表物理刺激疗法。其实施的关键两点——刺灸处、刺灸术——都与辨证相关；其施行，既可以在病痛局部实施而获效，也可以在远离病痛处的特定部位施予而获效，前者属于近治，后者属于远治。近治方法更多地关涉刺法，尤其是对症刺法，广泛运用于临床，在操作上还需要对局部病痛进行微观辨察。远治方法则需依据经络

① （金）阎明广编著，李鼎、李磊校注《子午流注针经》，“序”第1页。

腧穴理论及辨证。辨证方法本身，还有适用性问题。针灸临床上，在八纲辨证之外常用经脉辨证和脏腑辨证。就脏腑辨证而言，因经脉属络脏腑，一般将二者等同，根据脏腑辨证选取所病脏腑的相应经脉。但经脉与脏腑之间并不是完全对应的，二者是不同认识、不同体系的理论。最具针灸临床特点的经脉辨证、经脉循行和经脉病候是其依据，一般以此判断症状表现和病痛部位的所病经脉，起着一种类似诊断标准的作用。但这些内容，情况也较复杂，有的是对部分腧穴主治规律的说明，有的出于理论构建之需，有的限于阶段性治疗经验认识等，并非都源自实践经验或已涵盖全部针灸治疗规律。

可以说，针灸辨证虽十分重要，但研究不足，认识上还存在偏颇，所反映的仍是针灸学在当代如何传承与发展的深层问题。无论是古典理论方法，还是现今临床实际，哪一方面认识的水准，都将影响针灸辨证本身的存续。

四　张建斌：针灸临床是否需要辨证论治

> 强调辨证论治，针灸临床也不例外。问题的关键是，针灸临床辨证论治模式和体系到底有何特点和特色？

针灸临床是否需要辨证论治？最近几年出现了这个命题，应该是针对针灸临床诊疗模式进行深入反思而提出。应该说，有两种人可能会提出这个命题：一是认为针灸临床不需要辨证论治；另一种是认为针灸临床运用辨证论治诊疗模式存在局限。甚至有人认为，针灸临床辨证论治问题已成为制约针灸临床发展的关键问题。在解答这一问题之前，需要对辨证论治以及针灸临床辨证论治模式进行一番思考。

一般认为，东汉末年张仲景在辨病论治体系下奠定了辨证论治的基础。仲景对伤寒杂病分证论治，既为医家揭示了辨证论治的原理原则，又指出了辨证论治的具体方法，对临床实践具有高度的指导意义。张仲景“平脉辨证”和“随证治之”等对病证论治，确立了中医学的辨证论治体系，影响后世。当代医家任应秋曾专论“辨证论治”，指出“中医的证候，完全是论治用药的标准……中医的辨证论治，是注意于生体病变的全身证候，务使生体的生活机能恢复正常状态，也就是说要把病体整个病理机转一变而为生理机转”。

因此，从本质上说，中医辨证的出发点，是寻找治疗的指征和目标。针灸和方药是中医学的两大主要治疗手段，故中医的理论体系，同是针灸和方药治疗的指导和依据，这是毋庸置疑的。强调辨证论治，针灸临床也不例外。问题的关键是，针灸临床辨证论治模式和体系到底有何特点和特色？

20世纪50年代中期，借助大方脉理、法、方、药的辨证论治模式，构建了针灸临床理、法、方、穴、术为一体的辨证论治思维模式。必须承认，针灸和方药虽然都属于中医学的重要治疗手段，但毕竟是两种不同的治疗方法，针灸属外治法，中药属内治法，两者在适用中医理论方面是存在差异的。针灸外治的特性、部位的特性、操作的特性，决定了在针灸辨证过程中更加注重经络理论尤其是经络病候的指导意义，决定了在论治过程中更加注重操作部位的精确性和操作手法的肌体反应性。

另外，随着时代的发展，一些新的针灸临床诊疗模式正在形成，如糖尿病的针灸治疗、高血压病的针灸治疗、抑郁症的针灸治疗，等等，大量的实践正在进行，一些经验和新识正在积累。这些基于临床疾病诊断的针灸治疗，如何体现辨证论治模式，也是一个新课题。一种基于辨病加辨证的病证结合模式论治新模式，正在不断探索和积累中。

针灸临床需要辨证论治！只不过需要符合针灸临床特点的辨证论治模式。

五 张效霞：误导中医学界60年的辨证论治

> 用“辨证分型”的模式来制定中医临床标准、规范与指南及其针灸辨证取穴的做法，岂不是缘木求鱼、南辕北辙！

中华人民共和国成立以来，“辨证论治”一直被认为是中医最具特色的学术精髓，而且作为一种原则与规范几乎支配着中医临床实践的全过程。但当今学界所理解和认识的“辨证论治”的概念，实际上是根本不存在的，是一个人为臆造出来的“怪胎”。

首先，在西医传入中国之前，古代医家对中医治疗疾病的方法体系，曾试图以“脉因证治”“辨证施治”“诊病施治”“症因脉治”“见症施治”“辨证论治”等精湛赅洽的语言加以概括，但对其如何称谓，并没有达成一致的认识。西医东渐后，在思考与比较中医与西医两种不同体系之异同时，一般民众认为“西医治标，中医治本”，学术界则认为“中医重辨证，西医重识病”，但直至中华人民共和国成立前，终究无人明确提出“辨证论（施）治”是中医临床治疗疾病的主要手段或方法的口号和主张。

其次，在中华人民共和国的中医政策开始确立和贯彻之初，为了尽快从根本上消除“中医不科学”的偏见，人们将此前并不被重视的“辨证论（施）治”作为对中医的基本诊疗规律和与西医相区别的学术特点的概括，并随着中医政策的贯彻而在中医学界迅速流传开来。简言之，“辨证论治”的正式提出是在1955年，距今才60年；将“辨证论治”作为中医的特色与优势的说法是在1974年提出的，距今才40多年。

再次，在传统中医学中，“证”是指病人自我感觉到的各种症状，“候”是指医生诊察获得的各种异常体征。中医学在历史上曾经使用过的证、候、症和由它们派生而来的证候、症候、病候、病证、病症、病征、病状、征候、症状等，都是可以替换使用的同义词，它们之间没有本质差异。但中医学界长期将本来是指症状与体征的“证”与作为疾病本质、根本与关键的“病机”混为一谈，致使中医学偏离了正确的发展轨道，且越走越偏。

最后，人们想当然地认为“辨证论治”理应具有丰富多变的方法，自己“创立”了“六经辨证”“三焦辨证”“卫气营血辨证”“病因辨证”“脏腑辨证”“经络辨证”等诸多的“辨证方法”，并“创造”出了“辨病与辨证相结合”的新理论，“发明”了将一个病分为几个型的所谓“辨证分型”的新模式，并作为中医临床教科书及学术论文的基本框架加以推广与应用。一直到今天，中医学界仍在以这种“辨证分型”的模式不断制定与发布中医临床标准、规范与指南。但中医学认为世界上没有两个完全相同的人，更不会罹患完全相同的病，并且根据中医历来强调的因时、因地、因人制宜的原则，甚至可以说，西医的同一个疾病，在不同的病人身上，可以出现中医所有的病机类型，所有的中医方剂经加减化裁都有治愈的可能；反过来，中医的一个方剂，可以治疗西医的所有疾病，只要病人所呈现的病机与方剂主治病机相契合就可以径直应用。如此看来，用“辨证分型”的模式来制定中医临床标准、规范与指南及其针灸辨证取穴的做法，岂不是缘木求鱼、南辕北辙！

六　吴章：针灸辨证论治在海外

> 全球范围内，所有的针灸都源于中医学的传统医籍，但是分别走向不同的“辨证论治”的方法。针灸是“活”的传统，虽然在不同的地域中表现不同，但是依然保留着中医传统的文化基因。

“辨证论治”是中医临床从诊断到治疗的过程，然而厘清这一过程却并非易事，这是因为“证”在不同的时间与地域内涵不同。大体而言，“证”涵盖了病人的所诉症状，医生诊查到的体征以及疾病本身的转变过程。① 中国中医界在20世纪耗费漫长的时间建立一个系统而合理的辨证论治理论，其原因可以部分归结为更好地区分现代中医和存在于20世纪50年代前的无序的甚至带有迷信色彩的民间医学。

然而，中国大陆以外其他地域的医者持有什么样的诊疗思路？我们共同去考察与近现代针灸学术史上日本、法国和英国的针灸“辨证论治”。

在日本，有许多不同的辨证方法，我们仅对腹诊历史作简要介绍。腹诊早在《难经·十六难》中即有所描述，然而并未被临床医家广泛应用，直到江户时代御园意齐（1557～1616）基于这一注重腹部触诊，旨在消除局部结节的技术而发明了“打针术”，操作时用一个木槌敲打

① 李致重：《證、证、症、候的沿革和证候定义的研究》，载崔月犁主编《中医沉思录》，中医古籍出版社，1997，第177～189页。

大针进入腹部以消除结节。有此疗法，针灸师再无了解经脉的必要，他们只需掌握脉诊、腹诊即可了解脏腑状态。在衫山和一更为便利安全的管针流行之后，“打针”才逐渐退出人们的视线。

18 世纪的一些针灸师则开始反对传统的阴阳理论，例如，管沼周圭在其 1766 年所著的《针灸则》中写道：“旧本十二经十五络所生是动井荥俞合八会，或刺中心一日死其动为噫，刺中肝五日死其动为语之类……一切不取。”他将腧穴的数量减少到 70 个，并用解剖描述取代“阴阳”的表述来定位腧穴。18 世纪后期，広瀬白主张使用《难经》作为学习针灸技术的主要文本。[①] 时至 20 世纪三四十年代，柳谷素灵（1906～1959）主张回归腹诊这一古典传统，将腹部根据五行及其对应器官划分“反射区”。以《难经》五十四难和六十九难为指导，柳谷素灵和他的追随者们开创了一种新的针灸模式：医者在患者双手腕部同时诊脉，然后进行腹部触诊以寻找痛敏区，根据五行子母理论配穴法针刺后，再次诊脉以确认病人状态的即时改善情况。[②]

我们将目光转投欧洲。针灸传播到欧洲的关键人物是法国医生苏理（George Souliéde Morant，1878－1955），被称作“欧洲针灸之父”。苏理年轻的时候在中国旅行，目睹了一位中国医生以针刺天枢、足三里、手三里、神阙等穴位成功治愈了一例霍乱病人，从而开始对针灸感兴趣，并跟随我国北京、上海、云南，以至越南的针灸师学习。他于 1918 年返回法国后，陆续在法国教授针灸术并翻译中医书籍。苏理的针灸理论主要来源于明代《针灸大成》和《医学入门》，不过在此基础上做了发挥。比如，他认为治疗的目的是让所有的脉象平衡，

① Mathias Vigouroux, “From Acupuncture Tracts to Blood Vessels: The Reception of the Circulation Tracts Theory into Japan, 600－1868,” Benjamin Elman ed., *Antiquarianism, Language, and Medical Philology: From Early Modern to Modern Sino－Japanese Discourses*, Leiden: Brill, 2015, pp. 105－132.

② Fumikazu Takashima, *Discussions on Acupuncture Medicine*, Kyoto: Shibunkaku Press, 1983; Matsumoto, Kiiko, and Stephen Birch, *Five Elements and Ten Stems: Nan Ching Theory, Diagnostics and Practis*, Brookline, Mass.: Paradigm Publications, 1988.

医生在诊治前、中、后都要把脉以把握病人的能量。[①] 苏理最在意的是通过针刺手法来平衡阴阳，不过，他认为使用不同材质的针具补泻效果不同，金针补，银针泻，所以在使用金针和银针时手法不是很重要。

英国医生华思礼（J. R. Worsley，1923－2003）构建了颇具特色的“五行针灸”体系。华思礼原为理疗师，20 世纪四五十年代在中国台湾、新加坡、韩国等地学习针灸。回国后创立了英国莱明顿针灸学校（Leamington School of Acupuncture）。他的针灸理论源于《素问·灵兰秘典论》，重视十二脏腑的虚实，所以在诊脉时关注脏腑状态多于脉象本身。他最具特色的诊断发明是“素体因素”（Causative Factor，亦译为“护持一行”），认为大多数疾病的病因是五行中的某一“行”较弱，了解“素体因素”[②]，除了诊脉之外，尚需关注病人的气色、语声、气味、情绪等具有密切关系的因素。取穴与治疗亦有独特之处，设计了主管穴、精神穴、阻滞出入等穴法。

综上，经过简要地回顾不同地域的针灸诊疗方法，我们发现因他们选择继承的经典文本不同，从而发展出了不同的针灸临床辨证思路与治疗方法，然而他们却都将自己标榜为“真正的”针灸。日本的针灸医生认为他们继承的是汉代的针灸正脉；法国的苏理学派针灸理论主要基于明代针刺手法，注重针刺调整气机与阴阳的平衡；英国华思礼的“五行针灸”体系则以“素体因素”为主要诊查对象。全球范围内，所有的针灸都源于中医学的传统医籍，但是分别走向不同的“辨证论治”的方法。针灸是“活”的传统，虽然在不同的地域中表现不同，但是依然保留着中医传统的文化基因。

---

① Soulié de Morant, George, *Chinese Acupuncture* (*L'acuponcture Chinoise*), Brookline, Mass.: Paradigm Publications, 1994, pp. 101－112; Peteru Eckman, *In the Footsteps of the Yellow Emperor: Tracing the History of Traditional Acupuncture*, San Francisco: Cypress Book Co, 1996, pp. 109－116.

② Peteru Eckman, *In the Footsteps of the Yellow Emperor: Tracing the History of Traditional Acupuncture*, San Francisco: Cypress Book Co., 1996, Note 4.

七　张树剑：还针灸临床以自由

辨证论治于针灸临床而言，是一双“不合脚的鞋”，大约已是针灸理论界学者的共识。然而在教育的强大惯性力量下，多数针灸医生在临床上仍然应用辨证论治，但据笔者了解，即便不是公开放弃辨证论治，较为资深的医生一般也在应用其他的理论或者临床技法。吴章先生的考察也可提供证据，海外针灸医生的辨证论治另有体系。“辨证论治”原非一种固有的科学范式，而是一种具有多种解释可能的理论产物。某些时候，“辨证论治”仅仅是一个幌子，用以说明医者的立场而已。这也印证了张效霞先生所述，辨证论治理论体系的创立，是中医界树立的以区别于西医的理论标志，也或者是新旧中医之间的分野之一。

然而，如果剥离“辨证论治”这一“看上去很美”的理论体系，针灸临床应该依据什么样的理论规范？黄龙祥先生、赵京生先生均表示了忧虑，而且两位学者均给出了一定的路径。张建斌先生虽然直言针灸需要辨证论治，但需要的也是“符合针灸临床特点的辨证论治”。不过，相对于学界的忧虑，海内外的针灸临床医生们则无暇去做深入的思考，他们基于实用立场，不断地去创造新的针具与技法，新的针灸学术流派已经或正在发生，如针刀、浮针、皮内针、董氏奇穴等。新的针具与技法必然承载着各自不同的学术理论。或者我们无须试图去建立一种新的范式来代替传统的辨证论治体系，只需打破内容相对固化的针灸教育模式，令针灸医生们充分发挥自由想象的空间，针灸自然会有一个更有生命力的前景，这或许也是学术史研究的使命之一。

第八章　由“干针”的“入侵”与“独立”谈针灸概念、理论内涵之变革

迄今，一种在治疗工具与操作方法等方面都与针灸（acupuncture）极为类似的治疗技术“干针”（dry needling），作为一种独立的技术手段，在美国20余个州获得立法，理疗师被允许应用该技术治疗肌肉骨骼疼痛性疾病。近10年来，关于“干针”的临床研究与报道也呈井喷式增长。由于美国法律对不同医疗执业群体有严格的执业范围和技能要求，理疗师不能应用针灸，其应用“干针”被针灸界认为是绕过法律而变相实施针灸，由此引发争议。事件的高潮发生在2015年，针灸师发起了两场诉讼，美国华盛顿州和北卡罗来纳州立法限制了理疗师“干针”执业的自由[①][②]。由此，“干针”与针灸的争议进入了公众视野，针灸界的反应越发强烈。海内外，尤其是美国的华人针灸师纷纷撰文，反对理疗师应用“干针”。事件蔓延到中国，针灸学术期刊《世界针灸杂志》发表了一系列关于“捍卫”针灸的文章，同时，中国针灸杂志社不失时机地邀请中国针灸学术界与临床界的专家，开了一次座谈会。与会学者认为，“干针”在本质上没有脱离中医针刺疗法范畴，不应独立于针灸体系之外，同时，鼓励运用“干针”疗法，共同探索治疗疾病的新方法[③]。

---

① “NC Lawsuit Challenges Acupuncture Board's Attempts to Shut Down Dry Needling by PTs,” http：//www. apta. org/PTinMotion/News/2015/11/12/NCLawsuitDryNeedling/.

② “Washington Courts Ban Physical Therapists from Practicing ‘Dry Needling’,” https：//forwardthinkingpt. com/2014/10/16/washington - counts - ban - physical - therapists - from - practicing - dry - needling/.

③ 《中国针灸》编辑部：《从“干针”看针灸发展的过去与未来——“干针”折射的针灸发展问题研讨会议纪要》，《中国针灸》2017年第27卷第3期，第335～336页。

《中国中医药报》也发表了世界中医药学会联合会（世中联）的声明。这家在中国民政部登记注册、总部设于北京、主要组织机构的负责人大多为中国中医药界人士的国际性学术组织，虽然拥有67个国家和地区的257个团体会员，但其声明明显代表“中国针灸”的立场，声称：“干针”是中国针灸疗法的组成部分，属于中医针灸范畴①。报刊之外，关于“干针”的讨论，业内人士在社交媒体上也纷纷参与。

此处对“中国针灸”与“中医针灸”的概念做一个界定：“中医针灸”侧重于针灸的学术来源，指的是在中医理论框架下的针灸技术、理论与实践，在中文语境下，如果不做单独说明，针灸是指中医针灸；“中国针灸”侧重于针灸知识产权的国家归属，强调针灸的“中国”色彩，很多时候，大部分业界人士将中国针灸等同于中医针灸，事实上，中国针灸的内涵远远大于中医针灸，中国历史上与当下的针灸技术，其理论与实践不仅基于传统的中医理论。下文将继续讨论。

“干针”与针灸之争仍然在继续中，虽然针灸师强烈地反对理疗师应用“干针”，而美国却陆续有州立法通过理疗师应用“干针”的资格。显然，作为一种针刺疗法，在执业范围上，“干针”成为诸多针灸医生眼中的“入侵者”，而在学术层面，理疗师强调“干针”独立于针灸，被针灸师视为“干独”②。

“干针”是什么？与中国针灸的关系如何？针灸师与理疗师争论的焦点与背后原因是什么？这一事件对于针灸界而言，可以带来怎样的学术思考？

---

① 魏敏：《世界中联声明：“干针”属于中医针灸范畴》，《中国中医药报》2016年2月29日，第2版。

② 刘保延、魏辉、田海河等：《反对“干针”脱离针灸、反对绕过针灸法使用针灸（一）——世界针灸学会联合会主席刘保延与美国中医论坛同仁的访谈》，《中医药导报》2017年第23卷第9期，第1～5、9页；刘保延、魏辉、田海河等：《反对“干针”脱离针灸、反对绕过针灸法使用针灸（二）——世界针灸学会联合会主席刘保延与美国中医论坛同仁的访谈》，《中医药导报》2017年第23卷第10期，第3～7页；刘保延、魏辉、田海河等：《反对“干针”脱离针灸、反对绕过针灸法使用针灸（三）——世界针灸学会联合会主席刘保延与美国中医论坛同仁的访谈》，《中医药导报》2017年第23卷第11期，第4～9页。

一 “干针”与针灸的争论

（一）争论的焦点

“干针”，顾名思义，是相对于“湿针”而言，即用细小的针，通常是不含有药物的注射针，或者直接用实心的针灸针，以针刺体表的一种技术①，一般而言，用以治疗肌肉、肌腱、韧带、筋膜、骨骼等组织损伤造成的疼痛，在骨科与伤科中应用。目前，执业“干针”的主要是西方理疗师，他们认为“干针”是独立于针灸之外的一种技术。但针灸师并不认同。由美国针灸师樊蓥、徐俊、李永明等三人起草的《美国职业针灸安全联盟2016白皮书》（以下简称“白皮书”）中说：“无论是谁操作，无论是基于何种理论，‘干针’是传统针灸的部分继承者。”②（传统针灸，与中医针灸可以互用，是指基于中医理论的针灸技艺）需要指出的是，该白皮书的三位作者均为华人针灸师，均有中国高等中医教育背景，撰文的主旨是反对“干针”的临床独立。该白皮书在《中国中医药结合杂志》英文版发表，代表了中美针灸界，尤其是华人针灸圈大部分医生与学者的意见。综合该白皮书以及针灸医师发表在期刊与网络上的意见，主要论点如下。

（1）“干针”从针具、原理、刺激部位来看都与针灸重合，“干针”只是一种简化针灸，是隶属于针灸的一种技术，不应该独立称其为“干针”；（2）在美国大多数州，获得针灸师执照需要在专门学校接受平均3000小时的学习与实习，执业医生需要接受另外300小时的专门教育并500个病例的治疗实习，才能获得针灸的合法执业资格，而理疗师仅经过20～30小时的培训，就施用“干针”（事实上是针灸）治疗病人，其临床安全性值得怀疑；（3）理疗师用“干针”这个概念区别于针灸，

---

① J. Dunning, R. Nutts, F. Mourad, L. Young, S. Flannagan, T. Perreault, “Dry Needling: An Alternative Treatment for Chronic Back Pain,” *Physical Therapy Reviews*, Vol. 19, No. 4, 2004, pp. 252－264.

② A. Y. Fan, J. Xu, Y. M. Li, “Evidence and Expert Opinions: Dry Needling versus Acupuncture (I) －The American Alliance for Professional Acupuncture Safety (AAPAS) White Paper 2016,” *Chin J Integr Med*, Vol. 23, No. 1, 2017, pp. 3－9.

其目的是避开美国法律的约束，以“干针”之名，行针灸之实，是一种欺诈与违法行为。

不过，白皮书也强调，并非反对理疗师应用针灸，其引述了美国医师协会（American Medical Association）的表达[①]：“理疗师或者医师之外的‘干针’从业者至少应该达到目前针灸执业所要求的培训与继续教育水平。”[②]

对于针灸界的声讨，理疗师却声称“这样的治疗工具一直在我的盒子里”[③]，其主要辩解思路如下。

（1）“干针”是主要基于激痛点理论（解释见下文）的针刺方法，是独立发展起来的学科；（2）虽然工具相同，但是理论依据不同，针灸的目的是引导气，疏通经络，而“干针”是基于神经解剖学的现代医学，从来不知道“气”与“经络”为何物；（3）治疗部位，“干针”主要是刺激激痛点与肌肉组织，不是刺激穴位；（4）“干针”对病人而言是低风险的，没有确切的临床证据证明“干针”不安全。

（二）争论的原因

针灸被西方社会接受的过程是带着“中国”的标签色彩的。在生物医学兴起的西方社会，具有中国古代哲学色彩的针灸理论，比如“气”的理论，显然是不容易被接受的。所以西方理疗师（针灸师）在应用针刺或者注射时，不习惯也不情愿用中国传统的理论解释，于是用肌肉、神经等现代医学生理学理论去指导临床，利用与针灸穴位极为相似的激痛点去治疗疾病，这是“干针”执业者的基本理路。其次，在“干针”与针灸之争最为激烈的美国，不同的医师群体的执业范围是被严格限定的。针灸（acupuncture）作为一项专门的技术，其合法操作是

① A. Y. Fan, J. Xu, Y. M. Li, “Evidence and Expert Opinions: Dry Needling versus Acupuncture（Ⅲ）- The American Alliance for Professional Acupuncture Safety（AAPAS）White Paper 2016,” *Chin J Integr Med*, Vol. 23, No. 3, 2017, pp. 163 - 165.

② American Medical Association, “Physicians Take on Timely Public Health Issues,” *AMA Wire*, Jun. 15, 2016, Available at http://www.ama-assn.org/ama/ama-wire/post/physicians-timely-public-health-issues.

③ “Acupuncturists and Physical Therapists Declare War over ‘Dry Needling’,” http://www.healthline.com/health-news/acupuncturists-declare-war-over-dry-needling#1.

限定在执业针灸师与接受过专门训练的执业医师之中，一般是不允许理疗师实施的。然而，理疗师临床治疗的一个重要部分就是肌肉骨骼病痛，而针灸是治疗此类病痛非常有效的手段，而且，以理疗师的专业背景，学习针灸技术也有一定基础。事实上，“干针”的技术核心与针灸是一致的（笔者将于下文阐述），问题是中国的针灸师多数坚持“中医”针灸的理论，认为依据经络腧穴理论的针灸才是“正宗”的针灸。美国有一定影响力的针灸师组织，其成员多数接受的是中医针灸的教育，而且，基于对针灸师执业利益的保护，他们一直在影响法规制定者，从法规层面不允许理疗师从事针灸。理疗师利用“干针”绕过法规以实施针灸，或许也是一种策略，于是，在学术上有意将“干针”与针灸切割。由此看来，学术范畴的争论某种程度上也是利益之争。

对于理疗师在执业领域明显的入侵，针灸师反击的策略主要有两点：一是学术归属，撰文说明“干针”是属于针灸范畴的；二是理疗师没有受到充分的教育，由此会给病患带来潜在的风险。不过，这两个反击的理由并不是十分有力。其一，多数针灸医生强调“干针”属于针灸，仅仅是从针刺工具相同、刺激部位重合等技术表象来阐述，并不情愿将针灸的“中医”色彩抹去，这恰恰是理疗师将“干针”与针灸撇清关系的理由。其二，从临床风险考虑，是否学习传统针灸就可以减少或避免风险，并非必然。所以，双方并不能令对方信服。虽然两者在华盛顿州和北卡罗来纳州的诉讼最后由针灸界胜出，但是无法避免越来越多的地方立法支持理疗师从事“干针”。

二　“干针”是否属于针灸

（一）“干针”的历史离不开针灸的影子

“干针”不是一项独立于针灸的单独技术，这一点笔者与中外针灸医界认识是一致的。从“干针”的理论与技术的发生与发展来看，虽然其强调的基本理论是“激痛点”理论，却处处离不开针灸的影子。

“干针”的理论主要基于激痛点理论。激痛点，译自其英文 Myofascial Trigger Point，也译作“触发点”，常被简写为 MTrP，是指骨骼肌内可触及之紧绷肌带所含的局部高度敏感的压痛点。关于激痛点理论较早的文章可以上溯到 1941 年，Brav 与 Sigmond 撰文声称疼痛可以经由不含任何药物的针刺治疗得到缓解，David Legge 说这是一篇非常引人注目的文章①，但是，文章作者并不认为这是他们的首创，承认参考了 Churchill 在 1821 年与 1828 年出版的针灸学著作②。1952 年，Travell 与 Rinzler 发表了他们的论文“The Myofascial Genesis of Pain”（《肌筋膜源性疼痛》）③，该文阐述了激痛点可以引发相关骨骼肌或筋膜的疼痛（或称为肌筋膜触发痛），而且认为“干针”对该类疼痛有良好的治疗效果。Travell 因为系统论述了激痛点理论，被理疗师称为“干针之母”，他的理论后来被多次重申。不过，Travell 的著作中大量引用了针灸师 Hong 的语句，而且，Travell 公开承认“干针”也称作“acupuncture”④。

可见，“干针”在一开始，称为“激痛点针灸”比较合适，其发现者与推广者也承认参考了针灸师的著作，但是对于激痛点理论的阐述，则是在西方医学背景下才能够提出，其理论表达具有一定的原创性。该项技术后来被名为“干针”，其推动者积极地声明其理论与中医针灸不同，所以是两种不同的技术⑤。这一观点事实上有所偏颇，“干针”从业者对针灸理论的理解不完整（事实上，针灸界的部分专家也身在此山中，不识真面目），针灸的理论远非仅仅有经络腧穴一端，其治疗机制也并非调整阴阳经络的气机如此朴素。其实，最初针灸治疗疾病，对于局部病症就是局部用针，这一方法与“激痛点针灸”十分相似。“激痛点”是西方医者在中国针灸的操作启发下发现的，也可以说是中国针灸

---

① D. Legge, “A History of Dry Needling,” *Journd of Musculoskeletal Pain*, Vol. 22, No. 3, 2014, pp. 301 – 307.

② E. A. Brav, H. Sigmond, “The Origin of the Local and Regional Injection Treatment of Low Back Pain and Sciatica,” *Ann Int Med*, No. 15, 1941, pp. 840 – 852.

③ J. G. Travell, S. H. Rinzler, “The Myofascial Genesis of Pain”, *Postgrad Med J*, Vol. 11, No. 5, 1951, pp. 425 – 434.

④ M. Seem, “Comments to Practice of dry needling in Virginia,” http://townhall.virginia.gov/L/viewcomments.cfm?commentid=47915, Accessed Septmber 23, 2016.

⑤ L. Kalichman, S. Vulfsons, “Dry Needling in The Management of Musculoskeletal Pain,” *J Am Board Fam Med*, Vol. 23, No. 5, 2010, pp. 640 – 646.

在骨骼肌疼痛方向上的“再发现”。不过，将“干针”所依据的“激痛点”等同于中国针灸理论谱系中的“阿是穴”是不客观的，不仅有意弱化了“激痛点”的理论价值，也忽视了中国针灸吐故纳新的发展情态，表现出的是自我封闭的学术心态。

“干针”这个术语首次在杂志上出现是 1947 年，出自 Paulett 发表在 *Lancet*（《柳叶刀》）上的一篇关于腰痛的临床研究的论文[①]。但是，直到 20 世纪 70 年代初期，关于激痛点与“干针”的文献报道很少。突破性的进展是在 20 世纪 70 年代末期，中国向世界敞开大门之后，针灸，尤其是针刺麻醉逐渐为西方世界所熟知，关于针灸的论文在期刊上急速涌现。而且，西方医生对针灸的“穴位”也很感兴趣，关于“激痛点”或者“敏感点”（tender points）与针灸穴位（acupoints）的关系也开始被关注。1979 年，Karel Lewit 发表了他被广泛认同的里程碑式论文“The Needle Effect in the Relief of Myofascial Pain”（《肌筋膜痛的针刺效应》），作者发现使用针灸治疗慢性肌筋膜痛较应用皮下注射针具为优[②]。1980 年，美国针灸学会主席 Gunn 等发表了第一篇关于“干针”的临床研究的论文[③]。另一个代表人物是英国医生 Peter Baldry，他于 1989 年出版了《针灸、激痛点与肌骨关节痛》[④]，试图将激痛点理论与中国针灸理论相结合。

简要地回顾“干针”的历史，其成长壮大过程一直没摆脱针灸的影子，尤其是如果没有 20 世纪 70 年代西方针灸热的启发，“干针”不可能有今天的规模与体系。事实上，西方接受针灸的过程，也是伴随着针灸的本土化过程而进行的。针灸传入欧美伊始，就已经吸纳了当时西方医学的技术，并非原汁原味的中国针灸。与“干针”几乎同时兴起的医学针灸（medical acupuncture），也都是针灸在西方本土化过程中，

---

① J. D. Paulett, “ Low Back Pain,” *The Lancet*, No. 2, 1947, pp. 272 - 276.

② K. Lewit, “The Needle Effect in the Relief of Myofascial Pain,” *Pain*, Vol. 6, No. 1, 1979, pp. 83 - 90.

③ C. C. Gunn, W. E. Milbrandt, A. S. Little, Mason, K. E., “Dry Needling of Muscle Motor Points for Chronic Low - back Pain: A Randomized Clinical Trial with Long - term Follow - up,” *Spine*, Vol. 5, No. 3, 1980, pp. 279 - 291.

④ P. Baldry, *Acupuncture*, *Trigger Points and Musculoskeletal Pain*, Churchill Livingstone, UK, 1989.

对中医传统针灸理论扬弃并结合现代医学成果的产物。所谓医学针灸，也称科学针灸，是在西方医生学习了中医针灸后，对其中深具传统中医色彩的疏通经络、调节血气等理论作了扬弃，代之以神经生理学与解剖学理论解释而发展起来的一个针灸流派。从某种意义上来说，“干针”其实是一种被西方本土化后的针灸，应该属于医学针灸的范畴。

（二）治疗工具与部位未超出针灸

关于针灸与“干针”在治疗用具与治疗部位方面互相重合的讨论已经较为丰富了。笔者在此仅做一点总结与补充。从治疗工具看，理疗师采用的是空心皮下注射针（不含药物）或者实心细针（针灸针），而针灸师的工具包则丰富得多，最常用的是毫针（一般而言，针灸针即指毫针），另外尚有多种规格的针具，如刺破血管的三棱针，用以穴位注射的注射针，用以松解软组织的刃针，以刺激皮下为主的浮针，等等。这些针具有些是自古至今一直应用的，如毫针、三棱针，有些是近数十年来针灸师发明的，如刃针、浮针。十分明显，针灸师所用的针具包含且远远丰富于“干针”工具。

从治疗部位而言，两者没有明显的不同。“干针”的治疗部位主要是激痛点，尽管也有理疗师撰文强调“干针”仅仅被定义为刺激激痛点太过狭隘，呼吁理疗师协会扩大“干针”的治疗范畴，除激痛点刺激之外，还应扩大至神经、肌肉、结缔组织等。该作者还提醒，理疗师不应该忽视医学针灸的临床发现。[①] 其实，“干针”的施术部位就是针灸一直以来的治疗部位。众所周知，针灸的施术部位是“穴位”，多数人认为穴位就是针灸教科书上所述分布于“经络”的300多个点，这里存在对穴位概念内涵的认识误区。中国古人对骨骼肌肉的生理与病理状态观察细致，在约两千年前就描述了穴位的多元形态。本书前文论述，穴位不是一个个固定的点，而是包括脉动、血络、压痛、肌肉缝隙、骨骼间际、软组织异常改变等体表形态，其内涵与理疗师所描述的“干

① James Dunning, Raymond Butts, Firas Mourad, Ian Young, Sean Flannagan, Thomas Perreault, “Dry needling: A Literature Review with Implications for Clinical Practice Guidelines,” *Physical Therapy Reviews*, Vol. 19, No. 4, 2014, pp. 252, 265.

针”的刺激部位（激痛点、神经、肌肉与结缔组织）是一致的。可以说，“干针”所刺激的部位都是中国针灸所描述的穴位。不过，这一点许多针灸师并没有意识到。

（三）基础理论亦在针灸的理论范畴之内

“干针”执业者提出“干针”不同于针灸的最为核心的论据就是理论基础不同。他们强调“干针”从来不讲经络与调气，而是直接针刺病灶，如“干针”的积极推动者马云涛说：“需要强调的是，现代‘干针针灸’与建立在中国古代哲学与文化概念上的中国传统针灸没有相同的理论基础。这里用（干针）‘针灸（acupuncture）’这个术语，只是借用其拉丁文的本义：‘针’（acus）‘刺’（puncture or piercing）而已。”① 这一论述貌似有理，但是忽略了两个关键因素：一是针灸理论的历史沿革与不断更新；二是当下针灸理论现代转型与多元共生。分析针灸的历史与现实，“干针”的机理其实就包括在针灸的机理范畴之内。讨论之前，首先要阐明两个科学常识：其一，相同的治疗技术，无论其名称是否相同，理论解释是否相同，其效应机制必然相同；其二，任何一种技术的发展，其理论解释都不是一成不变的，针灸当然也不例外。

一般认为，中国针灸即是中医针灸，所依据的理论基础来源于古代医学理论，如经络学说与气血学说，针灸的目的就是调节人体经络中的气血，令其通畅，以缓解病痛。实际上，经络气血仅仅是针灸的一种理论解释而已。中医针灸理论只是一定历史条件下的一种理论，“干针”所刻意区别的就是这一种理论形态。

回顾历史，中国古人当然没有精细的人体解剖学与生理学知识，但是古人发现了针灸的效应，只能运用当时的知识背景去解释，这本无可厚非。更何况在《内经》时期，不仅有调气治痛的理论，还有更为朴素与实际的刺血疗法、解结刺法等具体治疗技术，如解结刺法，现在看来就是软组织松解法，通过对局部软组织（肌肉、筋膜、韧带等）的粘连

① Yun - tao Ma, *Biomedical Acupuncture for Sports and Trauma Rehabilitation*, Churchill Livingstone Elsevier, 2011, p. Ⅸ, Perface.

部位进行针刺令其松解，由此可以抒解局部的神经或血管压迫，这一方法可以用现代医学理论来理解。这些具体的技术与理疗师所依据的医学知识体系是一致的。所不同的仅仅是语言与术语，中国古人的叙述更为朴素。所以，在某种程度上，《内经》时期的针灸就是早期的外科技术。

近代以来，中国的针灸学校已经将生物医学作为针灸的主要原理而教授了。民国时期至20世纪50年代初期有代表性的针灸学家，在其著作中对针灸机制的论述都略言经络而注重解剖学、生理学，尤其是神经生理，如朱琏《新针灸学》、承淡安《中国针灸学讲义》、曾天治《科学针灸治疗学》等，其内容有着明显的“科学化”倾向。可见，民国时期的针灸界已在自觉地淡化针灸的传统解释话语，而致力于与近代医学结合而重建理论了。只不过，20世纪50年代中叶，在中国现代针灸高等教育开始之后，其教材对针灸科学化成果引入较少，更多地承袭了传统中医的理论语言，而令中国针灸的理论与现代医学显得似乎有些不相符合，而局限于中医针灸的范畴。

从现实看，如果检索近几十年来国内外发表的针灸基础与临床研究文献，对针灸的效应机理的讨论已经远远超出传统中医理论了，从解剖、神经生理、免疫机制到表面遗传机制都有大量的文章发表。针灸，无论是在中国还是在其他国家，绝大多数针灸医生与针灸研究科学家已经将其作为一种现代医学手段而研究与应用了。正如某位西方学者所言，“针灸学不仅局限于其古典的旧理论，同时也是富有活力的，可以应用神经解剖学术语的一项现代医学技术”①，“针灸不必固守于东方医学的术语、概念，现代的针灸学校教育都包括西方医学原理”②。无视这一点，而仅仅以一种死板的、不变的观点对待针灸理论，本身就是不客观的，也是不厚道的。

同时，如今的针灸作为一种世界技艺，无论是在中国本土还是在海外各地，产生了许多的针灸方法或者流派，其中的典型如各类“微针”

① V. Hobbs, “Council of College of Acupuncture and Oriental Medicine Position Paper on Dry Needling,” Baltimore, M. D.: Council of College of Acupuncture and Oriental Medicine, 2011.

② V. Hobbs, “Dry Needling and Acupuncture Emerging Professional Issue,” *Qi Unity Report*, Sep. - Oct. 2007.

刺法。所谓“微针”刺法，是指刺激人体某一器官或部位来诊断与治疗疾病的一类疗法，如头皮针、耳针、腹针等。这类微针刺法有中医的实践基础，亦有从海外传入的理论说明，治疗着眼于某一局部，临床疗效确切，但机制目前尚无广泛认同的理论。另外，在中国国内发展出的基于软组织外科学的针刀疗法、拨针疗法等，通过松解局部软组织以解除疼痛，类似于《内经》所述的“解结”刺法，这类针刺方法机制较为明确，与“干针”的机理十分接近。

上文已述，“干针”的发生与发展的历程中处处有针灸的影子，而针灸，无论是回顾历史还是面对现实，都是一项开放的不断进取的技术，其理论解释也不断与最新的医学成果相结合，而且，其工具多元，技法丰富。“干针”从表面上看继承了针灸的针具，从实质上说，其实是针灸在治疗骨骼肌肉疼痛这一领域中的应用，其基础理论没有脱离针灸的理论范畴。“干针”从业者声称“干针”不同于针灸，是将针灸理论固定于固化的“中医针灸”的一个侧面。不过，“激痛点”学说是西方理疗师的杰出贡献，如果将“干针”纳入针灸的治疗体系，“激痛点”则可以很大地丰富针刺穴位理论。

三 “干针”与针灸和解的难题

（一）理疗师可以应用针灸吗

美国关于针灸的法规在各个州不尽相同，根据大多数州的地方法规，针灸只有执业针灸师或者接受过针灸专门教育的医师（MD）才能合法应用。对执业针灸师的教育要求较高，一般要接受 3 ~4 年约 3000 小时的针灸学校学习，然后通过考试可以得到执照。关于针灸考试在不同的州也不一样，其中 47 个州及哥伦比亚地区接受全美针灸及东方医学考试委员会（the National Certification Commission for Acupuncture and Oriental Medicine，NCCAOM）的考试。该委员会成立于 1982 年，其考试证书通过了美国国家认证机构委员会（the National Commission for Certification Agencies ，NCCA）的认证。[1] 而参加执业针灸资格考试的

---

① “About NCCAOM，” http：//www. nccaom. org/about – us/.

条件是要接受过正规的针灸学校教育。对于执业医师（MD），从事针灸的教育要求较低，一般是不少于300小时的针灸培训与500个病例实习，不需要经过考试就可以应用针灸。

然而，对于理疗师而言，没有执业医师的执照，又没有专门的针灸学历教育，如果承认"干针"属于针灸，就面临无法应用这一技术的尴尬局面。天下学问技术本为公器，理疗师对针灸理论与临床有很大贡献，同时，针灸治疗骨骼肌肉方面的病痛有极大优势，如果禁止其应用这一技术，令理疗师的治疗对象无法获得针灸治疗，会损伤患者的利益，有悖于医疗的本来目的，同时会刺激理疗师创造与发展"干针"的概念以绕过法规。允许理疗师应用针灸应是一个符合各方面利益的选择。

（二）理疗师针灸准入的教育困境

理疗师执业针灸需要怎样的教育要求？"干针"执业者马云涛说："'干针'是基于西方医学科学的基础与原理而发展的，理疗师理解与实施'干针'需要正规的医学教育，包括科学基础课程、临床课程，如人体解剖学、生理学、病理学、神经科学、临床诊断学等，同时，'干针'操作者需要医患沟通、病历记录等临床实践。"[①] 根据这一观点，"干针"执业者的医学教育与一般的临床医师的教育要求基本相同，参考医师执业针灸的要求，亦即接受约3000小时的针灸专门培训以及500个病例的实习是基本合理的，但这需要理疗师成员组织的努力才可以获得地方立法机构的许可。当前，理疗师的做法是另外设立一个技术名称"干针"，仅仅通过20～30个小时的培训直接申请在临床上应用，所以遭到了美国针灸界的反对。

从美国针灸师资格考试的内容看，主要分为三部分，分别为消毒技术、穴位定位、综合考试，综合考试内容包括中医基础理论、基础知识、辨证 、诊断及常见病的治疗等[②]。其基本内容还是传统的中医针灸

① Yun－tao Ma, *Biomedical Acupuncture for Sports and Trauma Rehabilitation*, Churchill Livingstone Elsevier, 2011, p. 14, Perface.

② 王曦梓：《美国针灸执照考试介绍》，《中国针灸》2005年第25卷第11期，第807～809页。

理论，问题是理疗师是不承认传统针灸理论的，还需要学习中医基础理论及经络腧穴等理论吗？而且，“干针”师已经发表了大量临床报道，证明没有传统中医针灸理论背景的理疗师也可以安全有效地对某些疾病进行针刺治疗。这样一来，让“干针”理疗师接受300小时的针灸专门培训似乎失去了合理性。其中原因是，制定针灸执业教育规范的机构所参考的知识体系是中医针灸的体系，传统的中医理论被默认是针灸执业者所必须学习与掌握的。如今理疗师如果仅仅针对肌筋膜的痛症，的确不需要要求其与普通针灸师一致的课程学习。但是针刺“激痛点”（可以视为大的“穴位”概念下的一种形式）以治疗筋骨痛症，应该需要相对专科化的针刺方法的培训，这一部分教育内容与时长如何设定，是需要业界专家与利益相关者思考与亟待破解的难题。

（三）针灸名实之辨

对于“干针”的学术独立，美国针灸师更关心的是其执业范围的入侵，但是国内针灸界的参与，则对其名称的独立更为关注。在全球化的话语体系中，中国针灸医生组织最关心的是针灸的知识产权归属。中国作为针灸的原产国与输出国的事实，是毋庸置疑的，在海外传播的过程中，基于当地的文化传统，吸纳新的知识与技艺，原本也是题中之义，比如日本江户时代发明的“打针术”“管针法”等操作，西方医生基于现代医学的理论与知识而发展出的医学针灸，另外，法国医生做出创造性发现的耳针疗法等，都成为针灸旗下的理论与技术，针灸界自然是乐见其成。而“干针”（dry needling）的提法，在名称上与“针灸”（acupuncture）做了区别，所以引起针灸界（尤其是国内针灸界）的强烈不满，因而带有官方色彩的世界中医药学会联合会做了声明，诸多专业杂志亦纷纷发表文章讨论。

一番声讨之后，近来似乎又没有了多少声音。喧哗之后更需要冷静的思考，“干针”的学术走向如何，是否能够成为独立于针灸的技术，这道门的钥匙其实掌握在针灸界的手中。

四 针灸自身亟须变革

“干针”与针灸之间的争论，一个重要原因就是针灸本身的概念和理论的固化与保守，导致“激痛点”等基于解剖生理学而生发出的新的理论形态不能够与传统针灸理论相通约，而顺畅地融入针灸理论体系。如今“干针”理论渐渐成熟，临床也表现颇佳，本应是对针灸学术理论与临床体系非常有价值的补充与发展，甚至是部分重构，但因为针灸理论的固化，两者学术体系无法融合，以致形成争议。所以，“干针”给针灸界带来的最大、最深刻的影响，其实是对针灸本身概念与理论内涵的挑战。

首先是针灸概念的学术内涵。概念是学术理论的立足点，一个固化保守的概念将会导致一门学科自缚手足，进取受阻，针灸就是个典型的案例。目前，中医药院校的针灸教材一般将其概念内涵表达为：以中医理论为指导，研究经络、腧穴及刺灸方法，探讨运用针灸防治疾病规律的一门学科，是中医学的重要组成部分。这一概念中“以中医理论为指导”，明显地阻碍了针灸理论的开放与变革。世界上没有一成不变的理论，用旧的理论框定针灸概念的做法本身就很狭隘。国际上对针灸更多的是视为一项技艺，美国国立卫生研究院（the National Institute of Health，NIH）说针灸是“用不同的方法刺激体表的点的一组技术”。① 相比而言，这则概念则体现出较强的包容性与延展性。美国针灸和东方医学认证委员会（Accreditation Commission for Acupuncture and Oriental Medicine ，ACAOM）更是将“干针”等常用名词都明确地写在针灸的概念范畴之中：“针灸是一个特定的疗法或者一个医学体系，其操作包括所有的以治疗为目的的针刺操作，其理论基础包含传统理论与现代科学对肌肉骨骼系统与神经系统的研究，其他名称如干针、激痛点针灸、肌筋膜触发点针刺等都属于针灸。”②

针灸作为一项（组）实用的外治技艺，其理论依据也应该是不断进步与修正的，然而，中国的针灸教科书从最基础的概念开始，就陷入了作茧自缚的境地。针灸概念的界定需要综合考虑针灸历史、技术流派、未来发展的可能性等因素，而不是局限于一劳永逸地用一种固化的思维去定义。

① “The term ‘acupuncture’ describes a family of procedures involving the stimulation of points on the body using a variety of techniques,” https：//nccih. nih. gov/health/acupuncture.

② “ACAOM Glossary,” http：//acaom. org/wp - content/uploads/2018/05/ACAOM - Glossary - 180515. pdf.

其次，针灸理论也亟须革新。目前众多针灸流派已经开始挑战传统的针灸理论了，中国针灸站在这一历史的节点上，是否应该放下固执，开放心胸，重新构建自己的理论体系呢？如果是这样，以下的几个核心问题应该考量。

其一，经络还是针灸理论的核心吗？如今，无论是基础研究还是临床研究，针灸与西方医学的交流已经十分密切了。在基础研究领域，针灸的相关研究已经从泛化的解剖学、生理学向遗传与基因组学、生物信息学、表面遗传学等领域渗透，既是医学研究的一个重要对象，同时主导与启发了生命科学的许多新的未知方向；临床研究中，包括“干针”在内的新针灸流派不断产生，大大丰富了针灸临床理论与适用领域。对于经络的认识，中国中医界也从寻找一种特殊结构转向对体表与体表、体表与内脏之间的关系的探索。再看以“干针”为代表的“去经络化的针灸”①，之所以理疗师致力于将“干针”独立于针灸之外，主要原因就是其不承认经络理论。事实上，无论是在西方“本土化”的医学针灸，还是在中国本土风行的各种新针灸学派（如浮针、针刀），已经将经络置于可有可无的位置。如此，在科学界与临床界都在不断突破中医针灸学的“经络化”外衣的情形下，执着于经络学说是针灸学的核心理论还有意义吗？

其二，穴位的内涵是什么？穴位比经络更具体，这是针灸学术界的一个较为普遍的认识，甚至有过“废经存穴”的议论。“穴位是存在的”，多数人这样说。但是穴位是什么？如果回溯到腧穴概念的发生时期，我们可以看到，腧穴的内涵其实很简单，是古人对人体体表某些标志性组织的命名，大多是古典的体表解剖术语，如缺盆、完骨、神阙等，而且，从“腧穴”本身的命名意义上看，相当一部分穴位指的是体表的凹陷，如关节间隙、肌肉缝隙。在早期，穴与脉的概念有一些交叉，所以体表的动脉与静脉也是穴位的形态之一。在穴位这一概念的旗下，后人丰富了一些具有治疗意义的点，或者称为反应点，统一形成一

---

① G. Y. Jin, Louis L. Jin, Bonnie X. Jin, “Dry Needling: A De－meridian Style of Acupuncture,” *World Journal of Acupuncture－Moxibustion*, Vol. 26, No. 2, 2016, pp. 1, 5.

个腧穴系统。可以说，腧穴是体表解剖部位（包括骨性、软组织、血管）与体表反应点的一个集合，其中包括人们比较熟悉的在远端的具有特点治疗作用的腧穴，如“面口合谷收”“肚腹三里留”所提示的治疗口齿病的合谷穴、治疗胃肠病的足三里穴，这样的穴位是与“激痛点”完全不同的另一类腧穴集合，其机制尚需研究；另一类在肌肉上的反应点也就是理疗师所声称其发现的激痛点。给穴位正名也是针灸界所需要做的，将激痛点明确为针灸的穴位，而不是坚持所谓“人与天地相应”的三百六十五穴的僵化思维，才能令腧穴理论大放异彩。医学是人体科学，过分地强调其哲学色彩只能徒增质疑。

当然，针灸自身的理论变革与学科进步需要多维度多层次的深入思考，本章只是就“干针”事件提出部分思考，更为系统的讨论将另文撰述。

五　小结

无论从发展历史、临床技法还是从理论基础看，“干针”都无法离开针灸而成为独立的技术，“干针”实际上是针灸在西方传播与发展过程中与现代医学结合而形成的治疗肌肉骨骼病痛的一种形式，这一过程主要由西方理疗师主导。由于“干针”理论完全由现代医学语言解释，与传统中医针灸理论术语格格不入，同时，由于美国多数州的地方法规不允许理疗师从事针灸，所以“干针”推动者不承认“干针”从属于针灸，一方面谋求学术独立，被部分针灸师视为“干独”；一方面试图用不同的名称绕开法规禁令以实施针灸，被美国针灸师视为执业范围的“入侵”行为。中外针灸界的反应是，一方面试图阻止理疗师从事“干针”（针灸），一方面撰文论证“干针”从属于针灸。

“干针”属于针灸的范畴是没有疑问的，但首先要赋予针灸一个开放的概念与理论体系，这一点亟待针灸学术界去完成。目前中国针灸教科书上的概念与理论，尤其是经络学说与腧穴概念的内涵已经无法适应针灸临床，无法跟上科研前进的步伐了。与现代医学同行，重新定义针灸，对理论做出革命性重构，才是针灸学术发展的必由之路。由此，“干针”与传统针灸之间无论是学术之争，抑或是执业利益之争，才可能迎刃而解。

第九章　现代针灸临床新学派背景与前景透视

针灸是传统的医学技术，也是一门现代学科，其显著的特点之一就是学派林立，这大概是由传统学问与技术生发而来的大多数学科的一个共同特征，体现了一个领域内多样性的理论探索与应用取向。考察针灸的现代学派，可以一窥当前针灸发展困境与可能之走向。

一　针灸两大新学派

所谓学派，经常与流派互称，但学派的核心是一个“学”字，置于针灸领域，是指具备独到的理论解释与临床技术的针灸学术或临床群体，而且，其理论与技法需经得起科学的追问，才不枉一个“学”字。若不考虑“学”，则针灸流派多得令人眼花缭乱，有研究者做过统计，有明确名称的针灸相关流派有71个①。如此繁多的针灸流派，其学术含金量自然不能保证，部分流派只是在针刺选穴或者手法上有一些特色，或者对某一类疾病有些特别的治法，再或者将针具形制作些改良，抑或在某一地区较有名声而从游者众，即成了某一流派，多是有派无学。这与80多年前，承淡安游学日本时所见之情形颇为类似：“日本富研究性与进取性，事事不甘落人后，以标新立异为荣，以一针之微，以其针柄之形稍为改进，即自成一流派，或以金银质之不同，针尖之圆锐关系，即自名为某某流派……实际上治病则一，取穴则一，徒以形式微异即自

---

① 张凌云：《当代针灸流派的形成过程及影响因素研究》，南京中医药大学硕士学位论文，2018，第8页。

名一流，炫奇夸新，未免无聊。”[①] 就笔者所见，现代真正有理论创新且有较大影响的针灸临床学派可定义为两类，一是以运动或神经解剖学与生理学为基础的现代针灸学派，如针刀、干针、浮针，多是将针具作了改进，治疗时更多地考虑局部软组织的解剖关系，是为解剖学派；另一类是以特定的局部器官或者区域作为刺激部位的学派，针具小而治疗部位局限，如头皮针、耳针等，可称之为微针学派。

（一）解剖学派

解剖学是所有医学门类的基础学科，对于针灸学而言更是如此。针灸临床需要将金属针具刺入人体，无论是对针刺机理还是对针刺安全而言，了解解剖都是至关重要的。然而在当前的针灸高等教育中，人们过分强调穴位作用，而忽略了针刺的解剖生理学机制。临床医家在实践中却自觉地应用解剖与生理学的原理去理解与实施针灸，出现了与传统“中医针灸”迥然不同的现代医学针灸学派，其中有代表性的有三个流派，即针刀、干针与浮针。

针刀（acupotomy）是20世纪70年代开始兴起的针灸流派，发明人是江苏沭阳的医师朱汉章。朱氏改良了传统的针灸针，将针刺工具加粗后在尖端部加了扁平的刃口，改良后的针具便于切割与松解软组织，对于由于软组织粘连造成的肌肉与关节疼痛有明显的疗效。此后，在针刀医生和研究者的持续研究与实践中，针刀的临床应用被大大地扩大了，覆盖到了内、外、妇、儿、皮肤、五官、美容等多个临床方向，但是其基本机制还是基于软组织损伤理论。近年来，针刀有成为一个独立的医学门类的趋势，称针刀医学，有意无意地与针灸切分。

干针是由西方理疗师创立和发展起来的现代针灸流派，约发轫于20世纪40年代，与“湿针”相对，最早是理疗师用不含药液的注射器治疗，故名干针。后来由于针灸针更加精细方便，而且，多数干针的推动者具有针灸教育背景，习惯应用针灸针，所以现在干针操作多是用针灸针。干针的操作主要是刺激激痛点（Myofascial Trigger Points，Mtrp）。所谓激痛点，也译作触发点，是指骨骼肌内可触及之紧绷肌带所含的局

① 承淡安：《东渡归来》，《针灸杂志》1935年第2卷第6期，第137～143页。

部高度敏感的压痛点，针刺这一类高敏感的点，可以缓解肌肉的疼痛，其机制的内核也是运动解剖。

浮针（Fu's Subcutaneous Needling，FSN）是由符仲华博士于20世纪90年代发明，其针体较硬，套有软管，治疗时先找到局部敏感紧张的肌肉（患肌），然后确定施治部位皮下进行扫散，扫散完毕后，拔出针身，将软管留置皮下，以增加刺激时间。浮针的治疗机制目前还未完全明确，但因其也考虑肌肉解剖及其运动生理，且治疗部位表浅，着重在皮下浅筋膜层，亦是在特定的解剖区域，所以亦将其划归解剖学派。

以上是解剖学派中三个临床应用较广泛的针灸流派，其中，针刀主要是在国内应用，干针的主要市场在欧美国家，而浮针凭借微信等社交媒体，现在处于快速传播的过程中，海外针灸师也越来越多地接受浮针。

（二）微针学派

“微针”是一个约定俗成的称谓，其实这一学派所应用的针具并不“微”，多数是使用常规的针灸针。这里的“微”是指治疗部位微小，多是身体的某一局限区域，如耳、目、鼻、第二掌骨侧等。微针亦即一系列局部针法，如耳针、眼针、头皮针、腹针等，在局部施针治疗全身各系统与部位的病症。

不同的微针流派，其理论解释各逞其巧。部分流派本身又分为不同的支流，单是一个头皮针，有研究者统计，就有朱明清氏头针、焦顺发氏头针、方云鹏氏头针等10个流派[①]，且每个流派的理论与取穴原则各不相同，其中多数是根据大脑皮层功能定位的体表投影施术，亦有根据头部的经络系统取穴者。眼针的代表流派为彭静山眼针，其诊断主要关注眼部球结膜的细小血管变化，其理论则利用了中医经络与五轮学说[②]。腹针的代表流派薄氏腹针在援用传统中医学的经络、脏腑理论之外，还将《易经》之八卦理论借用来表达腹部的不同部位[③]。

---

① 徐春花、范刚启、赵杨：《头皮针流派比较及发挥》，《中国针灸》2016年第36卷第6期，第663~667页。

② 彭静山：《眼针疗法》，辽宁科学技术出版社，1999，第1~3页。

③ 薄智云：《腹针疗法》，中国科学技术出版社，1999，第6页。

微针系统有一个比较新颖且引人思考的理论——“全息”学说。“全息”本来是一个光学名词，是指将物体的三维信息通过光学手段再现在平面图片上。20 世纪 80 年代，山东大学张颖清教授借用这一名词，提出了全息生物学概念，其最初的发现是基于他在 20 世纪 70 年代发现的第二掌骨侧穴位群，第二掌骨侧的不同位置可以对应人体的不同部位，从而刺激某一局部穴位治疗相应部位的疾病。张颖清进而发现人体各段长骨乃至各个独立的器官都有此规律，从而提出穴位生息律，认为每一个长骨节肢系统和大的相对独立的部分为一个全息胚，在全息胚上穴位排布的结果恰使全息胚成为整体的缩影①。全息理论似乎可以解释所有的微针系统，如耳针、腹针、掌针、足底针等，但是由于张颖清先生的过早离世，同时科学界对全息理论存有争议②，对该理论的研究在 20 世纪没有得到继续深入的关注。

二　现代针灸学派与传统针灸的关系

以针刀、干针、浮针以及各个微针流派为代表的现代针灸学派，极大地拓展与丰富了针灸这一传统技艺的临床方向与理论内涵，但是新的临床学派在其成长过程中却一直与“正宗”的针灸若即若离。

解剖学派之“新”，主要体现在理论依据与治疗工具。针刀在形式上创制了一种新针具，将针变为刀，所以在治疗理念上就由刺激穴位变成了切割与松解损伤的软组织。新工具实际上承载着新理论，一个小小的针具变革，令针灸从单一的穴位刺激的思路转到至少是拓展到软组织外科的治疗思路。从这一角度看，针刀的出现是针灸的一大进步与变革。从针刀的发明人朱汉章做出第一枚针刀开始，就一直想在针灸界为针刀争取一个“名分”，但是这一过程十分艰难，针灸界一部分专家一致认为针刀这一新技术与传统的针灸理念格格不入，所以不肯接纳其为针灸的创新性成果。然而，针刀的发展很迅速，从最初的“小针刀疗

---

① 陈少宗：《走近张颖清和他的学术》，青岛出版社，2012。

② 张颖清：《全息生物学·驳邹承鲁院士·爱国主义与诺贝尔奖》，《太原师范学院学报》（社会科学版）2007 年第 6 卷第 6 期，第 14～19 页。

法”到现在的“针刀医学”，俨然已经成为一个医学新学科。更由于其机制以解剖学为基础，所以借鉴现代医学的成果十分方便，逐渐形成了针刀诊断学、针刀治疗学、针刀影像学、针刀护理学等一系列分支学科。没有融入针灸学的框架，反而令其轻装上阵，成果斐然。

不过，笔者一直认为，针刀无论如何发展，依然是针灸的一部分，是针灸的创新，甚至是一种回归。从针灸最初的针具和刺法看，早期的针灸其实就是朴素的外科技艺。切割排脓、刺络放血、松解软组织都是《内经》中针灸的题中之义。针刀的核心理念是松解软组织，这本身就是早期针灸的方法之一，只是由于针灸在后来的发展中过分注重毫针与补虚泻实的针法，对于软组织松解等外科技术逐渐忽视了。20 世纪 70 年代以来，针刀的兴起，在某种程度上再现了古代针灸的形态。

与针刀境遇类似的还有干针。干针是美国理疗师发展出的一项技术，目前，干针技术在西方的推广如火如荼，而且其推广者声称干针不属于针灸。不过，从干针的发展历程看，其主要的推动者多数有针灸师背景，其操作与理论都是受到了传统针灸疗法的启发，而且，干针所用针具多数是针灸针，所刺激的部位与针灸的常用穴位也没有大的差异[①]，只不过，干针的推广者坚持“科学针刺”（Scientific Acupuncture）理论，主动与中医针灸切割，用“干针”这一名词与针灸相区别而已。所以在笔者看来，干针就是传统针灸技艺与现代医学结合的产物，是一种科学化的针灸方法，其治疗的特色部位激痛点某种程度上是对传统穴位的重新发现与解释。所以笔者把它作为针灸的现代学派之一加以讨论。

浮针的发明人符仲华博士毕业于南京中医药大学，毕业后长期从事针灸临床工作，而且多年以来学习与应用浮针者基本上是针灸医生，所以关于浮针的学术归属一直没有争议，就是针灸的一个新流派。但是浮针却在不断地寻求现代医学的解释，曾经浮针很注重激痛点理论，多借用理疗师的临床治疗思路，近年来浮针则转向“患肌”理论，通过触诊判断损伤的肌肉，这一思路与针刀临床十分接近[②]。笔者观察认为，

---

① 巩昌镇：《干针是现代针灸的子集》，《中国中医药报》2017 年 7 月 27 日，第 3 版。

② 符仲华：《浮针医学纲要》，人民卫生出版社，2016，第 109 页。

浮针最为关键的贡献是发现了广泛的皮下浅筋膜的病理意义，其特色刺激部位都是在皮下，这是浮针最精要的特点。

以上三个针灸临床新学派，大约可以简要地称为软组织外科针灸——针刀、激痛点针灸——干针、浅筋膜针灸——浮针，三者其实是在不同方向上对早期针灸的再现与现代解释。《内经》中针灸方法多样，蕴含着现代多种临床技法的思想，新学派的产生恰恰是对针灸临床的理性回归。我们现在更为熟知的以毫针刺激穴位为主要方法的“主流”针法其实是在针灸的发展过程中被不断强化与固化的结果，至多算作一种流派，可以称之为教科书派。

微针系统的发现是针灸临床甚至是人体生理现象的重要发现。虽然许多微针流派极力从传统针灸的理论（如经脉理论）中去找寻依据，但是单纯依靠传统的经络理论去解释微针系统却是十分勉强。古人也有局部诊断全身疾病的意识与朴素实践，但是缺乏理性的解释，所以，微针系统算得上一个全新的生理学领域。为什么局部的刺激可以治疗全身的疾病？这一课题值得针灸学家与生理学家去探索。全息生物学的理论在某种程度上是一个很有前景的方向，或许是一把打开针灸奥秘的钥匙，但是这把钥匙却躲在科学殿堂的角落里生锈，乏人问津。

三 新学派产生的背景与原因

针灸的学校教育早在民国时期就比较通行了，20 世纪 50 年代中叶以后，随着中医高等院校的设立，针灸教育趋于规范，而且针灸教材是各个中医院校的专家共同编撰完成的。从学术与教育的规律来看，规范的高等教育环境不利于个性突出的流派的产生，然而，针灸临床的流派却是不断涌现，本节介绍的现代针灸学派就是其中的代表。其背后缘由如何？

（一）针灸教育僵化与学科保守

针灸新学派的产生与繁荣在某种程度上体现出的是现行针灸教育的失败，背后的原因是针灸学科本身的保守与固化。一般而言，新的学术成果与临床技术新发现应该被及时纳入学科理论体系，而非独立成派，但是，在针灸（包括中医其他学科）学界似乎不是这样的常规。自

1961年统编教材《针灸学讲义》到2016年规划教材《针灸学》，针灸学统编教材已先后出版了10个版本，其他的如针灸进修教材、函授教材、中专教材、西医院校教材更是名目繁多，但是其基本内容差不多，多是遵从经络学、腧穴学、刺灸法与治疗学四个知识板块，其学科知识基础是中医理论。直到今天，针灸界总是有意无意地强调“中医”特色，这样一来，针灸教育总是不能突破樊篱，在传统的中医理论中转圈子。所以新的发展，如软组织外科学理论、筋膜学理论等内容被排斥在“主流”针灸理论体系之外。这里的主流，是指教科书主流，亦即教科书派的针灸理论体系。当教科书派的针灸在临床上受到的质疑与挑战越来越多时，这一“主流”地位是否能够保住，尚难预料。

(二）新技术的进步与对学术地位的追求

教科书的保守将针灸教育绑架在坚持中医特色的这一貌似正确的轨道上，但是临床是真刀实枪的战场，疾病并不因为你坚持了中医特色就对你网开一面。现在针灸临床医生普遍遭遇的困境就是依靠教科书选穴施术，其疗效往往不尽如人意。在此背景下，针灸临床医生在不断地寻求新方法，并在相关学科中汲取营养，寻找灵感，于是相应的特色针灸方法被创造出来。针刀与浮针都对针具做了改良。针刀一方面加粗了针具，并磨平了针尖，便于松解软组织；浮针是加大了针尾，并令针身变粗变硬，以便于在皮下做扇形的扫散，更加了软套管，可以长时间安全留置。改良针具的基础是对针刺原理的重新认识，所以针具的革新肩负新的临床理论。干针同样如此，虽然用的针具与针灸针相同，但是刺入皮肤的思维已经改变了。针具与临床思路的改变最终改变的是临床疗效，解剖学派的针灸早已经占领了针灸在骨伤、疼痛等方面的大半江山，对其他专科的疾病治疗也在不断拓展中。各个微针系统，如耳针、眼针、头皮针等在临床上的不俗表现也令其拥趸日渐增多。

新学派的发展需要学术认同。虽然针灸教科书与学术组织也对部分针灸学派有所吸纳，但往往是作为特色疗法而处于补充地位。由此，新的针灸方法不能够快速融入主流的针灸学科体系中，更由于新学派基本上对经络腧穴理论这一被视为针灸“基因”特征的理论有所疏离，所以一直不被认同为“正宗”的针灸。在这样的情境下，新学派只好谋求学术独立。海外的干针学派因为声称独立于针灸，早已被国内外针灸师口诛笔伐[①]；国内的针刀在发展过程中也是历经波澜，目前基本上也是独立于针灸而存在；诸多微针学派与浮针虽然没有声称独立于针灸，至少分别是独立的流派。

(三) 执业利益的驱使

当然，流派的形成还与各个流派追逐执业利益有关。部分新技术的执业者并不致力于学术理论探索，对融入针灸大的学科体系也兴味索然，他们广收弟子，通过推广技术以光大其流派，确切地称应该是门派。同时，某些医疗机构也热衷于门派技术的宣传与推广，这也在某种层面上加速了针灸新学派的产生与独立。

四　现代针灸学派的前景

无论是门派、流派还是学派，都是“派”，终究要汇入江河大海。任何学派都是有生命周期的，伴随着其生存和发展的背景与条件的改变，学派最终会消亡或者以另一种形式再现。一门技术学科存在过多的学派归根到底是学术体系不成熟的结果，针灸学也是一样。如前所述，针灸的学科体系目前处于一个相对固化与保守的状态，这就是其体系不成熟的表现，所以导致了不同学派的兴起。但是随着针灸本身的包容性的增强，学派融入针灸体系是必然的，当然这一过程看上去并不平坦，保守与改革的冲突一直会有，也会继续存在下去。不过，针灸学本身的发展尚有很大的不确定性，诸多现代针灸学派何时、以何种形式融入针灸主流学科体系，都尚属未知。针灸现代学派的最大价值就是给针灸带来了新的临床技法与理论解释，为固化的针灸学科体系施加了打破框架的外力，无论如何，针灸的学科体系终究会改变，届时旧有的学派会消失，新的学派也可能会发生。

---

① 刘保延、魏辉、田海河等：《反对“干针”脱离针灸、反对绕过针灸法使用针灸（一）——世界针灸学会联合会主席刘保延与美国中医论坛同仁的访谈》，第1~5、9、3~7、4~9页。

征引文献

古籍及古籍整理类

（春秋）孙武著，（汉）曹操等注，袁啸波校点《孙子》，上海古籍出版社，2013。

（春秋）辛妍著，（元）杜道坚注《文子》，上海古籍出版社，1989。

（战国）韩非著，郑之声、江涛编《韩非子》，北京燕山出版社，1995。

（汉）班固著，（明）张溥辑，白静生校注《班兰台集校注》，中州古籍出版社，2002。

（汉）班固撰，（唐）颜师古注《汉书》，中华书局，1962。

（汉）戴德著，谢墉校《钦定四库全书·经部·大戴礼记》。

（汉）董仲舒撰，曾振宇注说《春秋繁露》，河南大学出版社，2009。

（汉）高诱注，（清）毕沅校，徐小蛮标点《吕氏春秋》，上海古籍出版社，2014。

（汉）河上公注，严遵指归，（三国）王弼注，刘思禾校点《老子》，上海古籍出版社，2013。

（汉）桓宽著《盐铁论》，上海人民出版社，1974。

（汉）刘安撰《淮南子》，上海商务印书馆，缩印影钞北宋本，1912。

（汉）刘熙撰《释名》，商务印书馆，1939。

（汉）司马迁：《史记》，中华书局，1959。

（汉）王符撰著，高新民、王伟翔释注《王符〈潜夫论〉释读》，宁夏人民出版社，2009。

（汉）许慎撰，（清）段玉裁注《说文解字注》，中州古籍出版社，2006。

（汉）许慎撰《说文解字》，中华书局，1996。

（汉）扬雄记，（晋）郭璞注《方言》，中华书局，1985。

（三国吴）吕广：《难经集注》，商务印书馆，1955。

（三国吴）吕广等注，（明）王九思等辑《难经集注》，鲁兆麟等点校，辽宁科学技术出版社，1997。

（三国吴）韦昭注《钦定四库全书荟要·史部·国语》。

（晋）杜预：《春秋经传集解》，上海古籍出版社，1988。

（晋）葛洪：《肘后备急方》，人民卫生出版社，1956。

（晋）葛洪撰《抱朴子》，上海古籍出版社，1990。

（晋）孔晁：《逸周书》，中华书局，1906。

（晋）王叔和：《脉经》，人民卫生出版社，1956。

（南朝梁）顾野王：《宋本玉篇》，中国书店，1983。

（南朝梁）陶弘景注《鬼谷子》，中国书店，1985。

（南朝宋）范晔撰，（唐）李贤等注《后汉书》，中华书局，1965。

（南北朝）陈延之撰，高文铸辑校《小品方》，中国中医药出版社，1995。

（隋）萧吉著，钱航点校《五行大义》，上海书店出版社，2001。

（隋）杨上善撰注《黄帝内经太素》，人民卫生出版社，1956。

（唐）孙思邈著《备急千金要方》，人民卫生出版社，1955。

（唐）王冰撰，范登脉校注《重广补注黄帝内经素问》，科学技术文献出版社，2011。

（宋）晁公武撰，孙猛校证《郡斋读书志校证》，上海古籍出版社，1990。

（宋）陈彭年等撰《广韵》（上、下册），商务印书馆，1912。

（宋）陈言著《三因极一病证方论》，人民卫生出版社，1983。

（宋）程颢、程颐著，王孝鱼点校《二程集》，中华书局，1981。

（宋）戴侗著，（清）李鼎元校刊《六书故》。

（宋）窦材辑，李晓露、于振宣点校《扁鹊心书》，中医古籍出版社，1992。

（宋）高保衡、林亿等注《黄帝内经》，浙江书局据明武陵顾氏影宋嘉祐本刻，光绪三年。

（宋）李焘著，（清）黄以周等辑补《续资治通鉴长编》，上海古籍出版社影印浙江书局本，1985。

（宋）李杲著《内外伤辨惑论》，人民卫生出版社，1959。

（宋）刘昉撰，《幼幼新书》点校组点校《幼幼新书》，人民卫生出版社，1987。

（宋）欧阳修、宋祁撰《新唐书》，中华书局，1975。

（宋）太平惠民和剂局编，陈庆平、陈冰鸥校注《太平惠民和剂局方》，中国中医药出版社，1996。

（宋）王执中：《针灸资生经》，上海科学技术出版社，1959。

（宋）朱熹集注，（清）王箴补注，潘衍校订《离骚详解》，中华新教育社，1924。

（宋）朱熹集注，郭万金编校《论语集注》，商务印书馆，2015。

（金）刘守真著《素问病机气宜保命集》，人民卫生出版社，1959。

（金）阎明广编著，李鼎、李磊校订《子午流注针经》，上海中医学院出版社，1986。

（金）张元素：《医学启源》，郑洪新主编《张元素医学全书》，中国中医药出版社，2006。

（金）张元素：《珍珠囊》，郑洪新主编《张元素医学全书》，中国中医药出版社，2006。

（元）陈澔注，金晓东校点《礼记》，上海古籍出版社，2016。

（元）窦汉卿著，黄龙祥、黄幼民校注《针经指南》，载黄龙祥主编《针灸名著集成》，华夏出版社，1996。

（元）滑伯仁著，承淡安校注《校注十四经发挥》，上海卫生出版社，1956。

（元）滑寿编辑，（明）汪机续注《读素问钞》，人民卫生出版社，1998。

（元）滑寿著，傅贞亮、张崇孝点校《难经本义》，人民卫生出版社，1995。

（元）王国瑞编集，黄龙祥、黄幼民校注《扁鹊神应针灸玉龙经》，载黄龙祥主编《针灸名著集成》，华夏出版社，1996。

（元）王好古撰《汤液本草》，人民卫生出版社，1987。

（元）王祯：《农书》，中华书局，1956。

（元）危亦林撰，王育学点校《世医得效方》，人民卫生出版社，1990。

（明）高武纂集，黄龙祥、李生绍校注《针灸节要聚英》，载黄龙祥主编《针灸名著集成》，华夏出版社，1996。

（明）李梴著，金嫣莉注《医学入门》，中国中医药出版社，1995。

（明）李时珍撰辑，王罗珍、李鼎校注《〈奇经八脉考〉校注》，上海科学技术出版社，1990。

（明）刘纯撰《珍本医书集成6·医经小学》，上海科学技术出版社，1985。

（明）马莳著，王洪图、李砚青点校《黄帝内经灵枢注证发微》，科学技术文献出版社，1998。

（明）马莳撰，田代华主校《黄帝内经素问注证发微》，人民卫生出版社，1998。

（明）汪机编撰《新安医籍丛刊·针灸问对》，安徽科学技术出版社，1992。

（明）吴崑编撰，黄龙祥、董秀琴点校《针方六集》，载黄龙祥主编《针灸名著集成》，华夏出版社，1996。

（明）徐春甫编集，崔仲平、王耀廷主校《古今医统大全》，人民卫生出版社，1999。

（明）徐彦纯著，刘洋校注《玉机微义》，中国医药科技出版社，2011。

（明）杨继洲原著，黄龙祥、黄幼民点校《针灸大成》，载黄龙祥主编《针灸名著集成》，华夏出版社，1996。

（明）虞抟著，郭瑞华等点校《医学正传》，中医古籍出版社，2002。

（明）张介宾著《类经图翼》，人民卫生出版社，1965。

（明）张景岳：《类经》，山西科学技术出版社，2013。

（明）张自烈、（清）廖文英编《正字通》，中国工人出版社，1996。

（明）朱橚等编《普济方》（第十册），人民卫生出版社，1983。

（清）毕沅校注，吴旭民校点《墨子》，上海古籍出版社，2014。

（清）陈修园撰，林乾树校注《医学实在易》，中国中医药出版社，2016。

（清）傅山：《傅青主女科》，上海科学技术出版社，1982。

（清）高士宗：《黄帝素问直解》，科学技术文献出版社，1982。

（清）郭庆藩撰，王孝鱼点校《庄子集释》，中华书局，1961。

（清）郝懿行撰《证俗文》，广陵书社，2003。

（清）李学川著，上海中医文献研究所古籍研究室选《针灸逢源》，上海科学技术出版社，1987。

（清）廖润鸿：《勉学堂针灸集成》，北京天华馆，1930。

（清）廖润鸿：《针灸集成》，人民卫生出版社，1956。

（清）唐宗海编《中西汇通医经精义》，千顷堂书局，光绪十八年。

（清）徐大椿释，廖平补正《难经经释·难经经释补正》，中国书店，1985。

（清）严洁、施雯、洪炜等纂，郑金生整理《得配本草》，人民卫生出版社，2007。

（清）姚止庵撰《素问经注节解》，人民卫生出版社，1983。

（清）叶霖著，吴考槃点校《难经正义》，上海科学技术出版社，1981。

（清）永瑢、纪昀主编，周仁等整理《四库全书总目提要》，海南出版社，1999。

（清）张锡纯著，王云凯、李福强、王克宸校点《医学衷中参西录》，河北科学技术出版社，2016。

（清）张隐庵集注《黄帝内经灵枢集注》，上海科学技术出版社，1957。

（清）张志聪：《黄帝内经素问集注》，裘沛然主编《中国医学大成·黄帝内经素问集注》，上海科学技术出版社，1990。

（清）张中和撰《资蒙医径》，郑金生主编《海外回归中医善本古籍丛书·第六册》，人民卫生出版社，2003。

（清）朱骏声：《说文通训定声》，中华书局，1984。

〔朝鲜〕许浚等著《东医宝鉴》，人民卫生出版社，1955。

〔日〕丹波康赖：《医心方》，人民卫生出版社，1955。

〔日〕丹波元坚：《皇汉医学丛书·素问绍识》，人民卫生出版社，1955。

〔日〕丹波元简：《皇汉医学丛书·素问识》，人民卫生出版社，1957。

〔日〕丹波元简：《灵枢识》，上海科学技术出版社，1957。

〔日〕丹波元胤著，郭秀梅、冈田研吉整理《医籍考》，学苑出版社，2007。

〔日〕滕万卿：《难经古义》，上海科学技术出版社，1985。

〔日〕原昌克编辑《经穴汇解》，中医古籍出版社，1982。

程俊英译注《诗经译注》，上海古籍出版社，1985。

方勇译注《庄子》，中华书局，2010。

高丹枫、王琳校注《黄帝八十一难经》，学苑出版社，2007。

何宁撰《淮南子集释》，中华书局，1998。

河北中医学院：《灵枢经校释》（第2版），人民卫生出版社，2009。

胡平生、陈美兰译注《礼记·孝经》，中华书局，2007。

黄怀信：《鹖冠子汇校集注》，中华书局，2004。

黄晖：《论衡校释》，中华书局，1990。

黄龙祥校注《黄帝针灸甲乙经》，中国医药科技出版社，1990。

黎翔凤撰，梁运华整理《管子校注》，中华书局，2004。

李定生、徐慧君校释《文子校释》，上海古籍出版社，2004。

李克光、郑孝昌主编《黄帝内经太素校注》，人民卫生出版社，2005。

林家骊译注《楚辞》，中华书局，2009。

刘彬著《帛书〈要〉篇校释》，光明日报出版社，2009。

吕友仁译注《周礼译注》，中州古籍出版社，2004。

南京中医学院校释《诸病源候论校释》，人民卫生出版社，1982。

上海师范大学古籍整理组校点《国语》，上海古籍出版社，1978。

《十三经注疏》整理委员会整理《十三经注疏·礼记正义》，北京大学出版社，1999。

《十三经注疏》整理委员会整理《十三经注疏·毛诗正义》，北京大学出版社，1999。

《十三经注疏》整理委员会整理《十三经注疏·尚书正义》，北京大学出版社，1999。

《十三经注疏》整理委员会整理《十三经注疏·周礼注疏》，北京大学出版社，1999。

《十三经注疏》整理委员会整理《十三经注疏·周易正义》，北京大学出版社，1999。

宋祚胤注释《周易》，岳麓书社，2001。

田代华等整理《灵枢经》，人民卫生出版社，2005。

田代华整理《黄帝内经素问》，人民卫生出版社，2005。

万丽华、蓝旭译注《孟子》，中华书局，2007。

杨伯峻编著《春秋左传注》，中华书局，1981。

杨伯峻译注《论语译注》，中华书局，2006。

近现代著作

白国云口述，张高执笔《针灸研究所初建之忆》，邹乃俐、秦秋、袁君等编《难忘的四十年》，中医古籍出版社，1995。

薄智云：《腹针疗法》，中国科学技术出版社，1999。

陈少宗：《走近张颖清和他的学术》，青岛出版社，2012。

承淡安：《中国针灸学》，人民卫生出版社，1955。

董少新：《形神之间——早期西洋医学入华史稿》，上海古籍出版社，2008。

杜正胜：《从眉寿到长生》，台北：三民书局，2005。

范行准：《中国病史新义》，中医古籍出版社，1989。

范行准：《中国医学史略》，中医古籍出版社，1986。

冯时：《中国天文考古学》，中国社会科学出版社，2007。

符仲华：《浮针医学纲要》，人民卫生出版社，2016。

国家中医药管理局政策法规司编《中华人民共和国现行中医药法规

汇编（1949～1991）》，中国中医药出版社，1992。

韩建平：《马王堆古脉书研究》，中国社会科学出版社，1999。

何星亮：《中国自然神与自神崇拜》，上海三联书店，1992。

何裕民、张晔：《走出巫术丛林的中医》，文汇出版社，1994。

胡新生：《中国古代巫术》，山东人民出版社，1998。

黄龙祥：《黄龙祥看针灸》，人民卫生出版社，2008。

黄龙祥：《中国针灸学术史大纲》，华夏出版社，2001。

黄永昌主编《中国卫生国情》，上海医科大学出版社，1994。

李柏武、石鸣著《郭店楚简》，中国三峡出版社，2009。

李长泰：《针灸医案》，上海中医书局，1936。

李锄、赵京生、吴继东编著《针灸经论选》，人民卫生出版社，1993。

李鼎：《针灸学释难》，上海中医药大学出版社，1998。

李建民：《发现古脉》，社会科学文献出版社，2007。

李建民主编《生命与医疗》，中国大百科全书出版社，2005。

李致重：《證、证、症、候的沿革和证候定义的研究》，载崔月犁主编《中医沉思录》，中医古籍出版社，1997。

廖育群：《岐黄医道》，辽宁教育出版社，1992。

林昭庚：《针灸医学史》，中国中医药出版社，1995。

鲁迅：《呐喊》，中国画报出版社，2014。

马继兴：《中国出土古医书皮考释与研究》，上海科学技术出版社，2015。

马王堆汉墓帛书整理小组编《马王堆汉墓帛书（四）》，文物出版社，1985。

南京中医学院主编《针灸学讲义》，上海科学技术出版社，1964。

彭静山：《眼针疗法》，辽宁科学技术出版社，1999。

皮国立：《近代中医的身体观与思想转型：唐宗海与中西医汇通时代》，生活·读书·新知三联书店，2008。

皮国立：《“气”与“细菌”的近代中国医疗史——外感热病的知识转型与日常生活》，国立中国医药研究所，1912。

钱信忠：《在国家科委中医中药组成立会议上的讲话（节录）》，中华人民共和国卫生部中医司编《中医工作文件汇编（1949～1983）》，1985年内部发行。

任应秋：《任应秋论医集》，人民卫生出版社，1984。

上海中医学院编《针灸学》，人民卫生出版社，1974。

孙机：《汉代物质资料图说》，上海古籍出版社，2008。

孙中堂主编《尤在泾医书全书》，中国中医药出版社，1999。

王春园：《针灸学编》，中华印书局，1934。

王乐亭：《金针王乐亭》，北京出版社，1984。

王致谱、蔡景峰主编《中国中医药50年（1949～1999）》，福建科学技术出版社，1999。

吴富东主编《针灸医籍选读》，中国中医药出版社，2003。

薛崇成：《缅怀朱琏同志》，邹乃俐、秦秋、袁君等编《难忘的四十年》，中医古籍出版社，1995。

严健民：《远古中国医学史》，中医古籍出版社，2006。

杨念群：《再造"病人"：中西医冲突下的空间政治（1832～1985）》，中国人民大学出版社，2006。

于省吾主编《甲骨文字诂林》，中华书局，1996。

喻喜春：《中医脉络放血》，中医古籍出版社，2003。

曾天治编《针灸医学》（第一集），广州（曾天治自编，无出版社信息），1936。

张家山二四七号汉墓竹简整理小组编《张家山汉墓竹简（二四七号墓）》，文物出版社，2001。

赵尔康：《针灸秘笈纲要》，中华针灸学社，1948。

赵京生：《针灸经典理论阐释（修订本）》，上海中医药大学出版社，2003。

赵京生主编《针灸关键术语考论》，人民卫生出版社，2012。

赵京生主编《针灸学基本概念术语通典》，人民卫生出版社，2014。

中国法学会董必武法学思想研究会编《缅怀陶希晋》，中央文献出版社，2011。

朱建平主编《中医方剂学发展史》，学苑出版社，2009。

朱琏：《新针灸学》（第二版），人民卫生出版社，1954。

译著

〔美〕费侠莉著《繁盛之阴——中国医学史中的性（960－1655）》，甄橙主译，江苏人民出版社，2006。

〔日〕牛岛铁弥原著《高等针灸学讲义·消毒学》（第3版），缪召予译，上海东方医学书局，1941。

〔日〕山田庆儿：《古代东亚哲学与科技文化——山田庆儿论文集》，辽宁教育出版社，1996。

〔日〕山田庆儿著《中国古代医学的形成》，廖育群、李建民编译，台北：东大图书公司，2003。

〔日〕小野泽精一、福永光司、山井涌编，李庆译《气的思想——中国自然观与人的观念的发展》，上海世纪出版集团、上海人民出版社，2007。

〔意〕卡斯蒂廖尼著《医学史》，程之范、程振嘉、马堪温等译，广西师范大学出版社，2003。

期刊及会议论文

安徽省文物工作队等：《阜阳双古堆西汉汝阴侯墓发掘简报》，《文物》1978年第8期。

《北京中医学会针灸委员会针灸研究班第三班毕业典礼》，《北京中医》1953年第12期。

承淡安：《东渡归来》，《针灸杂志》1935年第2卷第6期。

《大力开展西医学习中医运动》，《人民日报》1958年11月28日，第1版。

《第三届全国卫生行政会议决议》，《北京中医》1954年第9期。

丁福保译述《新撰病理学讲义》，《申报》1910年7月19日。

董修直：《论西医细菌说是舍本求末》，《国医正言》，1936。

段逸山：《督脉命名别解》，《中医药文化》2007年第2期。

范行准：《释医》，《医史杂志》1951年第3期。

傅连暲：《关键问题在于西医学习中医》，《人民日报》1954 年 10 月 21 日，第 3 版。

郜定扬：《细菌与六气之我见》，《国医导报》1941 年第 3 卷第 2 期。

巩昌镇：《干针是现代针灸的子集》，《中国中医药报》2017 年 7 月 27 日，第 3 版。

官岳：《京房纳甲筮法的哲学思想探索》，《浙江社会科学》2012 年第 11 期。

《贯彻对待中医的正确政策》，《人民日报》1954 年 10 月 20 日，第 1 版。

《国务院关于撤销贺诚同志卫生部副部长的职务的决定》，《中华人民共和国国务院公报》1955 年 12 月 20 日。

韩建平：《经脉学说的早期历史：气、阴阳与数字》，《自然科学史研究》2004 年第 23 卷第 4 期。

贺诚：《在第一届全国卫生会议上的总结报告》，《北京中医》1951 年第 1 期。

黄龙祥：《经络循行线是如何确定的》，《中国中医基础医学杂志》2001 年第 7 卷第 9 期。

黄龙祥：《任脉、冲脉概念的形成与演变》，《中国针灸》2002 年第 22 卷第 8 期。

黄书泽：《从“隔衣注射”说到朱培德之死》，《健康知识》（北平）1937 年第 1 卷第 3 期。

《积极地推动西医学习中医》，《光明日报》1955 年 11 月 4 日，第 1 版。

胶澳商埠警察厅布告（第二九号）：《胶澳商埠警察厅按摩术针灸术营业取缔规则》，《胶澳公报》1924 年第 129 期。

焦勉斋：《针灸术之消毒法》，《中国医药月刊》1941 年第 2 卷第 1 期。

金百仁：《华佗夹脊穴的临床应用及作用机理探讨》，《上海针灸杂志》1987 年第 1 期。

靳士英、靳朴：《〈存真图〉与〈存真环中图〉考》，《自然科学史研究》1996年第3期。

《开展祖国医学的研究工作》，《光明日报》1955年12月21日，第1版。

赖良蒲：《气化与细菌》，《国医砥柱月刊》1939年第2期（第1、2期合刊）。

李德全：《中央人民政府卫生部李部长在第一届全国卫生会议上的报告》，《江西卫生》1950年第6期。

李德全：《中央卫生部李德全部长关于全国卫生会议的报告》，《北京中医》1951年第1期。

李艳梅、高树中：《“四关”辨析》，《中国针灸》2005年第25卷第5期。

李运菁、宋麒：《要重视针灸用具的消毒》，《中华护理杂志》1981年第2期。

廖育群：《古代解剖知识在中医理论建立中的地位与作用》，《自然科学史研究》1987年第3期。

《灵武一游医隔衣针灸忽悠人》，《宁夏日报》2013年7月5日。

刘保延、魏辉、田海河等：《反对“干针”脱离针灸、反对绕过针灸法使用针灸（二）——世界针灸学会联合会主席刘保延与美国中医论坛同仁的访谈》，《中医药导报》2017年第23卷第10期。

刘保延、魏辉、田海河等：《反对“干针”脱离针灸、反对绕过针灸法使用针灸（三）——世界针灸学会联合会主席刘保延与美国中医论坛同仁的访谈》，《中医药导报》2017年第23卷第11期。

刘保延、魏辉、田海河等：《反对“干针”脱离针灸、反对绕过针灸法使用针灸（一）——世界针灸学会联合会主席刘保延与美国中医论坛同仁的访谈》，《中医药导报》2017年第23卷第9期。

刘彬：《论帛书〈要〉篇“〈损〉〈益〉说”的两个问题》，《中国哲学史》2008年第2期。

刘海宁：《针灸科要重视消毒工作》，《中国针灸》1991年第4期。

鲁之俊：《悼念针灸学家朱琏同志》，《中医杂志》1979年第11期。

罗兆琚：《针灸消毒法说》，《针灸杂志》1935年第2卷第4期。

马继兴：《学习中国针灸疗法的一本好书——〈新针灸学（新一

版)〉》,《健康报》1954年10月29日，第4版。

马王堆汉墓帛书整理小组:《马王堆汉墓帛书出土医书释文(一)》,《文物》1975年第6期。

马翔、唐井钢、杨雁等:《腧穴定位方法中指寸法与骨度分寸法的差异》,《天津中医药》2009年第26卷第5期。

彭增福:《西方针刺疗法之激痛点与传统针灸腧穴的比较》,《中国针灸》2008年第28卷第5期。

《评“赤脚医生穿鞋论”》,《人民日报》1976年4月1日。

钱海东、武立新、马建雄:《针灸医师手卫生现状调查与监管对策》,《医学动物防制》2016年第32卷第9期。

《让全省普及针灸“卫星”早上天，江西省卫生厅发出紧急通知》,《江西中医药》1959年第12期。

《市卫生局禁国医滥用西药，竟有隔衣于女性臀部行注射者》,《中医世界》1937年第12卷第1期。

覃光辉、蒋美艳:《一次性针灸针皮肤不消毒针刺操作的感染情况调查》,《中国老年保健医学》2013年第11卷第6期。

《透过现象看本质》,《人民日报》1972年3月24日。

王丽慧、贺霆:《〈内经〉为宗：人类学视域下腊味爱派的生态美学思想研究》,《中华中医药学会第十六次内经学术研讨会论文集》,2016。

王湃、孙瑜、高碧霄:《浅析皇甫谧对郄穴的贡献》,《四川中医》2001年第19卷第4期。

王曦梓:《美国针灸执照考试介绍》,《中国针灸》2005年第25卷第11期。

王哲:《必须大力地严肃认真地开展一个群众性的学习中医运动——在山东医学院全院人员大会上的报告》,《山东医刊》1959年第1期。

魏敏:《世界中联声明:“干针”属于中医针灸范畴》,《中国中医药报》2016年2月29日，第2版。

吴自东:《“阿是之法”与“阿是穴”新释》,《医古文知识》1990年第2期。

萧离：《新针灸与旧针灸——访中国针灸学术研究者朱琏同志》，《进步日报》1951年3月9日，第4版。

萧兴华：《中国音乐文化文明九千年——试论河南舞阳贾湖骨笛的发掘及其意义》，《音乐研究》2000年第1期。

徐春花、范刚启、赵杨：《头皮针流派比较及发挥》，《中国针灸》2016年第36卷第6期。

徐立孙：《对针灸学术中几个问题的商讨》，《中医杂志》1957年第5期。

徐中舒：《耒耜考》，《农业考古》1983年第1期。

严健民：《论殷商至两汉创立经脉学说的解剖基础》，《中国中医基础医学杂志》2003年第9卷第10期。

严堃鼎：《普及针灸，一马当先，龙溪专区年内实现针灸化》，《福建中医药》1958年第8期。

严一萍：《中国医学之起源考略》，《大陆杂志》1951年第2卷第8期。

杨峰、赵京生：《中医经典文献研究的诠释学向度》，《医学与哲学》（人文社会医学版）2007年第28卷第7期。

杨国法、靳聪妮、原苏琴：《阿是穴的现代医学解析》，《中国针灸》2012年第32卷第2期。

叶明柱、冯禾昌：《阿是穴命名辨》，《上海针灸杂志》2005年第24卷第4期。

《医药新闻：定期试验针灸术营业人》，《新医医报》1933年第2卷第6期。

《“游医”街头施针》，《新文化报》2009年7月31日。

余新忠：《从避疫到防疫：晚清因应疫病观念的演变》，《华中师范大学学报》（哲学社会科学版）2008年第47卷第2期。

《在巡回医疗实践中改造自己——天津巡回医疗队第二队队长俞霭峰的来信》，《人民日报》1965年7月1日。

曾义宇：《苏联医学上“皮肤活动点”的新发现和祖国针灸学的伟大远景》，《北京中医》1954年第2期。

翟双庆、王洪图：《试论心主神志活动观念的形成》，《北京中医药大学学报》2001年第24卷第1期。

张福利、李志平：《论〈黄帝内经〉与〈希波克拉底文集〉解剖学成就的重大差异》，《医学与哲学》1998年第19卷第8期。

张建斌：《脊椎法探析》，《江苏中医》2006年第27卷第4期。

张杰、黄蕾：《针灸针具清洗消毒方法探析》，《陕西中医》2010年第31卷第10期。

张树剑：《“守神”辨析》，《中国针灸》2009年第29卷第1期。

张颖清：《全息生物学·驳邹承鲁院士·爱国主义与诺贝尔奖》，《太原师范学院学报》（社会科学版）2007年第6卷第6期。

赵晋忠、爱华、英子：《夏商“干戚武舞”考辨》，《体育文化导刊》2004年第5期。

赵京生：《经脉与脉诊的早期关系》，《南京中医药大学学报》（自然科学版）2000年第16卷第3期。

赵京生：《另一种对称——论腧穴部位与主治关系的规律》，《中国针灸》2005年第25卷第5期。

赵京生：《热俞水俞析》，《南京中医药大学学报》2004年第20卷第1期。

赵京生：《“以痛为输”与“阿是穴”：概念术语考辨》，《针刺研究》2010年第35卷第5期。

赵京生：《“治神”精义》，《南京中医学院学报》1999年第7卷第3期。

赵京生、史欣德：《四时针刺与五输穴》，《中国针灸》2009年第29卷第10期。

赵京生、张民庆、史欣德：《论足六经的特殊意义》，《上海中医药杂志》2000年第12期。

《针灸研究委员会召开筹委会记录》，《北京中医》1951年第1期。

郑学宝、郑洪：《略论宋代医学考试的特点》，《中医教育》2005年第24卷第5期。

《中国针灸》编辑部：《从“干针”看针灸发展的过去与未来——“干

针”折射的针灸发展问题研讨会议纪要》,《中国针灸》2017年第27卷第3期。

《中央卫生部召开针灸座谈会纪要》,《北京中医》1951年第1期。

《中医条例》,《国医公报》1933年第12期。

《周泽昭代表的发言——在全国人民代表大会上的代表们的发言》,《健康报》1954年10月1日,第2版。

朱琏:《我与针灸术》,《人民日报》1949年3月14日,第4版。

硕博士论文

何玲:《西医传入中国:结核病案例研究(1900~1967)》,上海交通大学博士学位论文,2011。

吕金山:《古代“药物归经”的经络理论运用研究》,中国中医科学院硕士学位论文,2010。

牛亚华:《中日接受西方解剖学之比较研究》,西北大学博士学位论文,2005。

谭源生:《民国时期针灸学之演变》,中国中医科学院硕士学位论文,2006。

王瑾:《中药归经理论的发生学研究》,辽宁中医药大学博士学位论文,2012。

王勇:《经穴定位分歧的基本因素分析》,中国中医科学院博士学位论文,2005。

许三春:《清以来的乡村医疗制度:从草泽铃医到赤脚医生》,南开大学博士学位论文,2012。

杨峰:《〈素问〉杨王注比较与针灸理论传承》,南京中医药大学博士学位论文,2008。

杨洁:《西医引入对民国时期针灸治疗学的影响》,北京中医药大学硕士学位论文,2014。

张凌云:《当代针灸流派的形成过程及影响因素研究》,南京中医药大学硕士学位论文,2018。

张文波:《京房八宫易学探微》,山东大学硕士学位论文,2008。

张勇:《子午流注针法发生学研究》,陕西中医学院硕士学位论文，2005。

朱玲：《道家文献对〈内经〉针灸理论构建的影响》，南京中医药大学博士学位论文，2008。

西文文献

Adrian White, Mike Cummings, Jacqueline Filshie, eds., *An Introduction of Western Medical Acupuncture*, Churchill Livingstore Elsevier, 2008.

A. Y. Fan, J. Xu, Y. M. Li, " Evidence and Expert Opinions: Dry Needling versus Acupuncture (I) – The American Alliance for Professional Acupuncture Safety (AAPAS) White Paper 2016," *Chin J Integr Med*, 2017.

Benjamin Elman ed., *Antiquarianism, Language, and Medical Philology: From Early Modern to Modern Sino – Japanese Discourses*, Leiden: Brill, 2015.

C. C. Gunn, W. E. Milbrandt, A. S. Little, K. E. Mason, "Dry Needling of Muscle Motor Points for Chronic Low – back Pain: A Randomized Clinical Trial with Long – term Follow – up," *Spine*, Vol. 5, No. 3, 1980.

D. Legge, "A History of Dry Needling," *Journd of Musculoskeletal Pain*, Vol. 22, No. 3, 2014.

E. A. Brav, H. Sigmond, "The Origin of the Local and Regional Injection Treatment of Low Back Pain and Sciatica," *Ann Int Med*, No. 15, 1941.

Fumikazu Takashima, *Discussions on Acupuncture Medicine*, Kyoto: Shibunkaku Press, 1983.

G. Y. Jin, Louis L. Jin, Bonnie X. Jin, "Dry Needling: a De – meridian Style of Acupuncture," *World J of Acupuncture – Moxibustion*, Vol. 26, No. 2, 2016.

J. D. Paulett, " Low back Pain," *The Lancet*, No. 2, 1947.

J. Dunning, R. Nutts, F. Mourad, L. Young, S. Flannagan, T. Perreault, *Physical Therapy Reviews*, 2004.

J. G. Travell, S. H. Rinzler, "The Myofascial Genesis of Pain," *Postgrad Med J*, Vol. 11, No. 5, 1951.

Jmes Dunning, Raymond Butts, Firas Mourad, Ian Young, Sean Flannagan, Thomas Perreault, "Dry Needling: A Literature Review with Implications for Clinical Practice Guidelines," *Physical Therapy Reviews*, Vol. 19, No. 4, 2014, pp. 252 -265.

Kiiko Matsumoto, Stephen Birch, *Five Elements and Ten Stems: Nan Ching Theory, Diagnostics and Practis*, Brookline, Mass. : Paradigm Publications, 1988.

Kim Taylor, *Chinese Medicine in Early Communist China, 1945 - 63*, Oxon: Routledge, Taylor & Francis Group, 2005.

K. Lewit, "The Needle Effect in the Relief of Myofascial Pain," *Pain*, Vol. 6, No. 1, 1979.

L. Kalichman, S. Vulfsons, "Dry Needling in the Management of Musculoskeletal Pain," *J Am Board Fam Med*, Vol. 23, No. 5, 2010.

P. Baldry, *Acupuncture, Trigger Points and Musculoskeletal Pain*, Churchill Livingstone, UK, 1989.

P. Baldry, *Acupuncture, Trigger Points and Musculoskeletal Pain*, Churchill Livingstone, UK, 1989.

Peteru Eckman, *In the Footsteps of the Yellow Emperor : Tracing the History of Traditional Acupuncture*, San Francisco: Cypress Book Co. , 1996.

Soulié de Morant, George, *Chinese Acupuncture* (*L'acuponcture Chinoise*), Brookline, Mass. : Paradigm Publications, 1994.

V. Hobbs, "Dry Needling and Acupuncture Emerging Professional Issue," *Qi Unity Report*, 2007.

Yun - tao Ma, *Biomedical Acupuncture for Sports and Trauma Rehabilitation*, Churchill Livingstone Elsevier, 2011, p. Ⅸ, Perface.

后记：江河不废之东方学术

2006年秋天，在布满爬山虎的南京古城墙下，我与几位同道聊天。他们问我博士期间想写什么题目，我说我计划研究针灸的早期历史，没有什么宏伟的构想，就是想知道针灸是怎么来的。彼时我也知道，多年以来针灸学科的研究传统一贯是跟着现代医学跑的，在学术成果的评价上也一直追求发SCI，如此情境下，我的想法确实有些不合时宜。不过，我一贯与时宜是有些距离的，这算是我的一点倔强。

带着这样一种无知无畏的想法，我开始了研究，虽然有过心理准备，但还是没想到学术之路艰辛至此。一转头间，在针灸学术史研究的道路上已经颠踬前行了13年，对于"想知道针灸是怎么来的"这件事，一直在不断地推延时间，不敢轻易地把研究交付。如今13年了，在师友的鼓励下，终于诚惶诚恐地交出了这份很不完善的作业。现在回想当初在业师赵京生先生的指导下读书，字字句句地读古籍，用不同颜色的笔把秦汉典籍中的医学术语标记出来，犹历历在目。作为一个自诩爱读书的人，做这样的工作原本以为是愉快的，但真正以读书为职业之后才体会到无边的枯燥与漫漫不知前路的无力。读过博士的朋友都了解，导师给你说的最多的一个词就是"创见"。创见不是神光一现的灵感，而是从浩如烟海的文献资料中爬梳出来。文献与历史研究是在"故纸堆里寻创见"，何其难也。从彼时起一直到今天，我在这一条看不到尽头的路道上蹒跚而行，无数个深宵，面对窗际的耿耿星云与手边叠成危楼的书籍，思量无绪，愁心不展。

博士毕业虽然许多年了，但是赵京生老师多年以来一直没有停止过对我的敦促与指导。赵老师以学问渊深、为人谦冲而享誉学界，其开辟的针灸概念与理论研究已经成为一种学术范式，近年以来在此范式下的研究成果已蔚为可观。赵老师早年的著作《针灸经典理论阐释》，开辟了这一范式的典范。十多年前，我与一班青年同道跟从赵老师梳理针灸学的概念术语，在时人看来，这样的工作是费力不讨好的，大家都喜欢追逐见效快的项目。做学问不是吃退烧药，起效越快越好，恰恰相反，学问的形成需要扶本培元，非积年之功不可竟也。若干年过去了，现在所有的想法都与当年经年之功阅读原始文献有关，读书这一剂补药的药效可谓持久。

针灸文献界另一位前辈学人是黄龙祥先生，作为一位坚守内心、独立思考的杰出学者，黄老师多年来著述不断，其《中国针灸学术史大纲》已成经典，现在针灸文献与学术史的研究或多或少受到该书的影响。10 年前，黄老师计划把民国时期的针灸文献做一个系统的整理研究，委托我作为南方项目组的负责人。因此机缘，我得以与黄老师一起工作，如今也是十载星霜了。本书的部分章节即是从民国针灸研究中生长出来的果实。黄老师说过一句话我无时或忘，“做一项研究，写一本书，要 50 年后回顾依然有价值”。虽然还不到 50 年，但可以想见黄老师的《中国针灸学术史大纲》与赵老师的《针灸经典理论阐释》肯定是能做到的。本书作为两位师长的趋步之作，虽然浅薄，但也希望未来在回顾我们这一代学人的成绩时能算一点分数。

本书或多或少有一些与前人不同的地方，就是在史学研究的部分略多用功以及略涉及一些海外的视野。6 年前我去复旦大学历史系访问，幸遇历史学家高晞先生作为我的访问导师。高老师将我带入史学研究的门内，令我对这一学科研究的路径、方法有一些认识。记得第一次在复旦光华楼的咖啡厅里与高老师见面，我说我正在做一项有关近现代针灸学家朱琏的研究，高老师立即告知我香港与欧洲也有学者有类似研究发表，其学术敏锐度可见一斑。当天晚上，高老师十分周到地把相关的英文资料发给我，我连夜读后，感慨之至。原以为朱琏研究是一个比较新鲜的题目，但是海外早就有学者关注了。“德不孤，必有邻”，诚然。当晚我引用刘东先生的话发了一条微博：中国曾经遗忘过世界，但世界却从未因此而遗忘中国。

提到微博，感谢微博令我与青年史学家于赓哲教授相识，并相互引为知己。于老师又引介我认识了余新忠教授，后来与两位先生的学术交流日益频繁。读他们的著述，常常令我夜半击节赞叹，给我深深的触动与启发。大陆虽然于医疗史研究起步较晚，但由于余、于两位先生的成绩，开垦出了一片繁盛之地，可谓不遑多让于欧美及我国港台诸地。中国台湾在医疗史的研究上曾经异军突起，在中文学术圈中长期领先，其中与我的研究关系最为紧密的是“中研院”史语所的李建民先生。李先生的《发现古脉——中国古典医学与术数身体观》在大陆出版后，我的研究才刚刚起步。阅读了这一部极其精彩的学术著作之后，我知道了针灸医学史的另一种写法。后来与李先生交往渐密，于学问细微处李先生常常给我难以察觉的助益。海外针灸史以美国学者吴章（Bridie Andrews）教授的研究最为精深，吴章教授性格开朗，与之多次良晤，作为历史学家，其对针灸医学的认识经常与我不谋而合。学问之乐趣，空谷足音总抵不过友声嘤鸣更令人兴奋吧。

曾经有一年，我在剑河边上读书。经常骑着单车穿过剑河边上的草坪，来到剑桥大学科学史系的小楼或李约瑟研究所的小院，聆听来自世界各地的学者讨论科学的意义。我的访问导师白玛丽（Mary Brazelton）博士对中国医疗史的研究颇有见地，给我的研究提出了许多富有新意的建议。本书的“针灸的传统：历史与比较的视角”一章原本是在李约瑟研究所发表的一次演讲稿，这是著名医史学家马堪温先生纪念演讲基金资助的第一讲，马先生已长眠于剑河流水之畔，但是他丰厚的学术遗产却滋养着学界后人。在此也感谢我的学生张建兰将演讲稿译成中文。剑桥北部有一个小院，吴继东先生在此设了一间不大的针灸诊所。吴先生原本是针灸文献研究的前辈，其学问做得十分细致，后来旅居英国之后，为针灸在英国的推行做出了杰出的成绩。周末或有闲暇，习惯留连于吴先生的寓所，就着几杯白葡萄酒，品评当下针灸学界与江湖上的故事。

在我的学术之途上，给予我帮助与启迪的师友还有许多，有些固然经常见面，有些亦素昧平生，有些甚至仅仅是通过互联网交流，在此不敢一一列举名字，深恐挂一漏万。我喜欢用学术社区（Academic Community）这一概念，大家在一个社区里，砥砺问难，渐渐地就互相产生了联系，也渐渐地形成了一代又一代学人的精神。学术的乐趣，也在其中了。

今年是近代针灸学家承淡安先生诞辰120周年，先生于20世纪30年代对针灸这一门学问有存亡续绝之功，是公认的现代针灸学科的奠基人之一。先生曾经说过一句话："东方学术，自有其江河不废之故"，诚哉斯言。针灸的历史，学脉绵长，未来也必将生生不息。也谨以此书向先生致敬。

张树剑

2019年9月10日初稿于金陵逆斋

2019年9月14日定稿于雅典大学

图书在版编目（CIP）数据

中国针灸思想史论 / 张树剑著. -- 北京 ：社会科学文献出版社，2020.6（2021.11 重印）
ISBN 978-7-5201-6416-0

Ⅰ.①中… Ⅱ.①张… Ⅲ.①针灸学-医学史-中国
Ⅳ.①R245-092

中国版本图书馆 CIP 数据核字（2020）第 045563 号

中国针灸思想史论

著　　者 / 张树剑

出 版 人 / 王利民
责任编辑 / 赵怀英
特邀编辑 / 吴俊玲
责任印制 / 王京美

出　　版 / 社会科学文献出版社 · 联合出版中心（010）59366446
　　地址：北京市北三环中路甲 29 号院华龙大厦　邮编：100029
　　网址：www.ssap.com.cn
发　　行 / 市场营销中心（010）59367081　59367083
印　　装 / 唐山玺诚印务有限公司

规　　格 / 开 本：787mm × 1092mm　1/16
　　印 张：20.5　字 数：312 千字
版　　次 / 2020 年 6 月第 1 版　2021 年 11 月第 3 次印刷
书　　号 / ISBN 978-7-5201-6416-0
定　　价 / 98.00 元